《执业药师考试通关题库 2000 题》系列丛书

执业药师考试通关题库 2000 题

药学专业知识一

钟　毅　祁小乐　主编

中国中医药出版社

·北　京·

图书在版编目（CIP）数据

执业药师资格考试通关题库2000题．药学专业知识．一/钟毅，祁小乐
主编．—北京：中国中医药出版社，2018.12
ISBN 978 - 7 - 5132 - 5329 - 1

Ⅰ.①执…　Ⅱ.①钟…②祁…　Ⅲ.①药物学 - 资格考试 - 习题集
Ⅳ.①R192.8 - 44

中国版本图书馆 CIP 数据核字（2018）第 258527 号

中国中医药出版社出版

北京市朝阳区北三环东路 28 号易亨大厦 16 层
邮政编码　100013
传真　010 64405750
三河市同力彩印有限公司印刷
各地新华书店经销

开本 787×1092　1/16　印张 21.5　字数 497 千字
2018 年 12 月第 1 版　2018 年 12 月第 1 次印刷
书　号　ISBN 978 - 7 - 5132 - 5329 - 1

定价　78.00 元
网址　www.cptcm.com

社 长 热 线　010 - 64405720
购 书 热 线　010 - 89535836
侵 权 打 假　010 - 64405753

微信服务号　zgzyycbs
微商城网址　https://kdt.im/LIdUGr
官 方 微 博　http://e.weibo.com/cptcm
天猫旗舰店网址　https://zgzyycbs.tmall.com

如有印装质量问题请与本社出版部联系（010 - 64405510）

《执业药师考试通关题库2000题》系列丛书

编委会

执业药师考试通关题库2000题

药学专业知识一
编委会

主　编　钟　毅　祁小乐
编　委　（按姓氏笔画排序）
　　　　祁小乐　许海棠　吴正红
　　　　钟　毅　曾伟民

前　言

　　《执业药师考试通关题库2000题》系列丛书紧紧围绕最新版国家执业药师资格考试大纲要求，严格依据《国家执业药师考试指南》，由资深国家执业药师资格考试辅导专家合力编著而成。

　　该丛书旨在帮助广大考生在全面复习教材的基础上，通过强化练习，巩固所学教材内容，深入理解重点、难点问题，提高应考技能，达到快速、高效的复习效果。其主要特点如下：

　　1. 紧扣大纲，力求全面

　　本书编写过程中，根据新考纲中各章比重和题型新变化，精编试题，基本覆盖所有考点。考生只要把这套习题真正做完、弄懂，通过考试会非常轻松。

　　2. 针对性强，重点突出

　　本丛书紧扣大纲，针对大纲要求了解、掌握、熟悉的知识点进行了不同层次的强化训练，有助于考生全面、系统地巩固所学知识，迅速掌握考点，做到有的放矢、胸有成竹。

　　3. 模拟真题，精准解析

　　本丛书所载2000题可分为两部分，一部分为真题，另一部分为根据真题出题思路编写的"仿真题"。考生通过做这样的考题才能起到巩固知识、检查复习效果的目的。另外，本丛书所有考题均附有精准的答案和解析，以满足广大考生复习备考需求。

　　本丛书凝聚了编者十余年的执业药师考前辅导经验。相信只要大家认真学习，在本丛书的帮助下一定能顺利通过执业药师资格考试。

编者

2017 年 12 月

目　录

第一章　药物与药学专业知识 ……………………………………………………（1）
第二章　药物的结构与药物的作用 ………………………………………………（14）
第三章　药物固体制剂和液体制剂与临床应用 …………………………………（27）
第四章　药物灭菌制剂和其他制剂与临床应用 …………………………………（44）
第五章　药物递送系统（DDS）与临床应用 ……………………………………（61）
第六章　生物药剂学 ………………………………………………………………（75）
第七章　药效学 ……………………………………………………………………（86）
第八章　药品不良反应与药物滥用监控 …………………………………………（123）
第九章　药物的体内动力学过程 …………………………………………………（135）
第十章　药品质量与药品标准 ……………………………………………………（145）
第十一章　常用药物的结构特征与作用 …………………………………………（159）
　第一节　精神与中枢神经系统疾病用药 ………………………………………（159）
　第二节　解热、镇痛、抗炎药及抗痛风药 ……………………………………（167）
　第三节　呼吸系统疾病用药 ……………………………………………………（173）
　第四节　消化系统疾病用药 ……………………………………………………（179）
　第五节　循环系统疾病用药 ……………………………………………………（183）
　第六节　内分泌系统疾病用药 …………………………………………………（194）
　第七节　抗菌药物 ………………………………………………………………（201）
　第八节　抗病毒药 ………………………………………………………………（209）
　第九节　抗肿瘤药 ………………………………………………………………（211）

答案与解析

第一章　药物与药学专业知识 ……………………………………………………（221）
第二章　药物的结构与药物作用 …………………………………………………（229）
第三章　药物固体制剂和液体制剂与临床应用 …………………………………（236）
第四章　药物灭菌制剂和其他制剂与临床应用 …………………………………（244）
第五章　药物递送系统（DDS）与临床应用 ……………………………………（253）

第六章　生物药剂学……………………………………………………（261）

第七章　药效学…………………………………………………………（269）

第八章　药品不良反应与药物滥用监控………………………………（290）

第九章　药物的体内动力学过程………………………………………（297）

第十章　药品质量与药品标准…………………………………………（303）

第十一章　常用药物的结构特征与作用………………………………（313）

　第一节　精神与中枢神经系统疾病用药……………………………（313）

　第二节　解热、镇痛、抗炎药及抗痛风药…………………………（315）

　第三节　呼吸系统疾病用药…………………………………………（318）

　第四节　消化系统疾病用药…………………………………………（320）

　第五节　循环系统疾病用药…………………………………………（321）

　第六节　内分泌系统疾病用药………………………………………（324）

　第七节　抗菌药物……………………………………………………（327）

　第八节　抗病毒药……………………………………………………（330）

　第九节　抗肿瘤药……………………………………………………（331）

第一章 药物与药学专业知识

A 型题（最佳选择题，每题的备选答案中只有一个最佳答案）

1. 下列苯并咪唑的化学结构和编号正确的是

A. 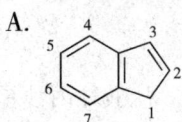　B. 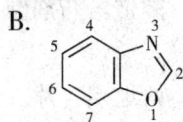　C.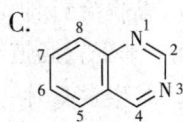

D. 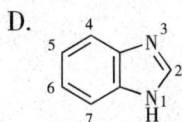　E.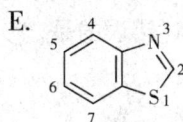

2. 下列苯二氮䓬的化学结构和编号正确的是

A. 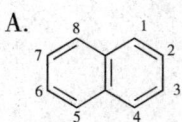　B. 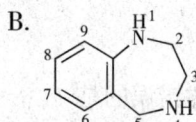　C.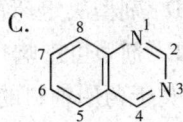

D. 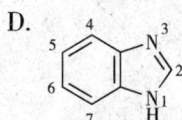　E.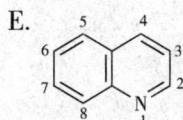

3. 可以进行注册和申请专利保护的药品名是

    A. 化学名

    B. 商品名

    C. 通用名

    D. 国际非专利药品名称（INN）

    E. 俗名

4. 关于药品名的说法，正确的是

    A. 药品不能申请商品名

    B. 药品通用名可以申请专利和行政保护

    C. 药品化学名是国际非专利药品名称

    D. 制剂一般采用商品名加剂型名

    E. 药典中使用的名称是通用名

5. 含有喹啉酮环母核结构的药物是

    A. 氨苄西林　　　　B. 环丙沙星　　　　C. 氢化可的松

    D. 格列本脲　　　　E. 阿昔洛韦

6. 含有1，4－二氢吡啶环结构的药物是
    A. 地西泮   B. 萘普生   C. 氯丙嗪
    D. 阿托伐他汀   E. 尼群地平

7. 以下分类方法中，混悬型药物剂型属于
    A. 按给药途径分类   B. 按分散系统分类   C. 按制法分类
    D. 按形态分类   E. 按药物种类分类

8. 舌下片剂属于
    A. 注射给药剂型   B. 呼吸道给药剂型   C. 皮肤给药剂型
    D. 黏膜给药剂型   E. 腔道给药剂型

9. 属于非经胃肠道给药的制剂是
    A. 维生素C片   B. 西地碘含片   C. 盐酸环丙沙星胶囊
    D. 布洛芬混悬滴剂   E. 氯雷他定糖浆

10. 关于药物剂型的重要性，其表述错误的是
    A. 剂型可改变药物的作用性质
    B. 剂型能调节药物的作用速度
    C. 改变剂型可降低（或消除）药物的毒副作用
    D. 剂型决定药物的治疗作用
    E. 剂型可影响疗效

11. 关于药用辅料的作用，其表述错误的是
    A. 赋型，使制备过程顺利
    B. 提高疗效，降低毒副作用
    C. 提高稳定性
    D. 调节药物作用，增加顺应性
    E. 有助于营销宣传

12. 下列哪项不属于物理变化引起的不稳定
    A. 乳剂的分层
    B. 水性液体的变色
    C. 浸出制剂贮存后产生沉淀
    D. 片剂崩解迟缓
    E. 混悬剂沉降

13. 制剂中药物的化学降解途径不包括
    A. 水解   B. 氧化   C. 异构化
    D. 结晶   E. 脱羧

14. 下列主要降解途径中，属于降解酚类药物的是
    A. 脱羧   B. 氧化   C. 水解
    D. 光学异构化   E. 聚合

15. 易发生氧化的药物是
    A. 氯霉素   B. 青霉素   C. 头孢菌素类

D. 巴比妥类 　　　　　　　　E. 水杨酸钠

16. 易发生水解的药物为

　　A. 酚类药物　　　　　　B. 烯醇类药物　　　　　　C. 杂环类药物

　　D. 磺胺类药物　　　　　　E. 酯类与内酯类药物

17. 不属于影响药物稳定性的环境因素是

　　A. 温度　　　　　　　　B. pH　　　　　　　　　　C. 光线

　　D. 空气中的氧　　　　　　E. 湿度

18. 关于药物制剂稳定性的说法，错误的是

　　A. 药物制剂稳定性主要研究药物制剂的物理稳定性

　　B. Arrhenius 方程是药物稳定性预测的主要理论依据

　　C. 药物制剂稳定性影响因素试验包括高温试验、高湿试验和强光照射试验

　　D. 加速试验是在超常试验条件下进行试验，以预测药品在常温条件下的稳定性

　　E. 长期试验为制定药物有效期提供依据

19. 为制剂的生产工艺、包装、贮存条件提供了科学依据的是

　　A. 影响因素试验　　　　B. 加速试验　　　　　　　C. 长期试验

　　D. 经典恒温法　　　　　　E. 装样试验

20. 离子强度对药物降解速度的影响表示为

　　A. $K = K_0 + K_{H^+} [H^+] + K_{OH^-} [OH^-]$

　　B. $\lg K = \lg K_{H^+} - pH$

　　C. $\lg K = \lg K_{OH^-} + \lg K_w + pH$

　　D. $\lg K = \lg K_\infty - K' Z_A Z_B / \varepsilon$

　　E. $\lg K = \lg K_0 + 1.02 Z_A Z_B \mu^{1/2}$

21. 常用的油溶性抗氧剂有

　　A. 硫脲　　　　　　　　B. 半胱氨酸　　　　　　　C. BHT

　　D. 硫代硫酸钠　　　　　　E. 亚硫酸氢钠

22. 适用于偏碱溶液的抗氧化剂是

　　A. 依地酸二钠　　　　　B. 氯化钠　　　　　　　　C. 焦亚硫酸钠

　　D. 硫代硫酸钠　　　　　　E. 盐酸

23. 一般药物的有效期是指

　　A. 药物降解 10% 所需要的时间

　　B. 药物降解 30% 所需要的时间

　　C. 药物降解 50% 所需要的时间

　　D. 药物降解 70% 所需要的时间

　　E. 药物降解 90% 所需要的时间

24. 某药的降解反应为一级反应，其反应常数 k = 0.0096 天$^{-1}$，其有效期 $t_{0.9}$ 为

　　A. 1 天　　　　　　　　B. 5 天　　　　　　　　　C. 8 天

　　D. 11 天　　　　　　　　E. 72 天

25. 关于药物制剂配伍变化叙述错误的是

A. 配伍变化包括物理学、化学与药理学方面的变化

B. 药理学方面的配伍变化又称为疗效配伍变化

C. 药物配伍后在体内相互作用，产生不利于治疗的变化，属于疗效配伍禁忌

D. 物理配伍变化往往导致制剂出现产气现象

E. 易产生物理配伍变化的药物制剂，若改变制备条件可防止配伍变化的发生

26. 地西泮（安定）注射液与5%葡萄糖输液配伍时，析出沉淀的原因是

    A. pH改变　　　　　　　B. 盐析作用　　　　　　　C. 离子作用

    D. 直接反应　　　　　　E. 溶剂组成改变

27. 氨苄西林在含乳酸钠的复方氯化钠输液中4小时后损失20%，是由于

    A. 溶剂组成改变　　　　B. pH改变　　　　　　　C. 离子作用

    D. 配合量　　　　　　　E. 混合顺序

28. 下列属于药物化学配伍变化中复分解产生沉淀的是

    A. 溴化铵与利尿药配伍产生氨气

    B. 麝香草酚与薄荷脑形成低共溶混合物

    C. 水杨酸钠在酸性药液中析出

    D. 高锰酸钾与甘油配伍发生爆炸

    E. 硫酸镁遇可溶性钙盐产生沉淀

29. 下列不属于化学配伍变化的是

    A. 变色　　　　　　　　B. 分解破坏，疗效下降　　C. 发生爆炸

    D. 乳滴变大　　　　　　E. 产生降解物

30. 溴化铵与尿素配伍时会发生的变化是

    A. 沉淀　　　　　　　　B. 变色　　　　　　　　C. 产气

    D. 爆炸　　　　　　　　E. 分解

31. 阿莫西林与克拉维酸配伍联用的目的是

    A. 利用协同作用，以增加疗效

    B. 提高疗效，减少或延缓耐药性

    C. 利用拮抗作用，以克服某些药物的不良反应

    D. 预防或治疗并发症或多种疾病

    E. 增加稳定性，延长药物有效期

32. 盐酸氯丙嗪注射液与异戊巴比妥钠注射液混合后产生沉淀的原因是

    A. 水解　　　　　　　　B. pH的变化　　　　　　C. 还原

    D. 氧化　　　　　　　　E. 聚合

33. 关于配伍变化的错误表述是

    A. 两种以上药物配合使用时，应该避免一切配伍变化

    B. 配伍禁忌系指可能引起治疗作用减弱甚至消失，或导致毒副作用增强的配伍变化

    C. 配伍变化包括物理的、化学的和药理的三方面配伍变化

    D. 药理的配伍变化又称为疗效的配伍变化

E. 药物相互作用包括药动学的相互作用和药效学的相互作用

34. 临床上药物可以配伍使用或者联合使用，若使用不当，可能出现配伍禁忌。下列药物配伍或者联合使用中，不合理的是

A. 磺胺甲噁唑与甲氧苄啶联合应用

B. 地西泮注射液与0.9%氯化钠注射液混合滴注

C. 硫酸亚铁片与维生素C片同时使用

D. 阿莫西林与克拉维酸联合使用

E. 氨苄西林溶于5%葡萄糖注射液后在4小时内滴注

35. 下列不属于克服物理、化学配伍禁忌方法的是

A. 改变药物的调配次序

B. 调整处方组成

C. 阿莫西林与克拉维酸联用

D. 改变贮存条件

E. 调整溶液的pH

36. 药品包装的作用不包括

A. 阻隔作用　　　　　　B. 缓冲作用　　　　　　C. 标签作用

D. 增效作用　　　　　　E. 商品宣传

37. 属于Ⅱ类药品包装材料的是

A. 塑料输液瓶　　　　　B. 玻璃输液瓶　　　　　C. 固体药用塑料瓶

D. 输液瓶铝盖　　　　　E. 铝塑组合盖

38. 下列不属于药剂学任务的是

A. 新机械设备的研究与开发

B. 新技术的研究与开发

C. 新辅料的研究与开发

D. 新剂型的研究与开发

E. 新原料药的研究与开发

39. 生物药剂学研究中的剂型因素不包括

A. 药物的理化性质

B. 药物的处方组成

C. 药物的剂型及用药方法

D. 药物的疗效和毒副作用

E. 药物制剂的工艺过程

40. 不属于新药临床前研究内容的是

A. 药效学研究　　　　　B. 一般药理学研究　　　C. 动物药动学研究

D. 毒理学研究　　　　　E. 人体安全性评价研究

41. 临床药理研究不包括

A. Ⅰ期临床试验　　　　B. Ⅱ期临床试验　　　　C. Ⅲ期临床试验

D. Ⅳ期临床试验　　　　E. 动物实验

42. 临床药理学研究实验分为
    A. 3 期   B. 4 期   C. 5 期
    D. 6 期   E. 10 期

43. 新药 IV 期临床试验的目的是
    A. 在健康志愿者中检验受试药的安全性
    B. 在患者中检验受试药的不良反应发生情况
    C. 在患者中进行受试药的初步药效学评价
    D. 扩大试验，在 300 例患者中评价受试药的有效性、安全性、利益与风险
    E. 受试新药上市后在社会人群中继续进行安全性和有效性评价

44. 药物分析学研究的主要内容不包括
    A. 化学药物合成   B. 药物结构确证   C. 药品质量研究
    D. 药品稳定性研究   E. 药品上市质量监督

B 型题（配伍选择题，备选答案在前，试题在后，每题若干组。每组均对应同一组备选答案）

    [1~2]
    A. 化学合成药物   B. 天然药物   C. 生物技术药物
    D. 中成药   E. 原料药

1. 通过化学方法得到的小分子药物为
2. 抗体、疫苗和重组蛋白质药物属于

    [3~5]
    A. 药品通用名   B. 化学名   C. 拉丁名
    D. 商品名   E. 俗名

3. 对乙酰氨基酚属于
4. 泰诺属于
5. N -（4 - 羟基苯基）乙酰胺

    [6~7]
    A. 甾体   B. 吩噻嗪环   C. 二氢吡啶环
    D. 鸟嘌呤环   E. 喹啉酮环

6. 阿昔洛韦（ ）的母核结构是

7. 醋酸氢化可的松（ ）的母核结构是

[8~9]

　　A. 噁唑环　　　　　　　　B. 吩噻嗪环　　　　　　　C. 茚环

　　D. 鸟嘌呤环　　　　　　　E. 喹啉酮环

8. 氯丙嗪（ 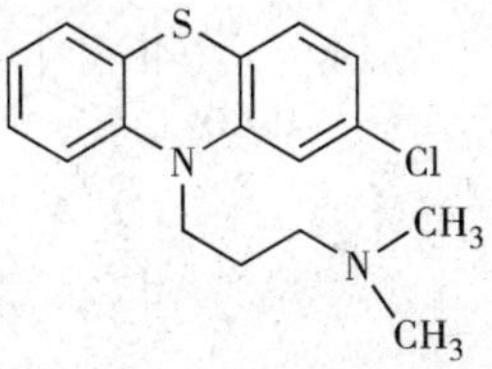　　　　　　　　）的母核结构是

9. 环丙沙星（ 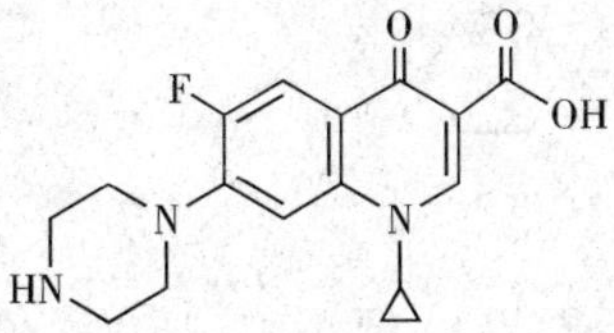　　　　　　　　　　）的母核结构是

[10~11]

　　A. 喹啉酮环　　　　　　　　B. 萘环　　　　　　　　　C. 苯二氮䓬环

　　D. 吩噻嗪环　　　　　　　　E. 二氢吡啶环

10. 尼群地平（ 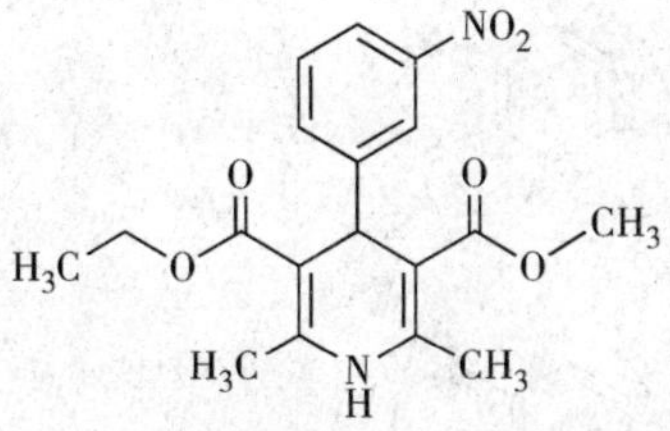　　　　　　　　　）的母核结构是

11. 地西泮（ 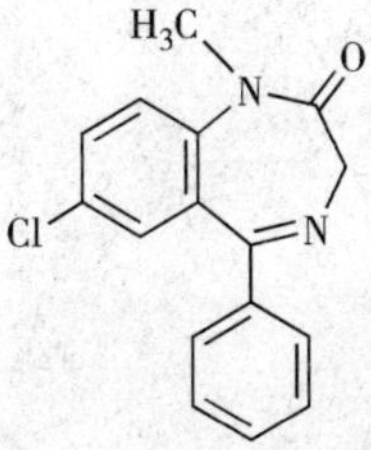　　　　　　　）的母核结构是

[12~14]

　　A. 氨苄西林　　　　　　　　　　　　　B. 环丙沙星

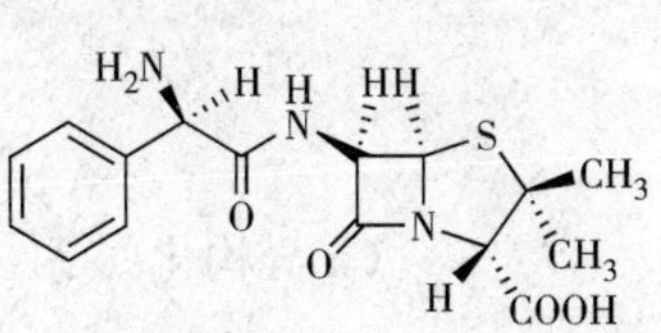

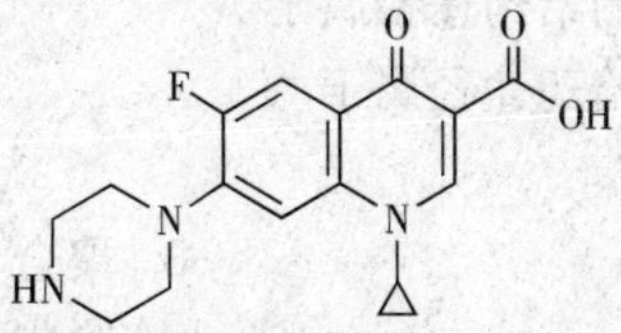

　　C. 阿托伐他汀　　　　　　　　　　　　D. 萘普生

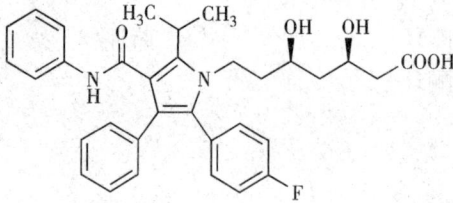

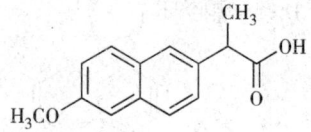

E. 格列本脲

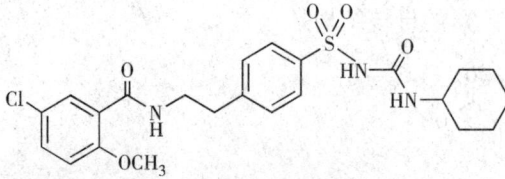

12. 含有萘环母核结构的药物是

13. 含有吡咯烷环母核结构的药物是

14. 含有苯环母核结构的药物是

[15~17]

A. 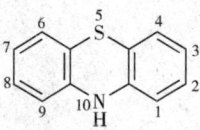　　B. 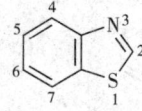　　C.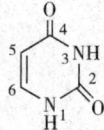

D. 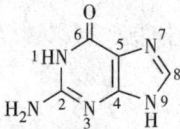　　E.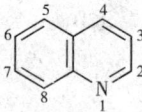

15. 吩噻嗪环的化学结构和编号正确的是

16. 喹啉环的化学结构和编号正确的是

17. 尿嘧啶的化学结构和编号正确的是

[18~19]

　　A. 腔道给药　　　　　B. 黏膜给药　　　　　C. 注射给药
　　D. 皮肤给药　　　　　E. 呼吸道给药

18. 舌下片剂的给药途径属于

19. 滴眼剂的给药途径属于

[20~21]

　　A. 水解　　　　　　　B. 聚合　　　　　　　C. 异构化
　　D. 氧化　　　　　　　E. 脱羧

盐酸普鲁卡因在水溶液中易发生降解，降解的过程首先会在酯键处断开，分解成对氨基苯甲酸与二乙氨基乙醇；对氨基苯甲酸还可继续发生变化，生成有色物质，同时在一定条件下又能发生脱羧反应，生成有毒的苯胺。

20. 盐酸普鲁卡因在溶液中发生的第一步降解反应是

21. 盐酸普鲁卡因溶液发黄的原因是

[22～23]

  A. 乳剂分层、混悬剂结晶生长、片剂溶出速度改变

  B. 药物水解、结晶生长、颗粒结块

  C. 药物氧化、颗粒结块、溶出速度改变

  D. 药物降解、乳液分层、片剂崩解度改变

  E. 药物水解、药物氧化、药物异构化

22. 三种现象均属于药物制剂化学稳定性变化的是

23. 三种现象均属于药物制剂物理稳定性变化的是

[24～28]

  A. 强氧化剂与蔗糖 B. 维生素 B_{12} 和维生素 C C. 异烟肼与乳糖

  D. 黄连素和黄芩苷 E. 溴化铵与利尿药

24. 能产生沉淀的配伍

25. 能产生分解反应的配伍

26. 能产生变色的配伍

27. 能发生爆炸的配伍

28. 能产生气体的配伍

[29～31]

  A. 氨茶碱 B. 四环素类 C. 两性霉素 B

  D. 甘露醇 E. 促皮质素

29. 葡萄糖溶液中，不宜加入的药物是

30. 在生理盐水和林格注射液中，均不宜加入的药物是

31. 不适于与其他注射液配伍的是

[32～34]

  A. 药理学的配伍变化 B. 给药途径的变化 C. 适应证的变化

  D. 物理学的配伍变化 E. 化学的配伍变化

32. 将氯霉素注射液加入5%葡萄糖注射液中，氯霉素从溶液中析出属于

33. 多巴胺注射液加入5%碳酸氢钠溶液中逐渐变成粉红色属于

34. 异烟肼合用香豆素类药物抗凝血作用增强属于

C 型题（综合分析选择题。每题的备选答案中只有一个最佳答案）

[1～4]

稳定性研究是基于对原料药或制剂及其生产工艺的系统研究和理解，通过设计试验获得原料药或制剂的质量特性在各种环境因素的影响下随时间变化的规律，并据此为药品的处方、工艺、包装、贮存、运输条件和有效期的确定提供支持性信息。

1. 下列属于外界因素的是

  A. 广义酸碱催化的影响 B. 金属离子的影响 C. 离子强度的影响

  D. 表面活性剂的影响 E. 溶剂的影响

2. 下列关于 pH 影响的不正确表述是

A. 药物的水解受 H^+ 或 OH^- 催化，水解速度主要由 pH 决定

B. pH 较低，以 H^+ 为主

C. pH 较高，以 OH^- 为主

D. pH 中间范围，与 PH 无关

E. 确定最稳定的 pH（pH_m）是溶液型制剂的处方设计中首先要解决的问题

3. 下列关于药物制剂稳定化方法的表述，错误的是

A. 控制温度　　　　　　B. 驱逐氧气　　　　　　C. 改变溶剂

D. 控制水分和湿度　　　E. 加助溶剂

4. 药物稳定性试验方法中，根据考察结果确定样品有效期的是

A. 高温试验　　　　　　B. 高湿试验　　　　　　C. 强光试验

D. 加速试验　　　　　　E. 长期试验

[5～8]

药品的包装系指选用适当的材料或容器，利用包装技术对药物制剂的半成品或成品进行分（灌）、封、装、贴签等操作，为药品提供质量保护、签订商标与说明的一种加工过程的总称。

5. 根据在流通领域中的作用，可将药品包装分为

A. 内包装和外包装

B. 商标和说明书

C. 保护包装和外观包装

D. 纸质包装和瓶装

E. 口服制剂包装和注射剂包装

6. 药品包装的作用不包括

A. 阻隔作用　　　　　　B. 缓冲作用　　　　　　C. 方便应用

D. 增强药物疗效　　　　E. 商品宣传

7. 按使用方式，可将药品的包装材料分为

A. 容器、片材、袋、塞、盖等

B. 金属、玻璃、塑料等

C. Ⅰ、Ⅱ、Ⅲ三类

D. 液体和固体

E. 普通和无菌

8. 下列不属于药品包装材料质量要求的是

A. 材料的鉴别

B. 材料的化学性能检查

C. 材料的使用性能检查

D. 材料的生物安全检查

E. 材料的药理活性检查

[9～11]

按照《药品经营质量管理规范》的要求，对药品的采购、验收、储存、养护、销售、

运输、售后管理等环节都做出了规定。

9. 药品储存的相对湿度为

    A. 25% ~65%　　　　　　　B. 35% ~75%　　　　　　　C. 25% ~75%

    D. 35% ~65%　　　　　　　E. 25% ~35%

10. 药品储存在冷处，指的是

    A. 2 ~10℃　　　　　　　　B. 10 ~30℃　　　　　　　C. 10 ~15℃

    D. 15 ~20℃　　　　　　　E. 20 ~30℃

11. 垛与地面的间距不小于

    A. 5cm　　　　　　　　　　B. 10cm　　　　　　　　　C. 20cm

    D. 30cm　　　　　　　　　 E. 100cm

X 型题（多项选择题。每题的备选答案中有 2 个或 2 个以上正确答案。少选或多选均不得分）

1. 关于药物的命名，描述正确的有

    A. 药物的名称包括药物的通用名、化学名和商品名

    B. 商品名又称品牌名，可暗示药物的疗效和用途，且应简易顺口

    C. 药品通用名也是药典中使用的名称

    D. 药品通用名也称为国际非专利药品名称

    E. 药物的化学名是根据其化学结构式来进行命名的

2. 关于药物的通用名，描述正确的是

    A. 对于同一个药品来讲，在不同的企业中可能有不同的通用名

    B. 也称为国际非专利药品名称（INN），是世界卫生组织推荐使用的名称

    C. 药学研究人员和医务人员使用的共同名称，一个药物只有一个药品通用名

    D. 不受专利和行政保护，是所有文献、资料、教材以及药品说明书中标明有效成分的名称

    E. 药品通用名也是药典中使用的名称

3. 下列属于来源于天然产物的药物是

    A. 化学合成药物

    B. 从天然产物中提取得到的有效单体

    C. 通过发酵方法得到的抗生素

    D. 半合成得到的天然药物和半合成抗生素

    E. 生物技术药物

4. 下列属于制剂的是

    A. 青霉素 V 钾片　　　　　　B. 红霉素片　　　　　　　C. 甲硝唑注射液

    D. 维生素 C 注射液　　　　　E. 软膏剂

5. 按物质形态分类，剂型可分为

    A. 液体剂型　　　　　　　　B. 溶液剂型　　　　　　　C. 气体剂型

    D. 固体剂型　　　　　　　　E. 半固体剂型

6. 按分散系统分类，属于非均相制剂的有

A. 低分子溶液   B. 混悬剂   C. 乳剂

D. 高分子溶液   E. 溶胶剂

7. 下列关于剂型重要性的叙述正确的是

   A. 剂型可影响疗效

   B. 剂型能改变药物的作用速度

   C. 剂型可产生靶向作用

   D. 剂型能改变药物的作用性质

   E. 剂型能降低药物的不良反应

8. 药用辅料的作用有

   A. 赋型，使制备过程顺利进行

   B. 提高稳定性

   C. 提高疗效，降低毒副作用

   D. 调节药物作用

   E. 增加顺应性

9. 药物制剂中金属离子的主要来源有

   A. 容器   B. 分析试剂   C. 溶剂

   D. 制备用具   E. 原辅料

10. 下列辅料中，属于抗氧剂的有

   A. 焦亚硫酸钠   B. 硫代硫酸钠   C. 依地酸二钠

   D. 半胱氨酸   E. 亚硫酸氢钠

11. 提高药物稳定性的方法有

   A. 对水溶液不稳定的药物，制成固体制剂

   B. 为防止药物因受环境中的氧气、光线等影响，制成微囊或包合物

   C. 对遇湿不稳定的药物，制成包衣制剂

   D. 对不稳定的有效成分，制成前体药物

   E. 对生物制品，制成冻干粉制剂

12. 关于有效期的表述正确的有

   A. 直接标明有效期，如某药品的有效期为 2017 年 10 月 5 日，表明本品至 2017 年 10 月 6 日起便不得使用，国内多数药厂都用这种方法

   B. 直接标明有效期，如某药品的有效期为 2017 年 10 月 5 日，表明本品至 2017 年 10 月 5 日起便不得使用，国内多数药厂都用这种方法

   C. 直接标明失效期，如某药品的失效期为 2017 年 10 月 5 日，表明本品可使用至 2017 年 10 月 4 日，一些进口药品可见这种表示方法

   D. 直接标明失效期，如某药品的失效期为 2017 年 10 月 5 日，表明本品可使用至 2017 年 10 月 5 日，一些进口药品可见这种表示方法

   E. 标明有效期年限，可由批号推算，如某药品批号为 20170504，有效期为 3 年。由批号可知本产品为 2017 年 5 月 4 日生产，有效期 3 年，表明本品可使用到 2020 年 5 月 3 日为止

13. 注射剂配伍变化的主要原因包括
    A. 混合顺序　　　　　　B. 离子作用　　　　　　C. 盐析作用
    D. 成分的纯度　　　　　E. 溶剂组成改变
14. 配伍变化的处理方法有
    A. 改变贮存条件
    B. 改变调配次序
    C. 改变溶剂或添加助溶剂
    D. 调整溶液的 pH 值
    E. 改变有效成分或改变剂型
15. 药剂学研究的内容有
    A. 配制理论　　　　　　B. 处方设计　　　　　　C. 制备工艺
    D. 质量控制　　　　　　E. 合理应用
16. 毒理学的研究内容有
    A. 全身性用药的毒性试验　B. 局部用药的毒性试验　C. 特殊毒理研究
    D. 药物依赖性试验　　　　E. 药物稳定性试验
17. 新药的研究开发一般包括
    A. 目标化合物的寻找和获得B. 药效学筛选　　　　　C. 药学研究
    D. 安全性评价　　　　　　E. 临床研究
18. 药品质量评价的研究内容包括
    A. 药物结构确证　　　　B. 药品质量研究　　　　C. 药品质量保障
    D. 药品质量监督　　　　E. 药品稳定性研究

第二章 药物的结构与药物作用

A 型题（最佳选择题，每题的备选答案中只有一个最佳答案）

1. 酸类药物成酯后，其理化性质的变化是
   A. 脂溶性增大，易离子化
   B. 脂溶性增大，不易通过生物膜
   C. 脂溶性增大，刺激性增加
   D. 脂溶性增大，易吸收
   E. 脂溶性增大，与碱性药物的作用强

2. 药物与受体形成不可逆复合物的键合形式是
   A. 疏水键和氢键   B. 电荷转移复合物   C. 偶极相互作用力
   D. 共价键   E. 范德华力和静电引力

3. 利多卡因在体内代谢如下，其发生的第 Ⅰ 相生物转化反应是

   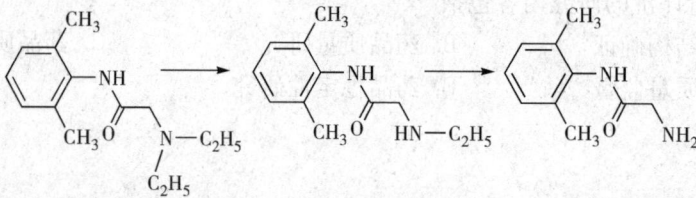

   A. O—脱烷基化   B. N—脱烷基化   C. N—氧化
   D. C—环氧化   E. S—氧化

4. 下列不属于第 Ⅰ 相生物转化官能团化反应的是
   A. 氧化反应   B. 还原反应   C. 水解反应
   D. 羟基化反应   E. 乙酰化结合反应

5. 不属于葡萄糖醛酸结合反应的类型是
   A. O—葡萄糖醛苷化   B. C—葡萄糖醛苷化   C. N—葡萄糖醛苷化
   D. S—葡萄糖醛苷化   E. P—葡萄糖醛苷化

6. 磺酰胺类利尿药与碳酸酐酶结合的键合方式是
   A. 疏水键   B. 氢键   C. 离子偶极键
   D. 范德华力   E. 共价键

7. 有机药物多数为弱酸或弱碱，在体液中只能部分解离，和解离的形式与非解离的形式同时存在于体液中，当 $pK_a = pH$ 时，分子型和离子型药物所占的比例分别为
   A. 90% 和 10%   B. 10% 和 90%   C. 50% 和 50%
   D. 33.3% 和 66.7%   E. 66.7% 和 33.3%

8. 抗疟药氯喹与生物大分子的键合方式是
   A. 疏水键 　　　　　　　　B. 氢键 　　　　　　　　C. 离子偶极键
   D. 范德华引力 　　　　　　 E. 电荷转移复合物

9. 胃液酸性强，弱酸性药物容易在胃中吸收。下列药物容易在胃中吸收的是
   A. 氨苯砜 　　　　　　　　 B. 地西泮 　　　　　　　C. 胍乙啶
   D. 奎宁 　　　　　　　　　 E. 阿司匹林

10. 羟甲基戊二酰辅酶 A 还原酶抑制剂的药效团是
    A. 嘧啶环 　　　　　　　　B. 吲哚环 　　　　　　　C. 3，5 - 二羟基羧酸
    D. 六氢萘 　　　　　　　　E. 吡咯环

11. 下列结构改变的方法能增加水溶性的是
    A. 引入卤素原子 　　　　　B. 引入硫原子 　　　　　C. 引入烃基
    D. 将羟基换成烷氧基 　　　E. 引入羟基

12. 下列药物哪个在胃中不易吸收
    A. 茶碱 　　　　　　　　　B. 麻黄碱 　　　　　　　C. 阿司匹林
    D. 苯巴比妥 　　　　　　　E. 咖啡因

13. 药物的解离度与生物活性的关系正确的是
    A. 增加解离度，离子浓度上升，活性增强
    B. 增加解离度，离子浓度下降，活性增强
    C. 增加解离度，不利吸收，活性下降
    D. 增加解离度，有利吸收，活性增强
    E. 合适的解离度，有最大活性

14. 环己巴比妥属于中时效巴比妥类药物，改造成为海索比妥使其不易解离，在生理
    pH 环境下未解离的分子形式占 90.91%，口服后大约 10 分钟内即可生效。这种
    改造是受何种官能团影响
    A. 烃基 　　　　　　　　　B. 卤素 　　　　　　　　C. 羟基
    D. 羧酸 　　　　　　　　　E. 酯

15. 氟奋乃静的安定作用比奋乃静强，这是受何种官能团影响
    A. 羟基 　　　　　　　　　B. 卤素 　　　　　　　　C. 氨基
    D. 羧酸 　　　　　　　　　E. 醚键

16. 下列官能团可与重金属作用生成不溶性的盐，可作为解毒药的是
    A. 羟基 　　　　　　　　　B. 卤素 　　　　　　　　C. 巯基
    D. 羧酸 　　　　　　　　　E. 氨基

17. 下列药物可与重金属作用生成不溶性的盐，可作为解毒药的是
    A. 环己巴比妥 　　　　　　B. 海索比妥 　　　　　　C. 氟奋乃静
    D. 二巯丙醇 　　　　　　　E. 奋乃静强

18. 下列官能团使该类药物在脂 - 水交界处定向排布，易于通过生物膜的是
    A. 酯键 　　　　　　　　　B. 卤素 　　　　　　　　C. 醚键
    D. 羧酸 　　　　　　　　　E. 酰胺

19. 经常将羧酸制成下列哪种官能团的前药，既增加药物吸收，又降低药物的酸性，减少对胃肠道的刺激性

    A. 酯键   B. 卤素   C. 醚键

    D. 磺酸   E. 酰胺

20. 含有下列哪种官能团的药物易与生物大分子形成氢键，增强与受体的结合能力

    A. 酯键   B. 羟基   C. 氨基

    D. 磺酸   E. 酰胺

21. 阿昔洛韦用 L－缬氨酸酯化为伐昔洛韦的目的是

    A. 增加转运体对药物的转运，使吸收增加

    B. 增加转运体对药物的转运，使吸收减少

    C. 减少转运体对药物的转运，使吸收增加

    D. 增加伐昔洛韦的水溶性

    E. 增加药物作用的特异性

22. 含有下列哪种结构片段的药物对细胞色素 P450 具有可逆抑制作用

    A. 咪唑环   B. 烯烃   C. 呋喃

    D. 肼类   E. 苯并环二噁烷

23. 下列药物对细胞色素 P450 具有可逆抑制作用的是

    A. 地尔硫䓬   B. 丙咪嗪   C. 尼卡地平

    D. 阿奇霉素   E. 酮康唑

24. 下列物质对细胞色素 P450 具有诱导作用的是

    A. 文拉法辛   B. 乙醇   C. 尼卡地平

    D. 阿奇霉素   E. 酮康唑

25. 对心脏快速延迟整流钾离子通道（hERG K^+）具有抑制作用的药物容易

    A. 诱发尖端扭转型室性心动过速

    B. 引起肝脏毒性

    C. 引起耳毒性

    D. 引起肾毒性

    E. 引起药源性皮肤病

26. 下列键合形式属于不可逆结合形式的是

    A. 范德华力   B. 氢键   C. 疏水键

    D. 电荷转移复合物   E. 共价键

27. 烷化剂类抗肿瘤药物环磷酰胺与 DNA 中鸟嘌呤碱基的键合类型是

    A. 共价键   B. 范德华力   C. 氢键

    D. 疏水键   E. 偶极相互作用力

28. 乙酰胆碱和受体作用的键合类型是

    A. 离子－偶极和偶极－偶极相互作用

    B. 共价键

    C. 氢键

    D. 静电引力

    E. 电荷转移复合物

29. 对映异构体之间产生相反活性的是

    A. 氯苯那敏   B. 普罗帕酮   C. 哌西那朵

    D. 甲基多巴   E. 氯胺酮

30. 手性药物两对映体分别起不同治疗作用和毒副作用的是

    A. 萘普生   B. 氟卡尼   C. 哌西那朵

    D. 氨己烯酸   E. 氯胺酮

31. 下列叙述中不正确的是

    A. 磺酸基的引入使药物的水溶性增加，导致生物活性减弱

    B. 在苯环上引入羟基有利于和受体的结合，使药物的活性和毒性均增强

    C. 在脂肪链上引入羟基常使药物的活性和毒性均下降

    D. 季铵类药物不易通过血脑屏障，没有中枢作用

    E. 酰胺类药物和受体的结合能力下降，活性降低

32. 下列叙述中哪一条是不正确的

    A. 对映异构体间可能会产生相同的药理活性和强度

    B. 对映异构体间可能会产生相同的药理活性，但强度不同

    C. 对映异构体间可能一个有活性，另一个没有活性

    D. 对映异构体间不会产生相反的活性

    E. 对映异构体间可能会产生不同类型的药理活性

33. 含芳环的药物主要发生以下哪种代谢

    A. 还原代谢   B. 氧化代谢   C. 脱羟基代谢

    D. 开环代谢   E. 水解代谢

34. 含芳环药物的氧化代谢产物主要是以下哪一种

    A. 环氧化合物   B. 酚类化合物   C. 二羟基化合物

    D. 羧酸类化合物   E. 醛类化合物

35. 氯霉素产生毒性的主要原因是由于其

    A. 在体内代谢生成有毒性的代谢产物

    B. 生物利用度低，临床使用剂量大

    C. 能对体内生物大分子进行烷基化

    D. 化学性质不稳定，带入少量有毒性的杂质

    E. 不易代谢，在体内发生蓄积

36. 奥沙西泮是地西泮在体内的活性代谢产物，主要是在地西泮的结构上发生了哪种
代谢变化

    A. 1 位 N - 脱甲基

    B. 3 位碳原子羟基化

    C. 1 位 N - 脱甲基，3 位碳原子羟基化

    D. 1 位 N - 脱甲基，2′位碳原子羟基化

  E. 3 位和 2′位碳原子同时羟基化

37. 关于舒林酸在体内代谢的叙述哪一条是最准确的
  A. 生成无活性的硫醚代谢物
  B. 生成有活性的硫醚代谢物
  C. 生成无活性的砜类代谢物
  D. 生成有活性的砜类代谢物
  E. 生成有活性的硫醚代谢物和无活性的砜类代谢物

38. 氯霉素产生毒性的主要根源在于其在体内发生了哪一种代谢
  A. 硝基还原为氨基   B. 苯环上引入羟基   C. 苯环上引入环氧
  D. 酰胺键发生水解   E. 二氯乙酰侧链氧化成酰氯

39. 驱虫药阿苯哒唑经代谢后生物活性比代谢前提高，发挥驱虫作用。其代谢为
  A. S – 脱烷基   B. S – 氧化生成亚砜   C. 氧化脱硫代谢
  D. 氧化成砜   E. 还原成硫醚

40. 镇咳药可待因在体内约有 10% 的药物经代谢生成吗啡，长期和大量服用可待因也会产生成瘾性的不良后果。此代谢为
  A. O – 脱烷基化   B. 醇氧化为醛   C. 醇氧化为酮
  D. 醛氧化为酸   E. 酮还原为醇

41. 当多卤代烃如氯仿在体内代谢生成酰卤或光气时，下列哪种结合反应可以解毒
  A. 葡萄糖醛酸与酰卤代谢物结合
  B. 谷胱甘肽与酰卤代谢物结合
  C. 氨基酸与酰卤代谢物结合
  D. 硫酸与酰卤代谢物结合
  E. 酰卤代谢物甲基化

42. 新生儿在使用氯霉素时，容易引起"灰婴综合征"，这是由于新生儿
  A. 不能使氯霉素和葡萄糖醛酸形成结合物而排出体外
  B. 不能使氯霉素和谷胱甘肽形成结合物而排出体外
  C. 不能使氯霉素和氨基酸形成结合物而排出体外
  D. 不能使氯霉素和硫酸形成结合物而排出体外
  E. 不能使氯霉素发生乙酰化结合反应

43. 下列哪种反应一般是体内外来物的去活化反应
  A. 与葡萄糖醛酸的结合反应
  B. 甲基化结合反应
  C. 与氨基酸的结合反应
  D. 与谷胱甘肽的结合反应
  E. 乙酰化结合反应

44. 下列结合反应不能使亲水性增加、极性增加的是
  A. 与葡萄糖醛酸的结合反应
  B. 甲基化结合后生成季铵盐的反应

C. 与氨基酸的结合反应

D. 与谷胱甘肽的结合反应

E. 乙酰化结合反应

45. 酯和酰胺药物发生的最常见的代谢途径是

    A. 氧化   B. 还原   C. 水解

    D. 羟基化   E. 乙酰化

46. 6-甲基硫嘌呤在体内代谢如下，其发生的第 I 相生物转化反应是

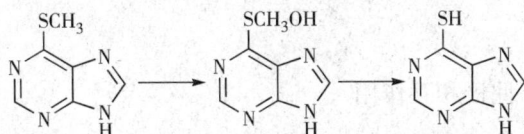

    A. S-脱烷基   B. S-氧化生成亚砜   C. 氧化脱硫代谢

    D. 氧化成砜   E. 还原成硫醚

47. 将胺类药物制成酰胺，其药物作用的改变是

    A. 易与受体形成氢键   B. 空间位阻增大   C. 碱性提高

    D. 解离度增加   E. 水溶性增加

48. 关于药物物理、化学性质的说法，错误的是

    A. 弱酸性药物在酸性胃液中解离度低，易在胃中吸收

    B. 药物的脂溶性越高，在体内的吸收越好

    C. 药物的脂水分配系数值（$\lg P$）用于恒量药物的脂溶性

    D. 由于肠道比胃的 pH 高，所以弱碱性药物在肠道中比胃中容易吸收

    E. 由于体内不同部位 pH 不同，所以同一药物在体内不同部位的解离度不同

49. 下列以共价键方式结合的抗肿瘤药物为

    A. 尼群地平   B. 乙酰胆碱   C. 氯喹

    D. 环磷酰胺   E. 普鲁卡因

50. 人体胃液的 pH 值为 0.9~1.5，下面最易吸收的药物是

    A. 奎宁（弱碱 pK_a 8.0）

    B. 卡那霉素（弱碱 pK_a 7.2）

    C. 地西泮（弱碱 pK_a 3.4）

    D. 苯巴比妥（弱酸 pK_a 7.4）

    E. 阿司匹林（弱酸 pK_a 3.5）

51. 属于药物代谢第 II 相反应的是

    A. 氧化   B. 羟基化   C. 水解

    D. 还原   E. 乙酰化

B 型题（配伍选择题，备选答案在前，试题在后，每题若干组。每组均对应同一组备选答案）

    [1~2]

    A. 渗透效率   B. 溶解速率   C. 胃排空速率

    D. 解离度   E. 酸碱度

生物药剂学分类系统根据药物溶解性和肠壁渗透性的不同组合将药物分为 4 类。

1. 阿替洛尔属于第Ⅲ类，是高水溶性、低渗透性的水溶性分子药物，其体内吸收取决于

2. 卡马西平属于第Ⅱ类，是低水溶性、高渗透性的亲脂性分子药物，其体内吸收取决于

[3 ~ 5]

    A. 共价键

    B. 氢键

    C. 离子 – 偶极和偶极 – 偶极相互作用

    D. 范德华引力

    E. 疏水性相互作用

3. 乙酰胆碱与受体作用形成的主要键合类型是

4. 烷化剂环磷酰胺与 DNA 碱基之间形成的主要键合类型是

5. 碳酸与碳酸酐酶结合形成的主要键合类型是

[6 ~ 9]

    A. 丙氧酚   B. 依托唑啉   C. 异丙嗪

    D. 甲基多巴   E. 氯苯那敏

6. 其对映异构体产生相反活性的药物是

7. 其对映异构体没有活性的药物是

8. 其对映异构体产生不同类型药理活性的药物是

9. 其对映异构体产生相同的药理活性，但强弱不同的药物是

[10 ~ 11]

    A. 氧化反应   B. 重排反应   C. 卤代反应

    D. 甲基化反应   E. 乙基化反应

10. 第Ⅰ相生物转化代谢中发生的反应是

11. 第Ⅱ相生物结合代谢中发生的反应是

[12 ~ 14]

    A. 普萘洛尔   B. 双氯芬酸   C. 雷尼替丁

    D. 特非那定   E. 呋塞米

12. 高水溶解性、高渗透性的两亲性分子药物，其体内吸收取决于胃排空速率的是

13. 低水溶解性、高渗透性的亲脂性分子药物，其体内吸收取决于溶解速率的是

14. 高水溶解性、低渗透性的水溶性分子药物，其体内吸收受渗透效率影响的是

[15 ~ 17]

    A. 卤素   B. 羟基   C. 酰胺

    D. 胺类   E. 烃基

15. 可增强药物水溶性，并增强与受体的结合力的基团或原子是

16. 为强吸电子基团，能影响药物分子间电荷分布和脂溶性及药物作用时间的基团或

原子是

17. 易与生物大分子形成氢键，增强与受体的结合能力的基团或原子是

[18~20]

    A. 巯基   B. 酯键   C. 酰胺

    D. 季胺类   E. 烃基

18. 水溶性大，不易通过生物膜和血脑屏障，无中枢作用的基团或原子是

19. 有较强亲核性可与重金属作用生成不溶性盐，可作为解毒药的基团或原子是

20. 可以改变溶解度、解离度、分配系数、稳定性的基团或原子是

[21~23]

    A. 洛伐他汀   B. 辛伐他汀   C. 氟伐他汀

    D. 阿托伐他汀   E. 瑞舒伐他汀

21. 母核结构中含有吲哚环的是

22. 母核结构中含有吡咯环的是

23. 母核结构中含有嘧啶环的是

[24~25]

    A. 静电引力

    B. 氢键

    C. 离子－偶极和偶极－偶极相互作用

    D. 范德华引力

    E. 疏水性相互作用

24. 非共价键键合方式中最弱的一种是

25. 当药物结构中非极性链部分和生物大分子中非极性链部分的相互作用是

[26~28]

    A. 普罗帕酮   B. 萘普生   C. 氨己烯酸

    D. 哌西那朵   E. 氯胺酮

26. 对映异构体之间具有等同的药理活性和强度的药物是

27. 对映异构体之间产生相反活性的药物是

28. 一种对映体具有药理活性，另一对映体具有毒性作用的药物是

[29~30]

    A. 氟卡尼   B. 异丙肾上腺素   C. 奎宁

    D. 乙胺丁醇   E. 甲基多巴

29. 对映异构体之间产生相反活性的药物是

30. 一种对映体具有药理活性，另一对映体具有毒性作用的药物是

[31~34]

    A. 6－甲基硫嘌呤   B. 阿苯达唑   C. 硫喷妥

    D. 塞替哌   E. 舒林酸

31. 经氧化代谢生成亚砜化合物，其生物活性比氧化代谢前提高的是

32. 体外无效，进入体内后经还原代谢，生成硫醚类活性代谢物发挥作用的是

33. 经脱硫氧化代谢后，脂溶性下降，导致药物作用强度减弱的是

34. 经脱硫氧化代谢后，生成另一个有活性的抗肿瘤药物的是

[35~37]

A. 氯霉素　　　　　　B. 甲芬那酸　　　　　　C. 利多卡因

D. S－（＋）－美沙酮　　E. 丙戊酸钠

35. 发生酮基还原，并具有立体选择性代谢特征的药物是

36. 发生硝基还原，经生物转化还原生成对氨基苯化合物的药物是

37. 发生苯环上甲基氧化，生成羧酸化合物的是

[38~39]

A. 苯环羟化　　　　　B. 侧链酮基还原　　　　C. 羟基氧化

D. O－脱甲基　　　　E. 酯键水解

华法林的代谢途径存在立体选择性。

38. （＋）－（R）－华法林主要发生

39. （－）－（S）－华法林主要发生

[40~41]

A. 可待因　　　　　　B. 吲哚美辛　　　　　　C. 甲芬那酸

D. 阿苯哒唑　　　　　E. 舒林酸

40. 在体内约有10%经O－脱甲基后生成吗啡，长期和大量服用会产生成瘾性的不良后果的是

41. 在体内约有50%经O－脱甲基代谢，生成无活性的化合物的是

[42~45]

A. 依托唑啉　　　　　B. 扎考必利　　　　　　C. 甲基多巴

D. 异丙肾上腺素　　　E. 哌西那朵

42. （R）－对映体是5－HT₃受体拮抗剂，（S）－对映体是5－HT₃受体激动剂的药物是

43. 右旋体是阿片受体激动剂，左旋体是阿片受体拮抗剂的药物是

44. 左旋体是利尿剂，右旋体是抗利尿剂的药物是

45. （R）－对映体有β受体激动作用，（S）－对映体有β受体拮抗作用的药物是

[46~48]

A. 解离多，重吸收少，排泄快

B. 解离少，重吸收多，排泄慢

C. 解离多，重吸收少，排泄慢

D. 解离少，重吸收少，排泄快

E. 解离多，重吸收多，排泄快

46. 肾小管中，弱酸性药物在酸性尿液中

47. 肾小管中，弱酸性药物在碱性尿液中

48. 肾小管中，弱碱性药物在酸性尿液中

[49~51]

    A. 羟基   B. 硫醚   C. 羧酸

    D. 卤素   E. 酰胺

49. 可氧化成亚砜或砜，使极性增加的官能团是

50. 有较强的吸电子性，可增强脂溶性及药物作用时间的官能团是

51. 可与醇类做成酯，使脂溶性增大，有利于吸收的官能团是

[52~53]

    A 甲基化结合反应

    B 与硫酸的结合反应

    C 与谷胱甘肽的结合反应

    D 与葡萄糖醛酸的结合反应

    E 与氨基酸的结合反应

52. 含有甲磺酸酯结构的抗肿瘤药物白消安，在体内的相代谢反应是

53. 含有儿茶酚胺结构的肾上腺素，在体内发生 COMT 失活的代谢反应是

[54~55]

    A. 水解   B. 聚合   C. 异构化

    D. 氧化   E. 脱羧

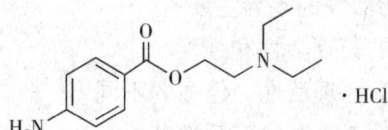

    盐酸普鲁卡因（   ）在水溶液中易发生降解，降解的过程，首先会在酯键处断开，分解成对氨基苯甲酸与二乙氨基乙醇；对氨基苯甲酸还可继续发生变化，生成有色物质，同时在一定条件下又能发生脱羧反应，生成有毒的苯胺。

54. 盐酸普鲁卡因在溶液中发生的第一步降解反应是

55. 盐酸普鲁卡因溶液发黄的原因是

[56~58]

    A. 羟基   B. 硫醚   C. 羧酸

    D. 卤素   E. 酰胺

56. 可氧化成亚砜或砜，使极性增加的官能团是

57. 有较强的吸电子性，可增强脂溶性及药物作用时间的管能团是

58. 可与醇类成酯，使脂溶性境大，利于吸引的官能团是

X 型题（多项选择题。每题的备选答案中有 2 个或 2 个以上正确答案。少选或多选均不得分）

1. 下列药物对细胞色素 P450 具有抑制作用的是

    A. 地尔硫草   B. 丙咪嗪   C. 尼卡地平

    D. 阿奇霉素   E. 酮康唑

2. 对细胞色素 P450（CYP）有抑制作用的结构片段有

　　A. 咪唑环 　　　　　　　B. 烯烃 　　　　　　　C. 呋喃

　　D. 肼类 　　　　　　　E. 吡啶环

3. 属于第Ⅱ相生物转化的反应有

　　A. 对乙酰氨基酚和葡萄糖醛酸的结合反应

　　B. 沙丁胺醇和硫酸的结合反应

　　C. 白消安和谷胱甘肽的结合反应

　　D. 对氨基水杨酸的乙酰化结合反应

　　E. 肾上腺素的甲基化结合反应

4. 第Ⅱ相生物结合代谢中发生的反应有

　　A. 甲基化 　　　　　　　B. 还原 　　　　　　　C. 水解

　　D. 葡萄糖醛苷化 　　　　E. 形成硫酸酯

5. 局麻药普鲁卡因与受体作用键合可能存在的键合形式有

　　A. 疏水性作用 　　　　　B. 电荷转移复合物 　　C. 偶极相互作用力

　　D. 静电引力 　　　　　　E. 范德华力

6. 药物与受体形成可逆复合物的键合形式有

　　A. 疏水键和氢键 　　　　B. 电荷转移复合物 　　C. 偶极相互作用力

　　D. 共价键 　　　　　　　E. 范德华力和静电引力

7. 手性药物的对映体之间药物活性的差异主要有

　　A. 对映异构体间具有相同的药理活性和强度

　　B. 对映异构体间产生相同的药理活性，但强弱不同

　　C. 对映异构体中一个有活性，一个没有活性

　　D. 对映异构体间产生相反的活性

　　E. 对映异构体间产生不同类型的药理活性

8. 下列哪些基团可以与受体形成氢键

　　A. 氨基 　　　　　　　　B. 巯基 　　　　　　　C. 羟基

　　D. 羰基 　　　　　　　　E. 卤素

9. 下列哪些药物的理化性质因素可能影响药效

　　A. 药物的脂水分配系数 　B. 药物酸碱性 　　　　C. 药物的解离度

　　D. 药物的溶解度 　　　　E. 药物的渗透性

10. 引入以下哪些基团可使药物分子的脂溶性增大

　　A. 脂烃基 　　　　　　　B. 羟基 　　　　　　　C. 氯或氟原子

　　D. 酯键 　　　　　　　　E. 芳烃基

11. 具有低水溶解性、低渗透性的疏水性分子药物，其体内吸收比较困难的有

　　A. 特非那定 　　　　　　B. 酮洛芬 　　　　　　C. 普萘洛尔

　　D. 呋塞米 　　　　　　　E. 双氯芬酸

12. 下列药物中，在胃中容易吸收的有

　　A. 苯巴比妥 　　　　　　B. 阿司匹林 　　　　　C. 地西泮

　　D. 咖啡因 　　　　　　　E. 茶碱

13. 下列药物中，容易在肠道吸收的有
    A. 地西泮 B. 奎宁 C. 麻黄碱
    D. 氨苯砜 E. 茶碱

14. 下列药物，在消化道吸收能力较差的是
    A. 茶碱 B. 季铵盐 C. 磺酸类药物
    D. 地西泮 E. 胍乙啶

15. 下列药物中，对映异构体之间药理活性相反的是
    A. 依托唑啉 B. 扎考必利 C. 乙胺丁醇
    D. 异丙肾上腺素 E. 哌西那朵

16. 地西泮在体内经过哪些代谢后可得到奥沙西泮
    A. N - 脱甲基 B. 苯环羟基化 C. N - 氧化
    D. α - 碳原子羟基化 E. 酰胺键水解

17. 下列药物在体内经代谢后能产生具有活性的代谢产物的有
    A. 保泰松 B. 卡马西平 C. 地西泮
    D. 丙戊酸钠 E. 硫喷妥

18. 使药物分子水溶性增加的结合反应有
    A. 与氨基酸的结合反应
    B. 乙酰化结合反应
    C. 与葡萄糖醛酸的结合反应
    D. 形成硫酸酯的结合反应
    E. 与谷胱甘肽的结合反应

19. 第 I 相生物转化（官能团化反应）的反应包括
    A. 氧化 B. 还原 C. 水解
    D. 羟基化 E. 乙酰化

20. 哪些药物的代谢属于代谢活化
    A. 保泰松代谢为羟布宗
    B. 美沙酮代谢为美沙醇
    C. 阿苯达唑代谢为亚砜化合物
    D. 舒林酸代谢为硫醚化合物
    E. 吲哚美辛脱甲基物

21. 下列药物属于手性药物的是
    A. 氯胺酮 B. 乙胺丁醇

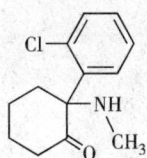

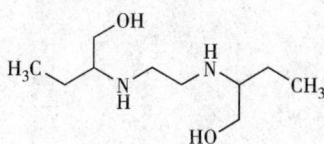

C. 氨氯地平

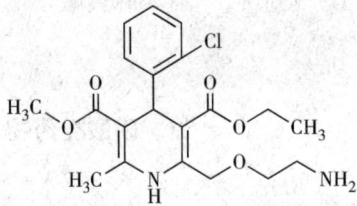

D. 普鲁卡因

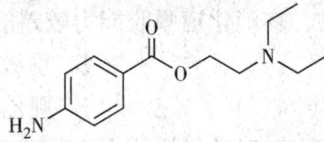

E. 阿司匹林

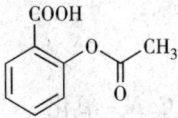

第三章　药物固体制剂和液体制剂与临床应用

A 型题（最佳选择题，每题的备选答案中只有一个最佳答案）

1. 下列有关固体制剂特点，叙述错误的是
   A. 物理、化学稳定性好，生产工艺较成熟，生产成本较低
   B. 制备过程的前处理需经历相同的单元操作
   C. 药物在体内需先溶解后再被吸收进入血液循环
   D. 剂量不易控制
   E. 贮存、运输、服用、携带方便

2. 在固体制剂中，需要进行溶化性检查的是
   A. 散剂　　　　　　　　B. 颗粒剂　　　　　　　　C. 片剂
   D. 硬胶囊　　　　　　　E. 软胶囊

3. 在固体制剂中，需要进行硬度检查的是
   A. 散剂　　　　　　　　B. 颗粒剂　　　　　　　　C. 片剂
   D. 硬胶囊　　　　　　　E. 软胶囊

4. 某药在下列 5 种制药的标示量为 20mg，不需要检查均匀度的是
   A. 片剂
   B. 硬胶囊剂
   C. 内容物为均一溶液的软胶囊
   D. 注射用无菌粉末
   E. 单剂量包装的口服混悬液

5. 关于散剂特点的叙述，错误的是
   A. 粒径小、比表面积大、易分散、起效快
   B. 外用覆盖面积大，兼具保护和收敛等作用
   C. 制备工艺简单，剂量易于控制，便于婴幼儿、老人服用，服药后不宜过多饮水
   D. 包装、贮存、运输、携带较方便
   E. 尤其适宜于对光、湿、热敏感的药物

6. 有关颗粒剂叙述不正确的是
   A. 颗粒剂是将药物与适宜的辅料混合制成的颗粒状制剂
   B. 颗粒剂一般可分为可溶性颗粒剂和混悬型颗粒剂
   C. 颗粒剂溶出和吸收速度均较快
   D. 应用、携带比较方便
   E. 颗粒剂可以直接吞服，也可以冲入水中饮入

7. 采用肠溶材料包裹颗粒或其他适宜方法制成的颗粒剂是

A. 混悬颗粒   B. 泡腾颗粒   C. 肠溶颗粒

D. 缓释颗粒   E. 控释颗粒

8. 颗粒剂质量检查不包括

A. 干燥失重   B. 粒度   C. 溶化性

D. 热原检查   E. 装量差异

9. 下列辅料中，可作为胶囊壳遮光剂的是

A. 明胶   B. 羧甲基纤维素钠   C. 微晶纤维素

D. 硬脂酸镁   E. 二氧化钛

10. 下列辅料中，可作为胶囊壳增稠剂的是

A. 明胶   B. 羟苯乙酯   C. 山梨醇

D. 二氧化钛   E. 琼脂

11. 在维生素 AD 软胶囊的处方中，成囊材料是

A. 维生素 AD   B. 明胶   C. 甘油

D. 水   E. 精炼食用植物油

12. 关于空胶囊和硬胶囊剂的说法，错误的是

A. 吸湿性很强的药物，一般不宜制成胶囊剂

B. 明胶是空胶囊的主要成囊材料

C. 空胶囊的规格号数越大，容积也越大

D. 硬胶囊可掩盖药物的不良嗅味

E. 硬胶囊可提高药物的稳定性

13. 下列关于口腔贴片正确的表述是

A. 含于口腔中，药物缓慢溶解产生持久局部作用的片剂

B. 置于舌下能迅速溶化，药物经舌下黏膜吸收发挥全身作用的片剂

C. 粘贴于口腔，经黏膜吸收后起局部或全身作用的片剂

D. 口腔中咀嚼或吮服使片剂溶化后吞服的片剂

E. 在水中能迅速崩解并均匀分散的片剂

14. 下列片剂中以碳酸氢钠和枸橼酸为崩解剂的是

A. 分散片   B. 泡腾片   C. 缓释片

D. 舌下片   E. 可溶片

15. 主要用于片剂的填充剂的是

A. 羧甲基淀粉钠   B. 羧甲基纤维素钠   C. 淀粉

D. 乙基纤维素   E. 交联聚乙烯吡咯烷酮

16. 主要用于片剂的黏合剂是

A. 羧甲基淀粉钠   B. 羧甲基纤维素钠   C. 交联聚维酮

D. 干淀粉   E. 微粉硅胶

17. 可作片剂崩解剂的是

A. 交联聚乙烯吡咯烷酮

B. 预胶化淀粉

    C. 甘露醇

    D. 聚乙二醇

    E. 聚乙烯吡咯烷酮

18. 适宜作片剂崩解剂的是

    A. 微晶纤维素　　　　　　B. 甘露醇　　　　　　C. 羧甲淀粉钠

    D. 糊精　　　　　　　　　E. 羟丙甲基纤维素

19. 下列辅料中不可作为片剂润滑剂的是

    A. 微粉硅胶　　　　　　　B. 糖粉　　　　　　　C. 月桂醇硫酸镁

    D. 滑石粉　　　　　　　　E. 氢化植物油

20. 包衣的目的不包括

    A. 掩盖苦味

    B. 防潮

    C. 加快药物的溶出速度

    D. 防止药物的配伍变化

    E. 改善片剂的外观

21. 在包衣制作过程中加入二氧化钛的作用

    A. 矫味剂　　　　　　　　B. 遮光剂　　　　　　C. 防腐剂

    D. 增塑剂　　　　　　　　E. 抗氧剂

22. 下列辅料中，可作为肠溶性包衣材料的是

    A. HPMCP　　　　　　　　B. HPC　　　　　　　C. HPMC

    D. PVA　　　　　　　　　E. PVP

23. 可用于制备肠衣片的是

    A. 海藻酸钠　　　　　　　B. 大豆磷脂　　　　　C. 硅橡胶

    D. 动物脂肪　　　　　　　E. CAP

24. 凡已规定检查溶出度的片剂，不应进行

    A. 片重差异检查　　　　　B. 硬度检查　　　　　C. 崩解度检查

    D. 含量检查　　　　　　　E. 脆碎度检查

25. 在进行脆碎度检查时，片剂的减失重量不得超过

    A. 0.1%　　　　　　　　　B. 0.5%　　　　　　　C. 1%

    D. 1.5%　　　　　　　　　E. 2%

26. 糖衣片的崩解时限是

    A. 120min　　　　　　　　B. 60min　　　　　　C. 30min

    D. 5min　　　　　　　　　E. 3min

27. 下列剂型中，既可内服又可外用的是

    A. 肠溶片剂　　　　　　　B. 颗粒剂　　　　　　C. 胶囊剂

    D. 混悬剂　　　　　　　　E. 糖浆剂

28. 下列药剂属于均相液体药剂的是

    A. 普通乳剂　　　　　　　B. 纳米乳剂　　　　　C. 溶胶剂

D. 高分子溶液　　　　　　　　E. 混悬剂

29. 不属于液体药剂的是

A. 合剂　　　　　　　　B. 注射剂　　　　　　　C. 灌肠剂

D. 醑剂　　　　　　　　E. 搽剂

30. 关于液体制剂特点的说法，错误的是

A. 分散度大，吸收快，作用迅速

B. 给药途径广，可内服也可外用

C. 易引起药物的化学降解

D. 携带运输方便，便于分剂量，易于服用

E. 易霉变，需加入防腐剂

31. 有关液体制剂质量要求，错误的是

A. 液体制剂应是澄明溶液

B. 口服液体制剂应口感好

C. 外用液体制剂应无刺激性

D. 液体制剂应浓度准确

E. 液体制剂应具有一定的防腐能力

32. 制备液体制剂首选的溶剂是

A. 乙醇　　　　　　　　B. 丙二醇　　　　　　　C. 蒸馏水

D. 植物油　　　　　　　E. PEG

33. 下列溶剂属于极性溶剂的是

A. 二甲基亚砜　　　　　B. 聚乙二醇　　　　　　C. 丙二醇

D. 乙醇　　　　　　　　E. 液状石蜡

34. 下列关于表面活性剂性质的叙述，正确的是

A. 有亲水基团，无疏水基团

B. 无亲水基团，有疏水基团

C. 无极性基团

D. 有疏水基团，有亲水基团

E. 有中等极性基团

35. 关于吐温类表面活性剂的错误叙述是

A. 吐温类又称为聚山梨酯

B. 化学名称为聚氧乙烯失水山梨醇脂肪酸酯

C. 吐温类是常用的助溶剂

D. 乳化能力强，为 O/W 型乳化剂

E. 低浓度时在水中形成胶束，增溶作用不受溶液 pH 值的影响

36. 下列不属于表面活性剂类别的是

A. 脱水山梨醇脂肪酸酯类

B. 聚氧乙烯去水山梨醇脂肪酸酯类

C. 聚氧乙烯脂肪酸酯类

  D. 聚氧乙烯脂肪醇醚类

  E. 聚氧乙烯脂肪酸醇类

37. 属于脂肪酸山梨坦类非离子表面活性剂的是

  A. 卵磷脂   B. 吐温 80   C. 司盘 80

  D. 卖泽   E. 十二烷基硫酸钠

38. 可用于静脉注射脂肪乳的乳化剂是

  A. 阿拉伯胶   B. 西黄芪胶   C. 豆磷脂

  D. 脂肪酸山梨坦   E. 十二烷基硫酸钠

39. 不同 HLB 值的表面活性剂用途不同，下列错误的是

  A. 增溶剂最适范围为 15 ~ 18

  B. 去污剂最适宜范围为 13 ~ 16

  C. O/W 乳化剂最适范围为 8 ~ 16

  D. 大部分消泡剂最适范围为 5 ~ 8

  E. 润湿剂与铺展剂最适范围为 7 ~ 9

40. 关于表面活性剂作用的说法，错误的是

  A. 具有增溶作用   B. 具有氧化作用   C. 具有润湿作用

  D. 具有乳化作用   E. 具有去污作用

41. 吐温类表面活性剂溶血作用的次序是

  A. 吐温 20 > 吐温 40 > 吐温 60 > 吐温 80

  B. 吐温 20 > 吐温 60 > 吐温 40 > 吐温 80

  C. 吐温 40 > 吐温 20 > 吐温 60 > 吐温 80

  D. 吐温 80 > 吐温 60 > 吐温 40 > 吐温 20

  E. 吐温 80 > 吐温 40 > 吐温 60 > 吐温 20

42. 为掩盖和矫正药物制剂的不良臭味而加入到制剂中的物质是

  A. 矫味剂   B. 着色剂   C. 防腐剂

  D. 杀菌剂   E. 溶剂

43. 在苯甲酸钠存在下的咖啡因溶解度显著增加，苯甲酸钠的作用是

  A. 增溶剂   B. 助溶剂   C. 潜溶剂

  D. 乳化剂   E. 防腐剂

44. 能用于液体药剂防腐剂的是

  A. 甘露醇   B. 聚乙二醇   C. 山梨酸

  D. 阿拉伯胶   E. 甲基纤维素

45. 不属于低分子溶液剂的是

  A. 碘甘油

  B. 复方薄荷脑醑

  C. 布洛芬混悬滴剂

  D. 复方磷酸可待因糖浆

  E. 对乙酰氨基酚口服溶液

46. 关于糖浆剂的错误表述是
    A. 糖浆剂系指含药物或芳香物质的浓蔗糖水溶液
    B. 糖浆剂含蔗糖量不低于 45%（g/g）
    C. 低浓度的糖浆剂应添加防腐剂
    D. 高浓度的糖浆剂可不添加防腐剂
    E. 必要时可添加适量乙醇、甘油和其他多元醇作稳定剂

47. 关于醑剂的正确表述是
    A. 低分子药物溶于溶剂中所形成的澄明液体制剂
    B. 含药物或芳香物质的浓蔗糖水溶液
    C. 芳香挥发性药物的饱和或近饱和水溶液
    D. 药物溶解于甘油中制成的专供外用的溶液剂
    E. 挥发性药物制成的浓乙醇溶液

48. 有关碘甘油的描述，错误的是
    A. 处方中碘化钾是作助溶剂
    B. 本品用于口腔黏膜溃疡、牙龈炎及冠周炎。
    C. 本品宜用水稀释，必要时用甘油稀释以免增加刺激性
    D. 配制时，宜控制水量
    E. 甘油作为碘的溶剂可以缓和碘对黏膜的刺激性，同时易附着于皮肤或黏膜上，使药物滞留于患处而延效

49. 丁铎尔效应属于溶胶的
    A. 电学性质   B. 光学性质   C. 动力学性质
    D. 化学性质   E. 生物学性质

50. 关于溶胶剂性质的说法，错误的是
    A. 溶胶剂属于非均匀状态液体分散体系
    B. 溶胶剂中的胶粒属于热力学稳定系统
    C. 溶胶剂中的胶粒具有界面动电现象
    D. 溶胶剂具有布朗运动
    E. 溶胶剂具有双电层结构

51. 混悬剂质量评价不包括的项目是
    A. 溶解度的测定   B. 微粒大小的测定   C. 沉降容积比的测定
    D. 絮凝度的测定   E. 重新分散试验

52. 制备混悬剂时加入适量电解质的目的是
    A. 增加混悬剂的离子强度
    B. 调节混悬剂的渗透压
    C. 调节混悬剂的黏度
    D. 使微粒的电位增加，起到絮凝剂的作用
    E. 使微粒的电位降低，起到絮凝剂的作用

53. 在混悬剂中加入适量电解质，使混悬微粒形成疏松聚集体的过程是

　　A. 絮凝　　　　　　　　B. 增溶　　　　　　　　C. 助溶

　　D. 潜溶　　　　　　　　E. 盐析

54. 下列哪些物质不能作混悬剂的助悬剂

　　A. 西黄蓍胶　　　　　　B. 海藻胶钠　　　　　　C. 硬脂酸钠

　　D. 羧甲基纤维素　　　　E. 硅皂土

55. 关于乳剂特点的错误表述是

　　A. 乳剂中的药物吸收快，有利于提高药物的生物利用度

　　B. 水包油型乳剂中的液滴分散度大，不利于掩盖药物的不良臭味

　　C. 油性药物制成乳剂能保证剂量准确、使用方便

　　D. 外用乳剂可改善药物对皮肤、黏膜的渗透性，减少刺激性

　　E. 静脉注射乳剂具有一定的靶向性

56. 乳剂中乳滴的上浮或下沉现象属于

　　A. 分层　　　　　　　　B. 絮凝　　　　　　　　C. 转相

　　D. 合并　　　　　　　　E. 破坏

57. 乳剂絮凝的原因是

　　A. 乳化剂类型改变

　　B. 微生物及光、热、空气等作用

　　C. 分散相与连续相存在密度差

　　D. Zeta 电位降低

　　E. 乳化剂失去乳化作用

58. 分层的原因

　　A. 油水两相存在密度差

　　B. 乳剂的 ζ 电位降低，乳滴产生聚集

　　C. 乳化剂性质的改变引起

　　D. 乳化膜破坏导致乳滴变大

　　E. 外界因素及微生物使油相或乳化剂变质

59. 乳化剂的乳化类型发生变化，会发生

　　A. 分层　　　　　　　　B. 絮凝　　　　　　　　C. 转相

　　D. 破乳　　　　　　　　E. 酸败

B 型题（配伍选择题，备选答案在前，试题在后，每题若干组。每组均对应同一组备选答案）

[1～2]

　　A. 溶化性　　　　　　　B. 融变时限　　　　　　C. 溶解度

　　D. 崩解度　　　　　　　E. 卫生学检查

1. 颗粒剂需检查，散剂不用检查的项目是

2. 颗粒剂、散剂均需检查的项目是

[3～4]

　　A. 泡腾颗粒　　　　　　B. 可溶颗粒　　　　　　C. 混悬颗粒

D. 缓释颗粒　　　　　　　E. 肠溶颗粒

3. 在酸性条件下基本不释放药物的颗粒是

4. 含碳酸氢钠和有机酸的颗粒是

[5~7]

A. 二氧化硅　　　　　B. 二氧化钛　　　　　C. 二氯甲烷

D. 聚乙二醇400　　　　E. 聚乙烯吡咯烷酮

5. 常用于空胶囊壳中的遮光剂是

6. 常用于硬胶囊内容物的助流剂是

7. 可用于软胶囊中的分散介质是

[8~12]

A. HPMC　　　　　B. MCC　　　　　C. CAP

D. HPC　　　　　E. EC

8. 醋酸纤维素酞酸酯

9. 羟丙甲基纤维素

10. 微晶纤维素

11. 乙基纤维素

12. 羟丙基纤维素

[13~16]

A. 硬脂酸镁　　　　　B. 羧甲基淀粉钠　　　　　C. 乙基纤维素

D. 羧甲基纤维素钠　　　　E. 硫酸钙

13. 可作为片剂黏合剂的是

14. 可作为片剂崩解剂的是

15. 可作为片剂润滑剂的是

16. 水不溶型包衣材料是

[17~22]

A. 交联羧甲基纤维素钠　　　　　B. 聚乙二醇　　　　　C. 乳糖

D. 羟丙甲基纤维素　　　　E. 水

17. 可作为片剂黏合剂的是

18. 可作为片剂崩解剂的是

19. 可作为片剂湿润剂的是

20. 可作为片剂填充剂的是

21. 可作为片剂润滑剂的是

22. 胃溶型包衣材料是

[23~24]

A. 羟丙基甲基纤维素　　　　　B. 硫酸钙　　　　　C. 微晶纤维素

D. 淀粉　　　　E. 糖粉

23. 黏合力强，可用来增加片剂硬度，但吸湿性较强的辅料是

24. 可作为黏合剂使用和胃溶型薄膜包衣的辅料是

[25～26]

    A. 乙基纤维素　　　　　　B. 甲基纤维素　　　　　　C. 微晶纤维素

    D. 羟丙基纤维素　　　　　E. 微粉硅胶

25. 粉末直接压片的干黏合剂是

26. 粉末直接压片的助流剂是

[27～29]

    A. 二氧化钛　　　　　　　B. HPMCP　　　　　　　　C. 聚乙二醇

    D. 司盘 80　　　　　　　　E. 吐温 80

27. 在包衣液处方中，可作为肠溶衣材料的是

28. 在包衣液处方中，可作为增塑剂的是

29. 在包衣液处方中，可作为遮光剂的是

[30～32]

片剂的薄膜包衣材料通常由高分子成膜材料组成，并可添加增塑剂、致孔剂（释放调节剂）、着色剂与遮光剂等。

    A. 丙二醇　　　　　　　　B. 醋酸纤维素酞酸酯　　　C. 醋酸纤维素

    D. 蔗糖　　　　　　　　　E. 甲基纤维素

30. 常用的致孔剂是

31. 常用的增塑剂是

32. 常用的不溶型包衣材料是

[33～38]

    A. 3min　　　　　　　　　B. 5min　　　　　　　　　C. 15min

    D. 30min　　　　　　　　E. 60min

33. 分散片的崩解时限是

34. 泡腾片的崩解时限是

35. 糖衣片的崩解时限是

36. 薄膜包衣片的崩解时限是

37. 软胶囊的崩解时限是

38. 硬胶囊的崩解时限是

[39～41]

    A. 普通片　　　　　　　　B. 舌下片　　　　　　　　C. 糖衣片

    D. 可溶片　　　　　　　　E. 肠溶衣片

39. 要求在 3 分钟内崩解或溶化的片剂是

40. 要求在 5 分钟内崩解或溶化的片剂是

41. 要求在 15 分钟内崩解或溶化的片剂是

[42～46]

以下各题所述的原因在片剂制备中可能产生的问题分别是

    A. 裂片　　　　　　　　　B. 黏冲　　　　　　　　　C. 片重差异超限

    D. 均匀度不符合要求　　　E. 崩解超限或溶出速度降低

42. 润滑剂用量不足

43. 混合不均匀或可溶性成分的迁移

44. 片剂的弹性复原及压力分布不均匀

45. 压力过大

46. 颗粒向膜孔中填充不均匀

[47 ~ 48]

 A. 溶液型 B. 胶体溶液型 C. 乳浊型

 D. 混悬型 E. 固体分散型

47. 药物以分子或离子状态分散在分散介质中所构成的体系属于

48. 药物以液滴状态分散在分散介质中所构成的体系属于

[49 ~ 51]

 A. 极性溶剂 B. 非极性溶剂 C. 半极性溶剂

 D. 着色剂 E. 防腐剂

49. 甘油属于

50. 聚乙二醇属于

51. 液状石蜡属于

[52 ~ 55]

 A. 硬脂酸钠 B. 苯扎溴铵 C. 卵磷脂

 D. 聚乙烯醇 E. 聚山梨酯

52. 通式为（$RCOO^-$）$_n M^{n+}$的阴离子表面活性剂是

53. 通式为 $RNH_3^+ X^-$ 的阳离子表面活性剂是

54. 在不同 pH 介质中皆有表面活性的两性离子表面活性剂是

55. 在水中不发生解离的非离子表面活性剂是

[56 ~ 58]

 A. 潜溶剂 B. 增溶剂 C. 絮凝剂

 D. 消泡剂 E. 助溶剂

56. 制备甾体激素类药物溶液时，加入的表面活性剂是作为

57. 在苯甲酸钠存在下的咖啡因溶解度显著增加，加入苯甲酸钠是作为

58. 苯巴比妥在 90% 的乙醇溶液中溶解度最大，90% 的乙醇溶液是作为

[59 ~ 60]

 A. 苯扎溴铵 B. 液状石蜡 C. 苯甲酸

 D. 聚乙二醇 E. 羟苯乙酯

59. 既是抑菌剂，又是表面活性剂的是

60. 属于非极性溶剂的是

[61 ~ 65]

 A. 絮凝 B. 增溶 C. 助溶

 D. 潜溶 E. 盐析

61. 药物在一定比例混合溶剂中溶解度大于在单一溶剂中溶解度的现象是

62. 碘酊中碘化钾的作用是

63. 甲酚皂溶液（来苏）中硬脂酸钠的作用是

64. 在混悬剂中加入适当电解质，使混悬微粒形成疏松聚集体的过程是

65. 在高分子溶液中加入适量的电解质，使高分子物质的溶解度降低而析出沉淀的过程是

[66 ~ 67]

A. 增溶剂   B. 防腐剂   C. 矫味剂

D. 着色剂   E. 潜溶剂

66. 液体制剂中，山梨酸属于

67. 液体制剂中，薄荷挥发油属于

[68 ~ 72]

A. 助悬剂   B. 稳定剂   C. 润湿剂

D. 反絮凝剂   E. 絮凝剂

68. 在混悬液中起润湿、助悬、絮凝或反絮凝剂作用的附加剂

69. 使微粒表面由固 – 气二相结合状态转成固 – 液二相结合状态的附加剂

70. 使微粒 Zeta 电位升高的电解质

71. 增加分散介质黏度的附加剂

72. 使微粒 Zeta 电位降低的电解质

[73 ~ 74]

乳剂属于热力学不稳定的非均相分散体系。制成后，放置过程中若出现分层、絮凝等不稳定现象。

A. 分散相乳滴（Zeta）电位降低

B. 分散相连续相存在密度差

C. 乳化剂类型改变

D. 乳化剂失去乳化作用

E. 微生物的作用

73. 若出现的分层现象经振摇后能恢复原状，其原因是

74. 若出现的絮凝现象经振摇后能恢复原状，其原因是

[75 ~ 78]

A. 洗剂   B. 搽剂   C. 含漱剂

D. 灌洗剂   E. 涂剂

75. 用于灌注于直肠的液体制剂是

76. 临用前用消毒纱布或棉球等柔软物料蘸取涂于皮肤或口腔黏膜的液体制剂是

77. 供清洗或涂抹无破损皮肤或腔道用的液体制剂是

78. 供无破损皮肤揉擦用的液体制剂是

[79 ~ 84]

A. 甘油   B. PVA   C. 羟苯乙酯

D. 焦亚硫酸钠   E. 明胶

79. 可用作增塑剂的是

80. 可用作膜材料的是

81. 可用作防腐剂的是

82. 可用作抗氧剂的是

83. 可用作胶囊的囊材的是

84. 可用作保湿剂的是

[85 ~ 89]

　　A. Handerson – Hasselbalch 方程

　　B. Michaelis – Menten 方程

　　C. Noyes – Whitney 方程

　　D. Lipinski's 五规则

　　E. Arrhenius 公式

85. 是药物稳定性预测的主要理论依据

86. 表示弱酸或弱碱性药物在一定 pH 条件下分子型（离子型）与离子型（分子型）的比例

87. 用于表征药物从固体制剂中的溶出速度

88. 用于表征非线性药动学过程

89. 用于描述药物的脂水分配系数与药物吸收间的关系

C 型题（综合分析选择题。每题的备选答案中只有一个最佳答案）

[1 ~ 3]

盐酸西替利嗪咀嚼片

【处方】盐酸西替利嗪　　　　5g　　　甘露醇　　192.5g　　　乳糖　　　　70g

　　　　微晶纤维素　　　　61g　　　预胶化淀粉 10g　　　硬脂酸镁　　17.5g

　　　　8% 聚维酮乙醇溶液 100mL　　苹果酸　　适量　　　阿司帕坦　　适量

　　　　制成 1000 片

1. 可用于处方中黏合剂的是

　　A. 苹果酸　　　　　　　　B. 乳糖　　　　　　　　C. 微晶纤维素

　　D. 阿司帕坦　　　　　　　E. 聚维酮乙醇溶液

2. 处方中压片用的润滑剂是

　　A. 甘露醇　　　　　　　　B. 乳糖　　　　　　　　C. 硬脂酸镁

　　D. 微晶纤维素　　　　　　E. 聚维酮乙醇溶液

3. 可用于处方中甜味剂的是

　　A. 苹果酸　　　　　　　　B. 乳糖　　　　　　　　C. 微晶纤维素

　　D. 阿司帕坦　　　　　　　E. 聚维酮乙醇溶液

[4 ~ 7]

克拉霉素胶囊

【处方】 克拉霉素　　250g　　　淀粉　　　　32g　　　L－HPC　　　　　　6g

微粉硅胶　　4.5g　　　硬脂酸镁　　1.5g　　　淀粉浆（10%）　　适量

制成1000粒

4. 可用于处方中黏合剂的是
   A. 淀粉　　　　　　　　　B. L－HPC　　　　　　　　C. 微粉硅胶
   D. 硬脂酸镁　　　　　　　E. 淀粉浆

5. 可用于处方中崩解剂的是
   A. 淀粉　　　　　　　　　B. L－HPC　　　　　　　　C. 微粉硅胶
   D. 硬脂酸镁　　　　　　　E. 淀粉浆

6. 可用于处方中助流剂的是
   A. 淀粉　　　　　　　　　B. L－HPC　　　　　　　　C. 微粉硅胶
   D. 硬脂酸镁　　　　　　　E. 淀粉浆

7. 可用于处方中填充剂的是
   A. 淀粉　　　　　　　　　B. L－HPC　　　　　　　　C. 微粉硅胶
   D. 硬脂酸镁　　　　　　　E. 淀粉浆

[8～12]

布洛芬口服混悬剂

【处方】 布洛芬　　2g　　　甘油　　　　5mL　　　羟丙甲基纤维素　0.5g

山梨醇　0.5g　　枸橼酸　0.5g　　水加至　　　　　100mL

8. 可用于处方中助悬剂的是
   A. 甘油　　　　　　　　　B. 羟丙甲基纤维素　　　　C. 山梨醇
   D. 枸橼酸　　　　　　　　E. 水

9. 在处方中作润湿剂的是
   A. 甘油　　　　　　　　　B. 羟丙甲基纤维素　　　　C. 山梨醇
   D. 枸橼酸　　　　　　　　E. 水

10. 在处方中作分散介质的是
    A. 甘油　　　　　　　　　B. 羟丙甲基纤维素　　　　C. 山梨醇
    D. 枸橼酸　　　　　　　　E. 水

11. 在处方中作pH调节剂的是
    A. 甘油　　　　　　　　　B. 羟丙甲基纤维素　　　　C. 山梨醇
    D. 枸橼酸　　　　　　　　E. 水

12. 在处方中作甜味剂的是
    A. 甘油　　　　　　　　　B. 羟丙甲基纤维素　　　　C. 山梨醇
    D. 枸橼酸　　　　　　　　E. 水

[13～16]

鱼肝油乳剂

【处方】 鱼肝油　500 mL　　阿拉伯胶　125 g　　西黄蓍胶　7g　　糖精钠　0.1g

杏仁油　1mL　　羟苯乙酯　0.5g　　水加至　　1000mL

13. 可用于处方中油相的是
   A. 鱼肝油
   B. 阿拉伯胶
   C. 杏仁油
   D. 羟苯乙酯
   E. 水

14. 在处方中作乳化剂的是
   A. 鱼肝油
   B. 阿拉伯胶
   C. 杏仁油
   D. 羟苯乙酯
   E. 水

15. 在处方中作防腐剂的是
   A. 鱼肝油
   B. 阿拉伯胶
   C. 杏仁油
   D. 羟苯乙酯
   E. 糖精钠

16. 在处方中作芳香剂的是
   A. 鱼肝油
   B. 阿拉伯胶
   C. 杏仁油
   D. 羟苯乙酯
   E. 糖精钠

X 型题（多项选择题。每题的备选答案中有 2 个或 2 个以上正确答案。少选或多选均不得分）

1. 有关固体制剂特点的表述，正确的有
   A. 物理、化学稳定性好，生产工艺成熟，制造成本较低
   B. 制备过程的前处理经历相同的单元操作
   C. 药物在体内首先溶解后再被吸收入血液循环
   D. 剂量不易控制
   E. 贮存、运输、服用与携带方便

2. 以下属于固体制剂的是
   A. 散剂
   B. 膜剂
   C. 合剂
   D. 醑剂
   E. 栓剂

3. 固体制剂中属于速释固体制剂的有
   A. 速溶片
   B. 固体分散片
   C. 渗透泵片
   D. 速崩片
   E. 缓释片

4. 有关固体制剂的质量要求表述正确的有
   A. 用于深部组织、创伤及溃疡面的外用散剂及眼用散剂应在清洁避菌环境下配制，必需无菌
   B. 对于颗粒剂，一般不能通过一号筛和能通过四号筛的颗粒和粉末总和不得过 15%
   C. 薄膜衣片的崩解时限为 30min
   D. 硬胶囊内容物平均装量为 0.3g 以下，其装量差异限度为 ±10.0%
   E. 软胶囊应在 60min 内全部崩解

5. 药典中规定散剂检查的项目是
   A. 粒度
   B. 均匀度
   C. 干燥失重
   D. 装量差异
   E. 卫生学检查

6. 关于片剂的描述正确的有

A. 以片数为剂量单位，剂量准确，服用方便

B. 受外界空气、水分、光线等影响较小，化学性质更稳定

C. 生产机械化、自动化程度高，生产成本低、产量大，售价较低

D. 种类较多，可满足不同临床医疗需要，应用广泛，运输、使用、携带方便

E. 制备工序较其他固体制剂多，技术难度更高

7. 片剂的要求是

A. 含量准确，重量差异小

B. 压制片中药物很稳定，故无保存期规定

C. 崩解时限或溶出度符合规定

D. 色泽均匀，完整光洁，硬度符合要求

E. 片剂大部分经口服用，不进行细菌学检查

8. 关于分散片的临床应用叙述正确的是

A. 分散片可加水分散后口服，也可将分散片含于口中吮服或吞服

B. 适用于难溶、需快速起效的药物，如解热镇痛药布洛芬

C. 适用于生物利用度低，每次服用剂量大的药物，如多数中药

D. 适用于抗菌药物，如阿莫西林、阿奇霉素

E. 适用于抗酸药物，如治疗胃溃疡的法莫替丁

9. 常用的片剂黏合剂有

A. 羧甲基淀粉钠　　　　B. 甲基纤维素　　　　C. 羧甲基纤维素钠

D. 交联聚乙烯吡咯烷酮　E. 聚乙烯吡咯烷酮

10. 下列选项中属于胃溶型薄膜衣材料的有

A. 乙基纤维素　　　　B. 羟丙基纤维素　　　　C. 羟丙基甲基纤维素

D. Eudragit E_{100}　　　E. 醋酸纤维素

11. 关于固体制剂的临床应用，下列表述正确的有

A. 外用或局部外用散剂的使用主要有撒敷法和调敷法

B. 糖衣片、包衣片和缓控释片均不宜嚼服或掰开服用

C. 胶囊剂适宜于干吞

D. 舌下片适用于立即起效或避免肝脏首过效应的情况

E. 口含片适用于缓解咽干、咽痛等不适，宜长期服用

12. 关于胶囊剂表述正确的有

A. 掩盖药物的不良嗅味，提高药物稳定性

B. 胶囊壳多以明胶为原料制备，受温度和湿度影响较小，生产成本相对较低

C. 起效快，生物利用度高

D. 帮助液态药物固体剂型化

E. 药物缓释、控释和定位释放

13. 不宜制成胶囊剂的药物有

A. 风化性药物

B. 强吸湿性的药物

    C. 醛类药物

    D. O/W 型乳剂药物

    E. 含有挥发性、小分子有机物的液体药物

14. 下列哪些制剂属于均相液体制剂

    A. 低分子溶液   B. 高分子溶液   C. 溶胶剂

    D. 乳剂   E. 混悬剂

15. 属于半极性溶剂的有

    A. 聚乙二醇   B. 丙二醇   C. 脂肪油

    D. 二甲基亚砜   E. 醋酸乙酯

16. 表面活性剂可用作

    A. 稀释剂   B. 增溶剂   C. 乳化剂

    D. 润湿剂   E. 成膜剂

17. 非离子表面活性剂不包括

    A. 卵磷脂   B. 苯扎氯铵   C. 十二烷基硫酸钠

    D. 脂肪酸单甘油酯   E. 脂肪酸山梨坦

18. 液体制剂的矫味剂包括

    A. 甜味剂   B. 芳香剂   C. 胶浆剂

    D. 泡腾剂   E. 甘油剂

19. 可作为液体制剂防腐剂的是

    A. 三氯叔丁醇   B. 苯扎溴铵   C. 甜菊苷

    D. 羟苯乙酯   E. 山梨酸

20. 关于芳香水剂的错误表述是

    A. 芳香水剂系指芳香挥发性药物的饱和或近饱和水溶液

    B. 芳香水剂系指芳香挥发性药物的稀水溶液

    C. 芳香水剂指芳香挥发性药物的稀乙醇溶液

    D. 芳香水剂不宜大量配制和久贮

    E. 芳香水剂应澄明

21. 关于混悬剂的特点表述正确的是

    A. 有助于难溶性药物制成液体制剂，并提高药物的稳定性

    B. 便于服用，可以掩盖药物的不良气味

    C. 产生长效作用

    D. 属于热力学不稳定体系

    E. 属于动力学不稳定体系

22. 下列哪些方法可用于评价混悬剂的物理稳定性

    A. 沉降容积比   B. 微粒大小的测定   C. 测定溶解度

    D. 测定絮凝度   E. 测定溶出度

23. 混悬剂常用的稳定剂是

    A. 助悬剂   B. 助溶剂   C. 润湿剂

D. 絮凝剂　　　　　　　　E. 增溶剂

24. 关于助悬剂的正确表述是
    A. 助悬剂可降低药物微粒的沉降速度或增加微粒亲水性
    B. 助悬剂有低分子、高分子、硅皂土、触变胶等类型
    C. 在使用天然高分子助悬剂时应加入防腐剂
    D. 硅皂土作助悬剂时不需加入防腐剂，通常在 pH7 以下助悬效果更佳
    E. 触变胶常作混悬型注射液、滴眼剂的助悬剂

25. 关于乳剂的正确表述是
    A. 乳剂由油相、水相和乳化剂三种基本成分构成
    B. 按分散系统的组成分类，乳剂有 O/W 型、W/O 型、W/O/W 型、O/W/O 型
    C. 普通乳属于热力学不稳定体系
    D. 亚微乳属于热力学不稳定体系，可作为静脉注射乳剂，能热压灭菌
    E. 纳米乳属于热力学稳定体系，常用作脂溶性药物和对水解敏感药物的载体

26. 属于 O/W 型乳化剂的有
    A. 阿拉伯胶　　　　　B. 硅皂士　　　　　C. 硬酯酸镁
    D. 氢氧化镁　　　　　E. 氢氧化钙

27. 乳剂为热力学不稳定的非均匀相分散体系，其不稳定的表现为
    A. 分层　　　　　　　B. 絮凝　　　　　　C. 转相
    D. 合并与破裂　　　　E. 酸败

第四章　药物灭菌制剂和其他制剂与临床应用

A 型题 （最佳选择题，每题的备选答案中只有一个最佳答案）

1. 灭菌与无菌制剂不包括

　　A. 注射剂　　　　　　　　B. 植入剂　　　　　　　　C. 冲洗剂

　　D. 喷雾剂　　　　　　　　E. 用于外伤、烧伤用的软膏剂

2. 不要求进行无菌检查的剂型是

　　A. 注射剂　　　　　　　　B. 吸入粉雾剂　　　　　　C. 植入剂

　　D. 冲洗剂　　　　　　　　E. 眼部手术用软膏剂

3. 水难溶性药物或注射后要求延长药效作用的固体药物，可制成的注射剂类型是

　　A. 注射用无菌粉末　　　　B. 溶液型注射剂　　　　　C. 混悬型注射剂

　　D. 乳剂型注射剂　　　　　E. 溶胶型注射剂

4. 对于易溶于水，在水溶液中不稳定的药物，可制成的注射剂类型是

　　A. 注射用无菌粉末　　　　B. 溶液型注射剂　　　　　C. 混悬型注射剂

　　D. 乳剂型注射剂　　　　　E. 溶胶型注射剂

5. 关于注射剂特点的叙述错误的是

　　A. 药效迅速，作用可靠

　　B. 适用于不宜口服的药物

　　C. 适用于不能口服给药的患者

　　D. 可以产生局部定位作用

　　E. 使用方便

6. 关于注射剂特点的说法，错误的是

　　A. 药效迅速　　　　　　　B. 使用方便　　　　　　　C. 剂量准确

　　D. 作用可靠　　　　　　　E. 适用于不宜口服的药物

7. 注射剂的质量要求不包括

　　A. 无菌检查　　　　　　　B. 无热原检查　　　　　　C. 不溶性微粒检查

　　D. 可见异物检查　　　　　E. 释放度检查

8. 一般注射液的 pH 应为

　　A. 3～8　　　　　　　　　B. 3～9　　　　　　　　　C. 4～9

　　D. 4～11　　　　　　　　E. 5～9

9. 关于常用制药用水的错误表述是

　　A. 纯化水为原水经蒸馏、离子交换、反渗透等适宜方法制得的制药用水

　　B. 纯化水中不含有任何附加剂

　　C. 纯化水可作为配制普通药物制剂的溶剂

D. 注射用水为纯化水经蒸馏所得的水

E. 注射用水可用于注射用灭菌粉末的溶剂

10. 在注射剂中具有局部止痛和抑菌双重作用的附加剂是

  A. 盐酸普鲁卡因   B. 盐酸利多卡因   C. 苯酚

  D. 苯甲醇   E. 硫柳汞

11. 用于偏碱溶液的抗氧剂是

  A. 依地酸二钠   B. 氯化钠   C. 硫代硫酸钠

  D. 焦亚硫酸钠   E. 盐酸

12. 适用于偏酸性药液的水溶性抗氧剂是

  A. 对羟基茴香醚（BHA） B. 焦亚硫酸钠   C. 亚硫酸钠

  D. 生育酚   E. 硫代硫酸钠

13. 下述制剂不得添加抑菌剂的是

  A. 用于全身治疗的栓剂

  B. 用于局部治疗的乳膏剂

  C. 用于创伤的眼膏剂

  D. 用于全身治疗的乳膏剂

  E. 用于局部治疗的凝胶剂

14. 必须加抑菌剂的是

  A. 软膏剂   B. 输液   C. 栓剂

  D. 多剂量用滴眼剂   E. 颗粒剂

15. 盐酸调节溶液的 pH 在 4.0～4.5，加入适量氯化钠

  A. 维生素 C 注射液 B. 盐酸普鲁卡因注射液 C. 葡萄糖注射液

  D. 静脉注射用脂肪乳 E. 右旋糖酐注射液

16. 关于热原的错误表述是

  A. 热原是微量即能引起恒温动物体温异常升高的物质的总称

  B. 大多数细菌都能产生热原，致热能力最强的是革兰阴性杆菌产生的热原

  C. 热原是微生物产生的一种内毒素

  D. 内毒素是由磷脂、脂多糖和蛋白质所组成的复合物

  E. 蛋白质是内毒素的致热中心

17. 关于热原的错误表述是

  A. 热原是微生物的代谢产物

  B. 致热能力最强的是革兰阳性杆菌所产生的热原

  C. 真菌也能产生热原

  D. 活性炭对热原有较强的吸附作用

  E. 热原是微生物产生的一种内毒素

18. 关于热原性质的说法，错误的是

  A. 具有不挥发性   B. 具有耐热性   C. 具有氧化性

  D. 具有水溶性   E. 具有滤过性

19. 关于热原耐热性的错误表述是
    A. 在60℃加热1小时热原不受影响
    B. 在100℃加热热原也不会发生热解
    C. 在180~200℃加热2小时可使热原彻底破坏
    D. 在250℃加热30~45分钟可使热原彻底破坏
    E. 在450℃加热1分钟可使热原彻底破坏

20. 有关溶解度,表述错误的是
    A. 溶解度随温度升高而增加
    B. 对难溶性药物,当药物粒子处于微粉状态时 (≤0.1μm),药物溶解度随粒径减小而增加
    C. 稳定型<亚稳定型<无定型
    D. 水合物<无水物<有机溶剂化物
    E. 对电解质药物,当水溶液中含有其解离产物相同的离子时,溶解度会降低

21. 影响药物溶解度的因素不包括
    A. 药物的极性   B. 溶剂   C. 温度
    D. 药物的颜色   E. 药物的晶型

22. 为提高难溶性药物的溶解度常需要使用潜溶剂,不能与水形成潜溶剂的物质是
    A. 乙醇   B. 丙二醇   C. 胆固醇
    D. 聚乙二醇   E. 甘油

23. 在二巯基丙醇油注射液中作为助溶剂,且能够增加二巯基丙醇的稳定性的是
    A. 注射用水   B. 乙醇   C. 聚乙二醇
    D. 苯甲酸苄酯   E. 丙二醇

24. 影响药物增溶量的因素不包括
    A. 增溶剂的种类   B. 搅拌速度   C. 药物的性质
    D. 增溶剂加入的顺序   E. 增溶剂的用量

25. 黄体酮注射液应选用的注射剂类型是
    A. 油溶液型注射剂   B. 水溶液型注射剂   C. 混悬型注射剂
    D. 乳剂型注射剂   E. 注射用无菌粉末

26. 将青霉素钾制为粉针剂的目的是
    A. 免除微生物污染   B. 防止水解   C. 防止氧化分解
    D. 携带方便   E. 易于保存

27. 制备注射用无菌粉末制剂时,常选乙醇作为重结晶溶剂,其主要原因是
    A. 达到无菌要求   B. 使成粒状晶   C. 使成球状晶
    D. 经济   E. 脱色

28. 可用于静脉注射脂肪乳的乳化剂是
    A. 阿拉伯胶   B. 西黄蓍胶   C. 豆磷脂
    D. 脂肪酸山梨坦   E. 十二烷基硫酸钠

29. 制备静脉注射脂肪乳时,加入泊洛沙姆188作为

A. 增溶剂　　　　　　　　B. 助溶剂　　　　　　　　C. 潜溶剂

D. 乳化剂　　　　　　　　E. 防腐剂

30. 静脉脂肪注射液属于

A. 低分子溶液型注射液　　B. 混悬型注射液　　　　　C. 乳剂型注射液

D. 注射用无菌粉末　　　　E. 高分子溶液型注射剂

31. 葡萄糖注射液属于

A. 注射用无菌粉末　　　　B. 溶胶型注射剂　　　　　C. 混悬型注射剂

D. 乳剂型注射剂　　　　　E. 溶液型注射剂

32. 下列哪项不是解决葡萄糖注射液常出现澄明度不合格问题的措施

A. 滤过灌装封口应在 100 级洁净度下进行

B. 浓配，先配成 50% ~60% 的浓溶液

C. 加适量碳酸氢钠调节 pH 值

D. 加 0.1% 的针用活性炭吸附色素和杂质

E. 煮沸 15 ~20 分钟，趁热滤过脱炭

33. 关于眼用制剂的说法，错误的是

A. 滴眼液应与泪液等渗

B. 混悬型滴眼液用前应充分混匀

C. 增大滴眼液的黏度，有利于提高药效

D. 用于手术后的眼用制剂，必须保障无菌，应加入适量抑菌剂

E. 为减小刺激性，滴眼液应使用缓冲液调节溶液的 pH，使其在生理耐受范围

34. 有关滴眼剂错误的叙述是

A. 滴眼剂是直接用于眼部的外用液体制剂

B. 正常眼可耐受的 pH 值为 5.0 ~9.0

C. 混悬型滴眼剂要求粒子大小不得超过 $50\mu m$

D. 滴入眼中的药物首先进入角膜内，通过角膜至前房再进入虹膜

E. 增加滴眼剂的黏度，可使药物扩散速度减小，不利于药物的吸收

35. 在氯霉素滴眼液处方中，羟苯甲酯的作用是

A. 渗透压调节剂　　　　　B. 抑菌剂　　　　　　　　C. 抗氧剂

D. 金属离子络合物　　　　E. pH 调节剂

36. 滴眼剂的抑菌剂不宜选用下列哪个品种

A. 氯化苯甲羟胺　　　　　B. 三氯叔丁醇　　　　　　C. 氯仿

D. 苯乙醇　　　　　　　　E. 尼泊金类

37. 滴眼剂常用的缓冲溶液是

A. 磷酸盐缓冲液　　　　　B. 碳酸盐缓冲液　　　　　C. 枸橼酸盐缓冲液

D. 醋酸盐缓冲液　　　　　E. 以上均不是

38. 常用于 O/W 型乳膏基质的乳化剂是

A. 三乙醇胺皂　　　　　　B. 羊毛脂　　　　　　　　C. 硬脂酸钙

D. 司盘类　　　　　　　　E. 胆固醇

39. 关于软膏剂的正确表述是
    A. 二甲基硅油性能优良、无刺激性，可用作眼膏基质
    B. O/W 型软膏基质外相有较多的水分，无须加入保湿剂
    C. 软膏剂中药物的释放、吸收与基质性质无关
    D. 某些软膏剂中药物透皮吸收后产生全身治疗作用
    E. 凡士林经漂白后宜作为眼膏基质

40. 关于乳膏剂基质的错误表述为
    A. 常用的油相基质有硬脂酸、石蜡、蜂蜡与高级脂肪醇等
    B. 液状石蜡、凡士林和植物油调节油相稠度
    C. 常用乳化剂为表面活性剂
    D. 常用保湿剂为甘油、丙二醇、山梨醇等
    E. 适用于水中不稳定药物

41. 关于乳膏剂基质的错误表述是
    A. O/W 型乳膏基质比 W/O 型乳膏基质易于洗除
    B. O/W 型乳膏基质与 W/O 型乳膏基质相比，药物的释放及对皮肤的穿透性较好
    C. O/W 型乳膏基质适用于分泌物较多的皮肤病
    D. O/W 型乳膏基质常需加入保湿剂
    E. O/W 型乳膏基质的外相是水，易霉变，需加入防腐剂

42. 乳膏剂的质量评价不包括
    A. 硬度　　　　　　　B. 黏度与稠度　　　　　　　C. 主药含量
    D. 装量　　　　　　　E. 微生物限度

43. 有关乳膏剂临床应用的注意事项，表述错误的是
    A. 避免接触眼睛及黏膜，用药部位如有烧灼感、红肿等情况应停药，并将局部药物洗净
    B. 乳膏剂应在外用后多加揉搓，对局限性苔藓化肥厚皮损可采用封包疗法
    C. 用药要考虑年龄、性别、皮损部位，以及是否为儿童、孕妇、哺乳期妇女禁用药品
    D. 在皮肤患处使用，用药量和用药次数应适宜，用药疗程应根据治疗效果确定，宜长期用药
    E. 药物性状发生改变时禁止使用

44. 凡士林基质中加入羊毛脂是为了
    A. 增加药物的溶解度　　　B. 防腐与抑菌　　　　　　C. 增加药物的稳定性
    D. 减小基质的吸水性　　　E. 增加基质的吸水性

45. 有关凝胶剂的错误表述是
    A. 凝胶剂宜使用于皮肤破损处
    B. 凝胶剂有单相分散系统和双相分散系统之分
    C. 混悬凝胶剂属于双相分散系统
    D. 凝胶剂一般应检查 pH 值

E. 凝胶剂对药物具有缓释、控释作用

46. 下列关于气雾剂的优点，叙述错误的是

　　A. 能使药物直接到达作用部位

　　B. 药物密闭于不透明的容器中不易污染

　　C. 可避免胃肠道的破坏作用和肝脏的首过效应

　　D. 使用方便，尤其适用于 OTC 药物

　　E. 气雾剂的生产成本较低

47. 关于气雾剂正确的表述是

　　A. 按气雾剂相组成可分为一相、二相和三相气雾剂

　　B. 二相气雾剂一般为混悬系统或乳剂系统

　　C. 按给药途径可分为吸入气雾剂、非吸入气雾剂及外用气雾剂

　　D. 气雾剂系指药物封装于具有特别阀门系统的耐压密封容器中制成的制剂

　　E. 吸入气雾剂的微粒大小以在 $5 \sim 50 \mu m$ 范围为宜

48. 关于气雾剂的正确表述是

　　A. 将含药的溶液、乳状液或混悬液与适宜的抛射剂共同封装于具有特制阀门系统的装置中，使用时借助抛射剂的压力将内容物呈雾状喷出的制剂

　　B. 将含药溶液、乳状液或混悬液填充于特制的装置中，使用时借助手动泵的压力将内容物呈雾状等形态释出的制剂

　　C. 将微粉化药物与载体（或无）以胶囊、泡囊或多剂量储库形式，采用特制的干粉吸入装置，由患者主动吸入雾化药物的制剂

　　D. 将药物溶于抛射剂中或在潜溶剂的作用下与抛射剂混合而成的均相分散体（溶液），以细雾状雾滴喷出的制剂

　　E. 将不溶于抛射剂的固体药物以微粒状态分散在抛射剂中形成的非均相分散体（混悬液），以雾粒状喷出的制剂

49. 气雾剂中氢氟烷烃（HFA－134a）的主要作用是

　　A. 助悬剂　　　　　　　B. 潜溶剂　　　　　　　C. 抛射剂

　　D. 消泡剂　　　　　　　E. 防腐剂

50. 下列关于气雾剂的特点，表述错误的是

　　A. 具有良好的剂量均一性

　　B. 因容器不透光、不透水，所以能增加药物的稳定性

　　C. 药物可避免胃肠道的破坏和肝脏首过效应

　　D. 阀门系统对药物剂量有所限制，无法递送大剂量药物

　　E. 气溶胶形成与患者的吸入行为有关

51. 下列关于丙酸氟替卡松吸入气雾剂的使用方法和注意事项，错误的是

　　A. 使用前需摇匀储药罐，使药物充分混合

　　B. 使用时用嘴唇包绕住吸入器口，缓慢吸气同时按动气阀给药

　　C. 丙酸氟替卡松吸入结束后不能漱口和刷牙

　　D. 吸入气雾剂常用特殊的耐压给药装置，需避光、避热，防止爆炸

E. 吸入气雾剂中常使用抛射剂，在常压下沸点低于室温，需安全保管

52. 溶液型气雾剂的组成部分不包括

    A. 抛射剂   B. 潜溶剂   C. 耐压容器

    D. 阀门系统   E. 润湿剂

53. 二相气雾剂为

    A. 溶液型气雾剂   B. O/W 乳剂型气雾剂   C. W/O 乳剂型气雾剂

    D. 混悬型气雾剂   E. 吸入粉雾剂

54. 关于混悬型气雾剂的错误表述为

    A. 药物在抛射剂中的溶解度越小越好

    B. 混悬药物微粒粒径应在 $1\sim5\mu m$，不超过 $10\mu m$

    C. 抛射剂与混悬固体药物的密度差大，有利于制剂稳定

    D. 应选择加入适宜的润湿剂与助悬剂

    E. 采用混合抛射剂以调节适宜的密度与蒸气压

55. 为了使产生的泡沫持久，乳剂型气雾剂常加入的泡沫稳定剂是

    A. 甘油   B. 乙醇   C. 维生素 C

    D. 尼泊金乙酯   E. 滑石粉

56. 有关粉雾剂表述错误的是

    A. 按用途可分为吸入、非吸入和外用粉雾剂

    B. 配制粉雾剂时，为改善粉末的流动性，可加入适宜的载体和润滑剂

    C. 吸入粉雾剂中药物粒度大小应控制在 $50\mu m$ 以下，其中大多数应在 $10\mu m$ 以下

    D. 适用于多肽和蛋白质类药物的给药

    E. 吸入粉雾剂是由患者主动吸入雾化药物至肺部

57. 目前取代天然油脂的较理想的栓剂基质是

    A. 可可豆脂   B. 甘油明胶   C. 泊洛沙姆 188

    D. 棕榈酸酯   E. 聚乙二醇

58. 低分子量时为液体状态，可用作注射剂的溶剂；高分子量时为固体状态，可用作栓剂基质的是

    A. 注射用水   B. 乙醇   C. 聚乙二醇

    D. 苯甲酸苄酯   E. 丙二醇

59. 有关栓剂的不正确表述是

    A. 栓剂在常温下为固体

    B. 最常用的是直肠栓、阴道栓和尿道栓

    C. 直肠吸收比口服吸收的干扰因素多

    D. 栓剂给药不如口服方便

    E. 如甘油栓、蛇黄栓等均为局部作用的栓剂

60. 能促进药物吸收并起到缓释与延效作用的是

    A. 可可豆脂   B. 甘油明胶   C. 硬脂酸

    D. 泊洛沙姆   E. 羊毛脂

61. 为促进药物释放，在氨茶碱可可脂栓剂中，宜加入少量非离子型表面活性剂，其 *HLB* 值应在

    A. 11 以上　　　　　　B. 10~7 之间　　　　　　C. 6~3 之间

    D. 2~0 之间　　　　　　E. 0 以下

62. 栓剂质量评定中与生物利用度关系最密切的测定是

    A. 融变时限　　　　　　E. 重量差异　　　　　　C. 体外溶出试验

    D. 硬度测定　　　　　　E. 体内吸收试验

63. 发挥局部作用的栓剂是

    A. 阿司匹林栓　　　　　B. 盐酸克伦特罗栓　　　C. 吲哚美辛栓

    D. 甘油栓　　　　　　　E. 双氯芬酸钠栓

B 型题（配伍选择题，备选答案在前，试题在后，每题若干组。每组均对应同一组备选答案）

[1~4]

    A. 水中难溶且稳定的药物

    B. 水中易溶且稳定的药物

    C. 油中易溶且稳定的药物

    D. 水中易溶且不稳定的药物

    E. 油中不溶且不稳定的药物

1. 适合于制成注射用无菌粉末的是

2. 适合于制成乳剂型注射剂的是

3. 适合于制成混悬型注射剂的是

4. 适合于制成溶液型注射剂的是

[5~8]

    A. 纯化水　　　　　　　B. 灭菌蒸馏水　　　　　C. 注射用水

    D. 灭菌注射用水　　　　E. 制药用水

5. 作为配制普通药物制剂的溶剂或试验用水的是

6. 经蒸馏所得的无热原水，为配制注射剂用的溶剂的是

7. 主要用于注射用灭菌粉末的溶剂或注射液的稀释剂的是

8. 包括纯化水、注射用水与灭菌注射用水的是

[9~11]

    A. 防腐剂　　　　　　　B. 矫味剂　　　　　　　C. 乳化剂

    D. 抗氧剂　　　　　　　E. 助悬剂

9. 制备静脉注射脂肪乳时，加入的豆磷脂是作为

10. 制备维生素 C 注射液时，加入的亚硫酸氢钠是作为

11. 制备醋酸可的松滴眼液时，加入的羧甲基纤维素钠是作为

[12~14]

    A. 渗透压调节剂　　　　B. 增溶剂　　　　　　　C. 抑菌剂

    D. 抗氧剂　　　　　　　E. 止痛剂

12. 注射剂的处方中，氯甲酚的作用是

13. 注射剂的处方中，葡萄糖的作用是

14. 注射剂的处方中，泊洛沙姆188的作用是

[15~17]

在盐酸普鲁卡因注射液的处方中，具有下列作用的辅料

A. 溶剂 　　　　　　　B. pH 调节剂 　　　　　　C. 渗透压调节剂

D. 抗氧剂 　　　　　　E. 抑菌剂

15. 注射用水

16. 氯化钠

17. 盐酸（0.1mol/L）

[18~22]

A. 醋酸氢化可的松微晶 25g

B. 氯化钠 8g

C. 吐温 80 3.5g

D. 羧甲基纤维素钠 5g

E. 硫柳汞 0.01g

写出下列处方中各成分的作用

18. 主药

19. 助悬剂

20. 润湿剂

21. 渗透压调节剂

22. 防腐剂

[23~24]

A. 有利于制剂稳定 　　B. 减少制剂刺激性 　　　C. 调节 pH

D. 抑制微生物生长 　　E. 增溶

23. 葡萄糖注射剂加适量盐酸

24. 己烯雌酚注射剂中加入苯甲醇

[25~27]

A. 明胶 　　　　　　　B. 氯化钠 　　　　　　　C. 苯甲醇

D. 盐酸 　　　　　　　E. 焦亚硫酸钠

25. 用于注射剂中助悬剂的为

26. 用于注射剂局部止痛剂的为

27. 用于注射剂抗氧剂的为

[28~31]

A. 保护剂 　　　　　　B. 等渗调节剂 　　　　　　C. 抗氧剂

D. 润湿剂 　　　　　　E. 助悬剂

下列注射剂附加剂的作用分别是

28. 聚山梨酯类

29. 甲基纤维素

30. 乳糖

31. 葡萄糖

[32~33]

   A. 氯霉素　　　　　　　　B. 氯化钠　　　　　　　　C. 羟苯乙酯

   D. 玻璃酸钠　　　　　　　E. 蒸馏水

32. 在某滴眼液处方中渗透压调节剂为

33. 在某滴眼液处方中抑菌剂是

[34~35]

   A. 羟苯酯类　　　　　　　B. 苯甲酸及其盐　　　　　C. 山梨酸

   D. 醋酸洗必泰　　　　　　E. 苯扎溴铵

34. 对大肠埃希菌作用最强的是

35. 属于阳离子表面活性剂的是

[36~38]

   A. 硬脂酸　　　　　　　　B. 液状石蜡　　　　　　　C. 十二烷基硫酸钠

   D. 羟苯乙酯　　　　　　　E. 甘油

36. 可用作乳膏剂基质防腐剂的是

37. 可用作乳膏剂基质保湿剂的是

38. 可用作乳膏剂基质乳化剂的是

[39~41]

   A. 维生素 E　　　　　　　B. 枸橼酸　　　　　　　　C. 甘油

   D. 苯扎溴铵　　　　　　　E. PEG

39. 可用作乳膏剂的抗氧剂的是

40. 可用作乳膏剂的保湿剂的是

41. 可用作乳膏剂的抑菌剂的是

[42~43]

   A. 卡波姆　　　　　　　　B. 乙醇　　　　　　　　　C. 丙二醇

   D. 羟苯乙酯　　　　　　　E. 聚山梨酯

42. 水性凝胶剂常用的基质是

43. 水性凝胶剂常用的保湿剂是

[44~45]

   A. 油脂性基质　　　　　　B. 乳剂型基质　　　　　　C. 水溶性基质

   D. 凝胶基质　　　　　　　E. 以上均是

44. 聚乙二醇是

45. 交联型聚丙烯酸钠（SDB－L400）是

[46~49]

   A. F12　　　　　　　　　　B. 丙二醇　　　　　　　　C. 吐温 80

   D. 蜂蜡　　　　　　　　　E. 维生素 C

46. 在气雾剂处方中，作为乳化剂的是

47. 在气雾剂处方中，作为潜溶剂的是

48. 在气雾剂处方中，作为抛射剂的是

49. 在气雾剂处方中，作为抗氧剂的是

[50～51]

   A. 气雾剂   B. 醑剂   C. 泡腾片

   D. 口腔贴片   E. 栓剂

50. 主要辅料中含有氢氟烷烃等抛射剂的剂型是

51. 主要基质为甘油明胶的剂型是

[52～53]

   A. 潜溶剂   B. 抗氧剂   C. 抛射剂

   D. 增溶剂   E. 香料

52. 在气雾剂处方中丙二醇是

53. 在气雾剂处方中表面活性剂是

[54～57]

   A. 乙醇   B. 七氟丙烷   C. 聚山梨酯

   D. 维生素 C   E. 液状石蜡

54. 可作为气雾剂抗氧剂的是

55. 可作为气雾剂抛射剂的是

56. 可作为气雾剂表面活性剂的是

57. 可作为气雾剂潜溶剂的是

[58～60]

   A. 巴西棕榈蜡   B. 尿素   C. 泊洛沙姆

   D. 叔丁基羟基茴香醚   E. 羟苯乙酯

58. 可作为栓剂水溶性基质的

59. 可作为栓剂抗氧剂的是

60. 可作为栓剂硬化剂的是

[61～64]

   A. 海藻酸钠   B. 甘油明胶   C. 二氧化钛

   D. 山梨醇   E. 淀粉

61. 属于遮光剂的是

62. 属于增塑剂的是

63. 属于水凝胶剂基质的是

64. 可作为栓剂基质的是

[65～69]

   A. HFA－227   B. 可可豆脂   C. 吐温 85

   D. Azone   E. 硬脂酸镁

65. 气雾剂中作抛射剂的是

66. 混悬剂中作稳定剂的是

67. 贴剂中作透皮促进剂的是

68. 片剂中作润滑剂的是

69. 栓剂中作基质的是

[70 ~ 72]

  A. 环糊精衍生物   B. 甘油   C. 可可豆脂

  D. 三氯叔丁醇   E. 甘油明胶

70. 保湿剂

71. 油性基质

72. 既可作抑菌剂，又可作局麻剂

C 型题（综合分析选择题。每题的备选答案中只有一个最佳答案）

[1 ~ 4]

维生素 C 注射液

【处方】维生素 C 104g   依地酸二钠 0.05g 碳酸氢钠 49g

    亚硫酸氢钠 2g   注射用水加至 1000mL

1. 处方中可以作为抗氧剂的是

  A. 维生素 C   B. 依地酸二钠   C. 碳酸氢钠

  D. 亚硫酸氢钠   E. 注射用水

2. 处方中可以作为螯合剂的是

  A. 维生素 C   B. 依地酸二钠   C. 碳酸氢钠

  D. 亚硫酸氢钠   E. 注射用水

3. 处方中可以作为 pH 调节剂的是

  A. 维生素 C   B. 依地酸二钠   C. 碳酸氢钠

  D. 亚硫酸氢钠   E. 注射用水

4. 对维生素 C 注射液的表述错误的是

  A. 肌内或静脉注射

  B. 维生素 C 显强酸性，注射时刺激性大，会产生疼痛

  C. 配制时使用的注射用水需用氧气饱和

  D. 采取充填惰性气体祛除空气中的氧等措施防止氧化

  E. 操作过程应尽量在无菌条件下进行

[5 ~ 8]

输液（infusions）是指由静脉滴注输入体内的大剂量（一次给药在 100mL 以上）注射液，也称大容量注射液。

5. 属于电解质输液的是

  A. 乳酸钠注射液   B. 复方氨基酸注射液 C. 右旋糖酐注射液

  D. 氧氟沙星葡萄糖输液 E. PVP 注射液

6. 属于营养输液的是

  A. 乳酸钠注射液   B. 脂肪乳注射液   C. 右旋糖酐注射液

  D. 替硝唑葡萄糖输液   E. 羟乙基淀粉注射液

7. 属于胶体输液的是

  A. 乳酸钠注射液   B. 脂肪乳注射液   C. 葡萄糖注射液

  D. 替硝唑葡萄糖输液   E. 羟乙基淀粉注射液

8. 关于输液表述错误的是

  A. 由于输液注射量较大，所以对无菌、无热原及澄明度三项，更应特别注意

  B. 不含防腐剂或抑菌剂

  C. 渗透压应为等渗或偏高渗，不能用低渗溶液输入静脉内

  D. pH 尽可能与血液相近

  E. 静脉输液速度应随临床需求而改变，如氧氟沙星宜慢，否则易发生高血压

[9 ~ 12]

水杨酸乳膏

【处方】水杨酸　　50g　　硬脂酸甘油脂　70g　　硬脂酸　　　　100g　白凡士林　120g

   液状石蜡 100g　甘油　　　　120g　十二烷基硫酸钠 10g

   羟苯乙酯 1g　　蒸馏水　　　480mL

9. 水杨酸乳膏处方中乳化剂为

  A. 羟苯乙酯   B. 白凡士林   C. 液状石蜡

  D. 甘油   E. 十二烷基硫酸钠

10. 水杨酸乳膏处方中保湿剂为

  A. 羟苯乙酯   B. 白凡士林   C. 液状石蜡

  D. 甘油   E. 十二烷基硫酸钠

11. 水杨酸乳膏处方中防腐剂为

  A. 羟苯乙酯   B. 白凡士林   C. 液状石蜡

  D. 甘油   E. 十二烷基硫酸钠

12. 有关水杨酸乳膏的叙述错误的是

  A. 加入凡士林有利于角质层的水合而有润滑作用

  B. 加入水杨酸时，基质温度宜低以免水杨酸挥发损失

  C. 应避免与铁或其他重金属器皿接触，以防水杨酸变色

  D. 本品为 W/O 型乳膏

  E. 本品用于治疗手足癣及体股癣，忌用于糜烂或继发性感染部位

[13 ~ 14]

栓剂系指药物与适宜基质制成的具有一定形状的供人体腔道内给药的固体外用制剂；栓剂在常温下为固体，塞入腔道后，在体温下能迅速软化熔融或溶解于分泌液，逐渐释放药物而产生局部或全身作用。

13. 关于直肠给药栓剂的错误表述有

  A. 对胃有刺激性的药物可直肠给药

  B. 药物的吸收只有一条途径

  C. 药物的吸收比口服干扰因素少

  D. 既可产生局部作用，也可产生全身作用

  E. 中空栓剂是以速释为目的的直肠吸收制剂

14. 常用的水溶性栓剂基质有

  A. 可可豆脂　 B. 椰油酯　 C. 山苍子油酯

  D. 棕榈酸酯　 E. 聚氧乙烯（40）单硬脂酸酯类

X 型题（多项选择题。每题的备选答案中有 2 个或 2 个以上正确答案。少选或多选均不得分）

1. 灭菌与无菌制剂包括

  A. 输液　 B. 滴眼剂　 C. 冲洗剂

  D. 眼用膜剂　 E. 植入微球

2. 以下剂型中，属于灭菌和无菌制剂的有

  A. 注射剂　 B. 眼用制剂　 C. 烧伤及创伤面用制剂

  D. 冲洗剂　 E. 植入剂

3. 有关注射剂的正确表述有

  A. 适于不宜口服给药的患者

  B. 适于不宜口服的药物

  C. 在不同注射途径的选择上，能静脉注射就不肌内注射

  D. 应尽可能减少注射次数，应积极采用序贯序法

  E. 应尽量减少注射剂联合使用的种类，避免不良反应和配伍禁忌

4. 关于注射剂的特点叙述正确的是

  A. 无吸收过程或吸收过程很短

  B. 无首过效应

  C. 安全性及机体适应性好

  D. 可以发挥局部定位作用

  E. 安全性不及口服制剂

5. 注射剂的优点有

  A. 药效迅速、剂量准确、作用可靠

  B. 适用于不宜口服的药物

  C. 适用于不能口服给药的患者

  D. 可迅速终止药物作用

  E. 可以产生定向作用

6. 关于注射用溶剂的正确表述有

  A. 纯化水是原水经蒸馏等方法制得的供药用的水，不含任何附加剂

  B. 注射用水是纯化水再经蒸馏所制得的水，亦称无热原水

  C. 灭菌注射用水是注射用水经灭菌所制得的水，是无菌、无热原的水

  D. 制药用水是一个大概念，它包括纯化水、注射用水和灭菌注射用水

  E. 注射用水主要用于注射用无菌粉末的溶剂或注射液的稀释剂

7. 关于常用制药用水的正确表述是

A. 纯化水为原水经蒸馏、离子交换、反渗透等适宜方法制得的制药用水

B. 纯化水中不含有任何附加剂

C. 注射用水为纯化水经蒸馏所得的水

D. 注射用水可用于注射用灭菌粉末的溶剂

E. 纯化水可作为配制普通药物制剂的溶剂

8. 关于热原的正确表述有

A. 可被高温破坏

B. 可被吸附

C. 能被强酸、强碱、强氧化剂破坏

D. 有挥发性

E. 可用一般滤器或微孔滤器除去

9. 热原的除去方法有

A. 高温法　　　　　　　B. 酸碱法　　　　　　　C. 吸附法

D. 蒸馏法　　　　　　　E. 微孔滤膜过滤法

10. 能用于玻璃器皿除去热原的方法有

A. 高温法　　　　　　　B. 酸碱法　　　　　　　C. 吸附法

D. 超滤法　　　　　　　E. 反渗透法

11. 热原的污染途径是

A. 从溶剂中带入

B. 从原料中带入

C. 从容器、用具、管道和装置等带入

D. 制备过程中的污染

E. 从输液器具带入

12. 关于热原耐热性正确的表述是

A. 在 $60\,℃$ 加热 1 小时热原不受影响

B. 在 $100\,℃$ 加热热原也不会发生热解

C. 在 $180\,℃$ 加热 3～4 小时可使热原彻底破坏

D. 在 $250\,℃$ 加热 30～45 分钟可使热原彻底破坏

E. 在 $400\,℃$ 加热 1 分钟可使热原彻底破坏

13. 增加溶解度的方法有

A. 加增溶剂　　　　　　B. 加助溶剂　　　　　　C. 制成盐类

D. 包合技术　　　　　　E. 制成共晶

14. 关于静脉注射脂肪乳剂的正确表述有

A. 要求 80% 微粒的直径 $<1\mu m$

B. 是一种常用的血浆代用品

C. 可以使用聚山梨酯 80 作为乳化剂

D. 可以使用普朗尼克 F68 作为乳化剂

E. 不产生降压作用和溶血作用

15. 下述关于注射剂质量要求的正确表述有
    A. 无菌
    B. 无热原
    C. 无色
    D. 澄明度检查合格（不得有肉眼可见的混浊或异物）
    E. pH 要与血液的 pH 相等或接近

16. 在生产注射用冻干制品时，常出现的异常现象是
    A. 成品含水量偏高　　　B. 冻干物萎缩成团粒状　　　C. 喷瓶
    D. 冻干物不饱满　　　　E. 絮凝

17. 输液存在的三个主要问题是
    A. 染菌问题　　　　　　B. 澄明度问题　　　　　　C. 热原问题
    D. 配伍用药问题　　　　E. 渗透压等渗问题

18. 滴眼剂中常用的缓冲溶液有
    A. 枸橼酸盐缓冲液　　　B. 乳酸盐缓冲液　　　　　C. 醋酸盐缓冲液
    D. 硼酸盐缓冲液　　　　E. 磷酸盐缓冲液

19. 下列关于凝胶剂叙述正确的是
    A. 凝胶剂是指药物与适宜辅料制成的均一、混悬或乳状的乳胶稠厚液体或半固体制剂
    B. 凝胶剂只有相分散系统
    C. 氢氧化铝凝胶为单相凝胶系统
    D. 卡波沫在水中分散即形成凝胶
    E. 卡波沫在水中分散形成浑浊的酸性溶液，必须加入 NaOH 中和才能形成凝胶剂

20. 下列作为水性凝胶剂基质使用的物质是
    A. 西黄蓍胶　　　　　　B. 淀粉　　　　　　　　　C. 卡波姆
    D. 吐温类　　　　　　　E. 海藻酸钠

21. 聚乙二醇（PEG）可以作为
    A. 注射剂溶剂　　　　　B. 肠溶衣材料　　　　　　C. 片剂的润滑剂
    D. 片剂的黏合剂　　　　E. 栓剂基质

22. 有关制剂的临床应用，下列表述正确的有
    A. 注射剂适于抢救危重病症
    B. 静脉输液速度应随临床需求而改变
    C. 使用混悬型滴眼剂前需充分混匀
    D. 植入剂使用不当可能出现多聚物的毒性反应
    E. 冲洗剂开启后应立即使用，不得在开启后保存或再次使用

23. 可完全避免肝脏首过效应的给药途经或剂型有
    A. 舌下片给药　　　　　B. 吸入制剂　　　　　　　C. 栓剂直肠给药
    D. 经皮给药系统　　　　E. 静脉注射给药

24. 凝胶剂按形态不同，可分为

A. 水性凝胶剂   B. 油性凝胶剂   C. 乳胶剂

D. 胶浆剂   E. 混悬型凝胶剂

25. 气雾剂的优点有

    A. 能使药物直接到达作用部位

    B. 药物密闭于不透明的容器中不易污染

    C. 可避免胃肠道的破坏作用和肝脏的首关效应

    D. 使用方便，尤其适用于 OTC 药物

    E. 气雾剂的生产成本较低

26. 为提高混悬型气雾剂的稳定性，可采取的措施有

    A. 药物无微粒化，粒度控制在 $5\mu m$ 以下，一般不超过 $10\mu m$

    B. 控制水分含量在 0.03% 以下

    C. 选用对药物溶解度小的抛射剂

    D. 调节抛射剂与混悬药物粒子的密度尽量使两者相等

    E. 添加适量的助悬剂

27. 关于气雾剂的正确表述是

    A. 吸入气雾剂吸收速度快，不亚于静脉注射

    B. 可避免肝首过效应和胃肠道的破坏作用

    C. 气雾剂系指药物封装于具有特制阀门系统中的制剂

    D. 按相组成分类，可分为一相气雾剂、二相气雾剂和三相气雾剂

    E. 按相组成分类，可分为二相气雾剂和三相气雾剂

28. 栓剂的给药途径主要有

A. 口腔   B. 舌下   C. 直肠

D. 尿道   E. 阴道

29. 栓剂的水溶性基质有

A. 甘油明胶   B. 聚乙二醇   C. 泊洛沙姆

D. 可可豆脂   E. 半合成椰油酯

30. 常用的油脂性栓剂基质有

A. 可可豆脂   B. 椰油酯   C. 山苍子油酯

D. 甘油明胶   E. 聚氧乙烯（40）单硬脂酸酯类

第五章　药物递送系统（DDS）与临床应用

A 型题（最佳选择题，每题的备选答案中只有一个最佳答案）

1. 下列缓、控释制剂不包括
   A. 分散片　　　　　　　　B. 植入剂　　　　　　　　C. 渗透泵片
   D. 骨架片　　　　　　　　E. 胃内漂浮片

2. 舌下片给药属于哪种给药途径
   A. 注射给药剂型　　　　　B. 呼吸道给药剂型　　　　C. 皮肤给药剂型
   D. 黏膜给药剂型　　　　　E. 腔道给药剂型

3. 能够避免肝脏首过效应的片剂为
   A. 薄膜衣片　　　　　　　B. 肠溶片　　　　　　　　C. 舌下片
   D. 泡腾片　　　　　　　　E. 可溶片

4. 有关分散片的叙述，错误的是
   A. 分散片中的药物应是难溶性的
   B. 不适用于毒副作用较大、安全系数较低的药物
   C. 易溶于水的药物不能应用
   D. 分散片可加水分散后口服，但不能含于口中吮服或吞服
   E. 生产成本低，适合于老、幼和吞服困难患者

5. 分散片的崩解时限是
   A. 1 分钟　　　　　　　　B. 3 分钟　　　　　　　　C. 5 分钟
   D. 15 分钟　　　　　　　　E. 30 分钟

6. 有关口崩片特点的叙述，错误的是
   A. 吸收快，生物利用度高
   B. 胃肠道反应小，副作用低
   C. 避免了肝脏的首过效应
   D. 服用方便，患者顺应性高
   E. 体内有蓄积作用

7. 关于吸入制剂描述错误的是
   A. 吸入制剂分为可转变成蒸气的制剂、供雾化用的液体制剂、吸入气雾剂和吸入
      粉雾剂四种
   B. 吸入制剂的优点是吸收速度很快，几乎与静脉注射相当
   C. 对于吸入粉雾剂，患者主动吸入药粉，存在给要协同配合困难
   D. 多剂量水性雾化溶液中可加适宜的抑菌剂

E. 粉雾剂常用的稀释剂为乳糖

8. 固体分散体中，药物与载体形成低共熔混合物时，药物的分散状态是

A. 分子状态   B. 胶态   C. 分子复合物

D. 微晶态   E. 无定形

9. 固体分散体的水溶性载体材料是

A. β – 环糊精   B. 聚维酮   C. 羟丙基 – β – 环糊精

D. 硅橡胶   E. 乙基化 – β – 环糊精

10. 包合物是由主分子和客分子构成的

A. 溶剂化物   B. 分子胶囊   C. 共聚物

D. 低共熔物   E. 化合物

11. 包合物能否形成及是否稳定主要取决于

A. 主分子的立体结构   B. 客分子的立体结构   C. 主分子的极性

D. 客分子的极性   E. 主分子和客分子的立体结构和二者的极性

12. 给药后不立即释放药物的制剂是

A. 迟释制剂   B. 缓释制剂   C. 控释制剂

D. 靶向制剂   E. 经皮给药制剂

13. 微孔膜包衣片的包衣中加入 PEG 的目的是

A. 助悬剂   B. 增塑剂   C. 成膜剂

D. 乳化剂   E. 致孔剂

14. 控释片要求缓慢地恒速释放药物，并在规定时间内以零级或接近零级速度释放。下列五个药厂提供的硝苯地平控释片的释放曲线，符合硝苯地平控释片释放的是

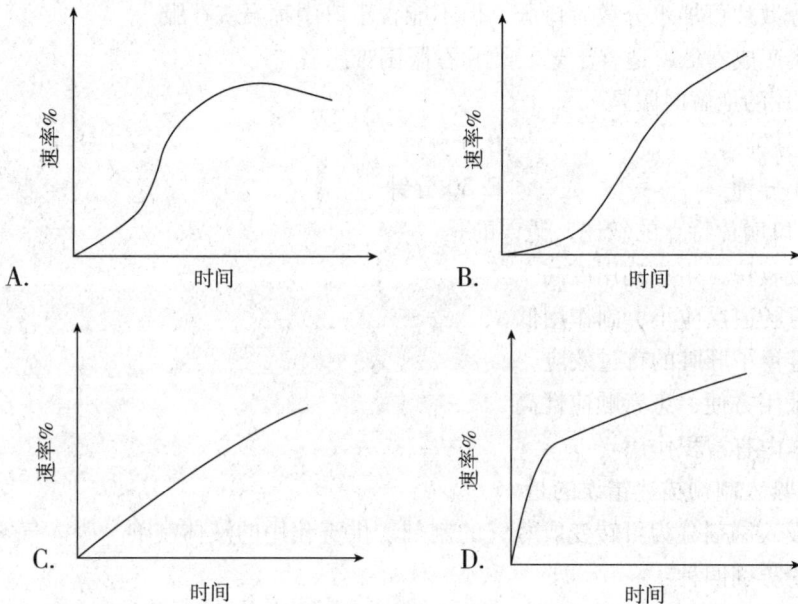

E.

（纵轴：速率% 横轴：时间）

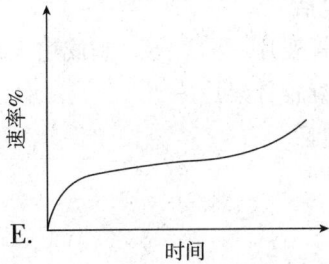

15. 口服缓、控释制剂的特点不包括
    A. 可减少给药次数
    B. 有利于降低肝首过效应
    C. 可避免或减少血药浓度的峰谷现象
    D. 可提高患者的服药顺应性
    E. 有利于降低药物的毒副作用

16. 有关缓、控释制剂的特点，不正确的是
    A. 减少给药次数
    B. 避免峰谷现象
    C. 降低药物的毒副作用
    D. 适用于半衰期很长的药物（$t_{1/2} > 24h$）
    E. 减少用药总剂量

17. 关于缓释和控释制剂特点的说法，错误的是
    A. 可减少给药次数，尤其适合需长期用药的慢性病患者
    B. 血药浓度平稳，可降低药物毒副作用
    C. 可提高治疗效果，减少用药总剂量
    D. 肝脏首过效应大的药物制成缓释或控释制剂后，生物利用度可能不如普通制剂
    E. 临床用药时，方便剂量调整

18. 关于口服缓、控释制剂，描述错误的是
    A. 剂量调整的灵活性降低
    B. 药物的剂量、溶解度和脂水分配系数都会影响口服缓、控释制剂的设计
    C. 生物半衰期短于1小时的药物不宜制成缓、控释制剂
    D. 口服缓、控释制剂应与相应的普通制剂生物等效
    E. 稳态时血药浓度的峰谷浓度之比，口服缓、控释制剂应大于普通制剂

19. 控制颗粒的大小，其缓、控释制剂的释药原理是
    A. 溶出原理
    B. 扩散原理
    C. 溶蚀与扩散相结合原理
    D. 渗透泵原理
    E. 离子交换作用原理

20. 利用扩散原理制备缓（控）制剂的方法不包括
    A. 包衣   B. 制成不溶性骨架片   C. 制成植入剂
    D. 微囊化   E. 制成亲水性凝胶骨架片

21. 制备口服缓（控）释制剂可采取的方法不包括
    A. 制成微囊
    B. 以蜡类为基质做成溶蚀性骨架片
    C. 以 PEG 类为基质制备固体分散体
    D. 将不溶性材料作为骨架制备片剂
    E. 将 EC 包衣制成微丸，装入胶囊

22. 可用于制备缓、控释制剂的亲水凝胶骨架材料是
    A. 羟丙甲纤维素   B. 单硬脂酸甘油酯   C. 大豆磷脂
    D. 无毒聚氯乙烯   E. 乙基纤维素

23. 属于不溶性骨架材料的是
    A. HPMC   B. 巴西棕榈蜡   C. Eudragit RS
    D. Eudragit L   E. HPMCP

24. 制备溶蚀性骨架片的材料是
    A. 硅橡胶   B. 聚乳酸   C. 巴西棕榈蜡
    D. 卡波姆   E. HPMC

25. 以聚乳酸为骨架材料制成
    A. 蜡质类骨架片   B. 亲水凝胶骨架片   C. 不溶性骨架片
    D. 植入缓释片   E. 渗透泵缓释片

26. 下列制备缓、控释制剂的工艺中，基于降低溶出速度而设计的是
    A. 制成包衣小丸或包衣片剂
    B. 制成微囊
    C. 与高分子化合物生成难溶性盐或酯
    D. 制成不溶性骨架片
    E. 制成亲水凝胶骨架片

27. 不属于渗透泵型控释片的渗透压促进剂是
    A. 乳糖   B. 果糖   C. 氯化钠
    D. 聚羟甲基丙烯酸烷基酯   E. 水溶性氨基酸

28. 渗透泵型控释制剂常用的半透膜材料是
    A. 丙二醇   B. 醋酸纤维素   C. 羟丙基甲基纤维素
    D. 羧甲基纤维素钠   E. 氯化钠

29. 透皮吸收制剂中加入"Azone"的目的是
    A. 增加塑性   B. 产生抑菌作用   C. 促进主药吸收
    D. 增加主药的稳定性   E. 起分散作用

30. 经皮吸收制剂的药物贮库作用是
    A. 可防止药物流失和潮解

B. 既能提供释放的药物，又能供给释药的能量

C. 控制药物的释放速度

D. 粘贴于皮肤的表面

E. 为附加的塑料保护薄膜，临用时撕去

31. 经皮吸收制剂的骨架材料是

A. 乙烯 – 乙酸乙烯共聚物（EVA）

B. 聚乙烯醇

C. 聚异丁烯

D. 铝箔

E. 聚乙烯

32. 不属于经皮吸收制剂的防黏材料是

A. 卡波姆　　　　　　　B. 聚碳酸酯　　　　　　C. 聚丙烯

D. 聚乙烯　　　　　　　E. 聚四氟乙烯

33. 经皮吸收制剂的防黏层材料是

A. 铝塑复合膜　　　　B. 乙烯 – 醋酸乙烯共聚物　　C. 聚异丁烯压敏胶

D. 氟碳聚酯薄膜　　　　E. 硅油

34. 经皮吸收制剂中，一般由 EVA 和致孔剂组成的是

A. 背衬层　　　　　　　B. 药物贮库　　　　　　C. 控释膜

D. 黏附层　　　　　　　E. 保护层

35. 作为经皮吸收制剂的背衬层的是

A. 乙烯 – 醋酸乙烯共聚物

B. 复合铝箔膜

C. 压敏胶

D. 塑料膜

E. 水凝胶

36. 属于经皮吸收制剂的药物贮库的组成的是

A. 乙烯 – 醋酸乙烯共聚物　B. 药物及透皮吸收促进剂等　C. 复合铝箔膜

D. 塑料薄膜　　　　　　E. 压敏胶

37. 通过生理过程的自然吞噬使药物选择性地浓集于病变部位的靶向制剂称为

A. 被动靶向制剂　　　　B. 主动靶向制剂　　　　C. 物理靶向制剂

D. 化学靶向制剂　　　　E. 物理化学靶向制剂

38. 不属于物理化学靶向制剂的是

A. 磁性靶向制剂　　　　B. 栓塞靶向制剂　　　　C. 热敏靶向制剂

D. 免疫靶向制剂　　　　E. pH 敏感靶向制剂

39. 属于主动靶向制剂的是

A. 磁性靶向制剂

B. 栓塞靶向制剂

C. 抗原（或抗体）修饰的靶向制剂

D. pH 敏感靶向制剂

E. 热敏感靶向制剂

40. 被动靶向制剂经静脉注射后，其在体内的分布首先取决于

A. 粒径大小　　　　　B. 荷电性　　　　　C. 疏水性

D. 表面张力　　　　　E. 相变温度

41. 粒径小于 7μm 的被动靶向微粒，静脉注射后的靶部位是

A. 骨髓　　　　　　　B. 肝、脾　　　　　C. 肺

D. 脑　　　　　　　　E. 肾

42. 粒径小于 3μm 的被动靶向微粒，静注后的靶部位是

A. 骨髓　　　　　　　B. 肝、脾　　　　　C. 肺

D. 脑　　　　　　　　E. 肾

43. 小于 10nm 的微粒可缓慢积集于

A. 肝脏　　　　　　　B. 脾脏　　　　　　C. 肺

D. 淋巴系统　　　　　E. 骨髓

44. 使用 Eudragit L 制备的口服结肠定位给药系统属于

A. pH 控制型　　　　　B. 酶控制型　　　　C. 时间控制型

D. 光控型　　　　　　E. 声控型

45. 关于脂质体特点和质量要求的说法，正确的是

A. 脂质体的药物包封率通常应在 10% 以下

B. 药物制备成脂质体，在提高药物稳定性的同时增加了药物毒性

C. 脂质体为被动靶向制剂，在其载体上结合抗体、糖脂等也可使其具有特异性靶向性

D. 脂质体形态为封闭多层囊状物，贮存稳定性好，不易产生渗漏现象

E. 脂质体是理想的靶向抗肿瘤药物载体，但只适用于亲脂性药物

46. 将药物包封于类脂双分子层内形成的微小囊泡是

A. 小丸　　　　　　　B. 微球　　　　　　C. 滴丸

D. 软胶囊　　　　　　E. 脂质体

47. 脂质体的材料有

A. 微球　　　　　　　B. pH 敏感脂质体　　C. 磷脂和胆固醇

D. 纳米粒　　　　　　E. 前体药物

48. 中国药典规定，脂质体的包封率不得低于`

A. 50%　　　　　　　B. 60%　　　　　　C. 70%

D. 80%　　　　　　　E. 90%

49. 关于脂质体相变温度的叙述错误的为是

A. 与磷脂的种类有关

B. 在相变温度以上，升高温度脂质体双分子层中疏水链可从有序排列变为无序排列

C. 在相变温度以上，升高温度脂质体膜的厚度减小

D. 在相变温度以上，升高温度脂质体膜的流动性减小

E. 不同磷脂组成的脂质体，在一定条件下可同时存在不同的相

50. 药物微囊化的特点不包括

    A. 可改善制剂外观

    B. 可提高药物稳定性

    C. 可掩盖药物不良臭味

    D. 可达到控制药物释放的目的

    E. 可减少药物的配伍变化

51. 下列叙述中错误的是

    A. 微囊化可提高药物的稳定性

    B. 通过微囊制备技术可使液体药物固体化

    C. 抗癌药物制成微囊可具有肝或肺的靶向性

    D. 微囊化可使药物起速释作用

    E. 减少药物的配伍禁忌

52. 下列辅料中，可生物降解的合成高分子囊材是

    A. CCMC – Na   B. HPMC   C. EC

    D. PLA   E. CAP

53. 药物溶解或分散在高分子材料中形成的骨架型微小球状实体是

    A. 微乳   B. 微球   C. 微囊

    D. 包合物   E. 脂质体

B 型题（配伍选择题，备选答案在前，试题在后，每题若干组。每组均对应同一组备选答案）

[1~2]

    A. 肠溶片   B. 分散片   C. 泡腾片

    D. 舌下片   E. 缓释片

1. 能够避免药物受胃肠液及酶的破坏而迅速起效的片剂是

2. 规定在 20℃ 左右的水中 3 分钟内崩解的片剂是

[3~5]

    A. 二甲基硅油   B. 硬脂酸   C. PEG 6000

    D. 交联 PVP   E. HPMC

3. 滴丸剂中用作水溶性基质的是

4. 滴丸剂中用作油溶性基质的是

5. 滴丸剂中用作冷凝剂的是

[6~7]

    A. 分子状态   B. 胶态   C. 微晶

    D. 无定型   E. 物理态

6. 简单低共熔混合物中药物存在形式是

7. 固态溶液中药物存在形式是

[8～11]

    A. 一种分子被全部或部分包入另一种物质的分子腔中而形成的独特形式的络合物

    B. 将具有空穴结构的（包合材料）分子

    C. 被包入的（药物）分子

    D. 淀粉经环糊精葡萄糖转位酶（由嗜碱性芽孢杆菌产生）作用生成的分解产物

    E. 固体药物以高度分散状态分散于另一种载体中所制成的高度分散体系

8. 包合物

9. 环糊精

10. 客分子

11. 主分子

[12～14]

    A. β - 环糊精　　　　　　B. 液状石蜡　　　　　　C. 羊毛脂

    D. 七氟丙烷　　　　　　　E. 硬脂醇

12. 可用于调节缓释制剂中药药物释放速度的是

13. 可用于增加难溶性药物溶解度的是

14. 以 PEG 6000 为滴丸基质时，可用作冷凝液的是

[15～17]

    A. 明胶　　　　　　　　　B. 乙基纤维素　　　　　C. 磷脂

    D. 聚乙二醇　　　　　　　E. β - 环糊精

15. 制备微囊常用的成囊材料是

16. 制备缓释固体分散体常用的载体材料是

17. 制备包合物常用的包合材料是

[18～19]

    A. 羟丙基 - β - 环糊精　　B. 乙基 - β - 环糊精　　C. 聚乙二醇

    D. Ⅱ号丙烯酸树脂　　　　E. 甘露醇

18. 水溶性环糊精衍生物是

19. 肠溶性固体分散物载体是

[20～22]

    A. 羟丙基甲基纤维素　　　B. 单硬脂酸甘油酯　　　C. 大豆磷脂

    D. 无毒聚氯乙烯　　　　　E. 乙基纤维素

20. 可用于制备溶蚀性骨架片的是

21. 可用于制备不溶性骨架片的是

22. 可用于制备亲水凝胶型骨架片的是

[23～25]

    A. 溶出原理

    B. 扩散原理

    C. 溶蚀与扩散相结合原理

    D. 渗透泵原理

E. 离子交换作用原理

23. 制成包衣片

24. 与高分子化合物形成盐

25. 片芯用不溶性聚合物包衣，用激光在包衣膜上开一个细孔

[26～28]

A. 醋酸纤维素	B. 乙醇	C. PVP
D. 氯化钠	E. 15% CMC‐Na 溶液	

26. 渗透泵型控释制剂常用的半透膜材料

27. 渗透泵型控释制剂的促渗透聚合物

28. 渗透泵型控释制剂的渗透压促进剂

[29～30]

A. PVA	B. HPMC	C. 硅酮
D. 醋酸纤维素	E. Azone	

29. 控释膜包衣材料

30. 片剂薄膜包衣材料

[31～32]

A. 长循环脂质体

B. 免疫脂质体

C. 半乳糖修饰的脂质体

D. 甘露糖修饰的脂质体

E. 热敏感脂质体

31. 用 PEG 修饰的脂质体是

32. 表面联接上某种抗体或抗原的脂质体是

[33～36]

A. 氟利昂	B. 磷脂类	C. 白蛋白
D. 硬脂酸镁	E. 羊毛脂	

33. 片剂的润滑剂

34. 气雾剂的抛射剂

35. 脂质体的膜材

36. 微球的载体材料

[37～39]

A. 聚乳酸	B. 硅橡胶	C. 卡波姆
D. 明胶‐阿拉伯胶	E. 醋酸纤维素	

37. 常用的非生物降解型植入剂材料是

38. 水不溶性包衣材料是

39. 人工合成的可生物降解的微球材料是

[40～42]

A. 载药量	B. 渗漏率	C. 磷脂氧化脂数

  D. 释放度　　　　　　　E. 包封率

40. 在脂质体的质量要求中，表示微粒（靶向）制剂中所含的药物量的项目是

41. 在脂质体的质量要求中，表示脂质体化学稳定性的项目是

42. 在脂质体的质量要求中，表示脂质体物理稳定性的项目是

[43 ~ 45]

  A. 常规脂质体　　　　　B. 微球　　　　　　　　C. 纳米囊

  D. pH 敏感脂质体　　　E. 免疫脂质体

43. 常用作栓塞治疗给药的靶向制剂是

44. 具有主动靶向作用的靶向制剂是

45. 基于病变组织与正常组织间酸碱性差异的靶向制剂是

[46 ~ 48]

  A. 明胶　　　　　　　　B. 环糊精　　　　　　　C. 聚乙烯醇

  D. PVP　　　　　　　　E. EC

46. 常用于制备微囊的囊材是

47. 制备缓释固体分散体的载体材料是

48. 制备速释固体分散体的载体材料是

[49 ~ 52]

  A. 聚乙烯吡咯烷酮　　　B. 乙基纤维素　　　　　C. β - 环糊精

  D. 磷脂和胆固醇　　　　E. 聚乳酸

49. 固体分散体的水溶性载体材料是

50. 固体分散体的难溶性载体材料是

51. 制备包合物常用的材料是

52. 制备脂质体常用的材料是

[53 ~ 54]

  A. 明胶　　　　　　　　B. 乙基纤维素　　　　　C. 聚乳酸

  D. β - CYD　　　　　　　E. 枸橼酸

53. 生物可降解合成高分子囊材是

54. 水不溶性半合成高分子囊材是

C 型题（综合分析选择题。每题的备选答案中只有一个最佳答案）

[1 ~ 4]

辛伐他汀口腔崩解片

【处方】辛伐他汀　　10g　　　微晶纤维素　　64g　　　直接压片用乳糖　59.4g

   甘露醇　　　8g　　　交联聚维酮　　12.8g　阿司帕坦　　　　1.6g

   橘子香精　0.8g　　　硬脂酸镁　　　1g　　　微粉硅胶　　　　2.4g

   2，6 - 二叔丁基对甲酚（BHT）　0.032g

1. 作崩解剂的是

  A. 微晶纤维素　　　　　B. 直接压片用乳糖　　　C. 甘露醇

  D. 交联聚维酮　　　　　E. 微粉硅胶

2. 作抗氧剂的是
    A. 甘露醇　　　　　　　　　B. 硬脂酸镁　　　　　　　　C. 甘露醇
    D. 2，6 – 二叔丁基对甲酚　　E. 阿司帕坦

3. 作助流剂的是
    A. 微晶纤维素　　　　　　　B. 直接压片用乳糖　　　　　C. 甘露醇
    D. 交联聚维酮　　　　　　　E. 微粉硅胶

4. 作矫味剂的是
    A. 微晶纤维素　　　　　　　B. 硬脂酸镁　　　　　　　　C. 交联聚维酮
    D. 微粉硅胶　　　　　　　　E. 阿司帕坦

[5～7]

阿西美辛分散片

【处方】阿西美辛　30g　　　　MCC　　　　120g　　　　CMS – Na　30g
　　　　淀粉　　　115g　　　　1% HPMC 溶液　适量　　　微粉硅胶　3g

5. MCC 是
    A. 羟丙基纤维素　　　　　　B. 微晶纤维素　　　　　　　C. 羟丙甲纤维素
    D. 甲基纤维素　　　　　　　E. 乙基纤维素

6. 该处方中的黏合剂是
    A. MCC　　　　　　　　　　B. CMS – Na　　　　　　　　C. 淀粉
    D. HPMC　　　　　　　　　E. 微粉硅胶

7. 微粉硅胶的作用
    A. 填充剂　　　　　　　　　B. 润湿剂　　　　　　　　　C. 黏合剂
    D. 崩解剂　　　　　　　　　E. 润滑剂

[8～9]

硝苯地平渗透泵片

【处方】药物层：硝苯地平　　　　100g　　　氯化钾　10g　　　聚环氧乙烷　355g
　　　　　　　HPMC　　　　　　　25g　　　硬脂酸镁 10g
　　　　助推层：聚环氧乙烷　　　　170g　　　氯化钠　72.5g　　硬脂酸镁　　适量
　　　　包衣液：醋酸纤维素（乙酰基值 39.8%）　　　95g　　　PEG 4000　5g
　　　　　　　三氯甲烷　　　1960mL　　甲醇　　820mL

8. 硝苯地平渗透泵片处方中的助推剂为
    A. 氯化钾　　　　　　　　　B. 氯化钠　　　　　　　　　C. HPMC
    D. 三氯甲烷　　　　　　　　E. 聚环氧乙烷

9. 有关硝苯地平渗透泵片叙述错误的是
    A. 处方中 PEG 作致孔剂
    B. 硬脂酸镁作润滑剂
    C. 氯化钾和氯化钠为渗透压活性物质
    D. 服用时压碎或咀嚼
    E. 患者应注意不要漏服，服药时间必须一致

[10 ~ 13]

脂质体是指将药物包封于类脂质双分子层内而形成的微小囊泡，又称类脂小球、液晶微囊。脂质体的质量评价指标和特点如下：

10. 《中国药典》（2015 年版）规定，脂质体的包封率不得低于
    A. 50%   B. 60%   C. 70%
    D. 80%   E. 90%

11. 用于评价靶向制剂靶向性参数的是
    A. 粒径分布   B. 包封率   C. 相对摄取率
    D. 载药量   E. 渗漏率

12. 脂质体是一种具有多种功能的药物载体，不属于其特点的是
    A. 具有靶向性   B. 降低药物毒性   C. 提高药物的稳定性
    D. 组织不相容性   E. 具有长效性

13. PEG – DSPE 是一种 PEG 化脂质材料，常用于对脂质体进行 PEG 化，降低与单核巨噬细胞的亲和力。盐酸多柔比星脂质体以 PEG – DSPE 为脂质体属于
    A. 前体脂质体   B. pH 敏感脂质体   C. 免疫脂质体
    D. 栓塞脂质体   E. 长循环脂质体

X 型题（多项选择题。每题的备选答案中有 2 个或 2 个以上正确答案。少选或多选均不得分）

1. 下列哪些属于缓、控释制剂
   A. 胃内滞留片   B. 植入剂   C. 分散片
   D. 骨架片   E. 渗透泵片

2. 有关分散片的表述正确的有
   A. 分散片可加水分散后口服，也可将分散片含于口中吮服或吞服
   B. 适用于难溶、需快速起效的药物，如解热镇痛药布洛芬
   C. 盐酸左氧氟沙星分散片，应避免过度暴露于阳光下，若发生光敏反应或其他过敏症状需停药
   D. 盐酸克林霉素棕榈酸酯分散片，肝功能损害、严重肾功能损害者慎用
   E. 阿昔洛韦分散片，进食对血药浓度影响不明显，但在给药期间应给予患者充足的水，防止药物在肾小管内沉积

3. 有关口崩片的正确表述有
   A. 对儿童、老年、卧床不起和严重伤残患者最适宜
   B. 口崩片服用时不需用水或只需少量水，无须咀嚼
   C. 口崩片适用于解热镇痛药、催眠镇静药、消化管运动改善药、胃酸分泌抑制药和抗过敏药等
   D. 若血药浓度长期处于较平稳状态且易产生耐药性的药物，可制成口崩片予以克服
   E. 多潘立酮口崩片禁止与酮康唑口服制剂合用

4. 分散片的质量检查和普通片剂比较增加了

    A. 硬度   B. 脆碎度   C. 分散均匀性

    D. 溶出度   E. 融变时限

5. 阿西美辛分散片处方中的填充剂为

    A. 微粉硅胶   B. 微晶纤维素   C. 羧甲基淀粉钠

    D. 淀粉   E. 羟丙甲纤维素

6. 用 PEG 类作为基质制备滴丸剂可选用的冷凝液有

    A. 液状石蜡   B. 水   C. 甲基硅油

    D. 乙醇   E. 植物油

7. 药物在固体分散物中的分散状态包括

    A. 分子状态   B. 胶态   C. 分子胶囊

    D. 微晶   E. 无定形

8. 不是影响口服缓、控释制剂设计的理化因素是

    A. 剂量   B. 熔点   C. pK_a、解离度和水溶性

    D. 密度   E. 分配系数

9. 影响口服缓、控释制剂设计的理化因素是

    A. 剂量大小   B. 解离度和水溶性   C. 分配系数

    D. 稳定性   E. 生物半衰期

10. 骨架型缓、控释制剂包括

    A. 压制片   B. 骨架片   C. 泡腾片

    D. 生物黏附片   E. 分散片

11. 缓、控释制剂的释药原理有

    A. 扩散原理

    B. 溶出原理

    C. 溶蚀与溶出、扩散结合原理

    D. 渗透压驱动原理

    E. 离子交换原理

12. 与普通口服制剂相比，口服缓（控）释制剂的优点有

    A. 可以减少给药次数

    B. 提高患者的顺应性

    C. 避免或减少峰谷现象，有利于降低药物的不良反应

    D. 根据临床需要，可灵活调整给药方案

    E. 制备工艺成熟，产业化成本较低

13. 关于缓、控释制剂，叙述正确的是

    A. 缓、控释制剂应与相应的普通制剂生物等效

    B. 缓、控释制剂的生物利用度应高于相应的普通制剂

    C. 缓、控释制剂的峰谷浓度比应小于或等于普通制剂

    D. 半衰期短、治疗指数窄的药物可每 12 小时口服 1 次

    E. 缓、控释制剂中起缓释作用的辅料包括阻滞剂、骨架材料和增稠剂

14. 可用于制备不溶性骨架片的材料为

    A. 乙烯醋酸乙烯共聚物   B. 羟丙基甲基纤维素   C. 聚乙烯

    D. 蜡类   E. 硅橡胶

15. 属于肠溶性包衣缓释材料的是

    A. HPMC   B. EC   C. Eudragit RS

    D. Eudragit L   E. HPMCP

16. 以下哪些对药物经皮吸收有促渗透作用

    A. 表面活性剂   B. 酯类化合物   C. 二甲基亚砜（DMSO）

    D. 丙二醇   E. 植物油

17. 有关经皮吸收制剂的正确表述是

    A. 可以避免肝脏的首过效应

    B. 可以维持恒定的血药浓度

    C. 可以减少给药次数

    D. 不存在皮肤的代谢与储库作用

    E. 常称为透皮治疗系统（TTS）

18. 经皮吸收制剂常用的压敏胶有

    A. 聚异丁烯   B. 聚乙烯醇   C. 聚丙烯酸酯

    D. 聚硅氧烷   E. 聚乙二醇

19. 靶向制剂按靶向原动力可分为

    A. 主动靶向制剂   B. 被动靶向制剂   C. 物理化学靶向制剂

    D. 热敏感靶向制剂   E. 结肠靶向制剂

20. 药物制剂的靶向性指标有

    A. 相对摄取率   B. 摄取率   C. 靶向效率

    D. 峰浓度比   E. 峰面积比

21. 脂质体的特点有

    A. 具有靶向性

    B. 具有缓释性

    C. 具有细胞亲和性与组织相容性

    D. 增加药物毒性

    E. 降低药物稳定性

22. 不具有靶向性的制剂是

    A. 静脉乳剂   B. 毫微粒注射液   C. 混悬型注射液

    D. 脂质体注射液   E. 口服乳剂

第六章　生物药剂学

A 型题（最佳选择题，每题的备选答案中只有一个最佳答案）

1. 下列叙述错误的是
   A. 生物药剂学是研究药物在体内的吸收、分布、代谢与排泄的机理及过程的边缘科学
   B. 大多数药物通过被动扩散方式透过生物膜
   C. 主动转运是一些生命必需的物质和有机酸、碱等弱电解质的离子型化合物等，借助载体或酶促系统从低浓度区域向高浓度区域转运的过程
   D. 被动扩散是一些物质在细胞膜载体的帮助下，由高浓度向低浓度区域转运的过程
   E. 细胞膜可以主动变形而将某些物质摄入细胞内或从细胞内释放到细胞外，称为胞饮

2. 生物药剂学用于阐明下列何种关系
   A. 吸收、分布与消除之间的关系
   B. 代谢与排泄之间的关系
   C. 剂型因素与生物因素之间的关系
   D. 吸收、分布与药效之间的关系
   E. 剂型因素、生物因素与药效之间的关系

3. 生物药剂学研究的广义剂型因素不包括
   A. 药物的化学性质
   B. 药物的物理性状
   C. 药物的剂型及用药方法
   D. 制剂的工艺过程
   E. 种族差异

4. 关于药物通过生物膜转运的错误表述是
   A. 大多数药物通过被动扩散方式透过生物膜
   B. 一些生命必需物质（如 K^+、Na^+ 等），通过被动转运方式透过生物膜
   C. 主动转运可被代谢抑制剂所抑制
   D. 易化扩散的转运速度大大超过被动扩散
   E. 主动转运可出现饱和现象

5. 不是药物通过生物膜的转运机理是
   A. 主动转运　　　　　B. 促进扩散　　　　　C. 渗透作用
   D. 胞饮作用　　　　　E. 被动扩散

6. 被动扩散的特点是

    A. 逆浓度差进行的消耗能量过程

    B. 消耗能量，不需要载体的高浓度向低浓度侧的移动过程

    C. 需要载体，不消耗能量的高浓度向低浓度侧的移动过程

    D. 不消耗能量，不需要载体的高浓度向低浓度侧的移动过程

    E. 有竞争转运现象的被动扩散过程

7. 关于被动扩散（转运）特点的说法，错误的是

    A. 不需要载体

    B. 不消耗能量

    C. 是从高浓度区域向低浓度区域的转运

    D. 转运速度与膜两侧的浓度差成反比

    E. 无饱和现象

8. 以下哪条不是被动扩散的特征

    A. 不消耗能量

    B. 有部位特异性

    C. 由高浓度区域向低浓度区域转运

    D. 不需借助载体进行转运

    E. 无饱和现象和竞争抑制现象

9. 描述被动扩散过程的理论依据是

    A. Noyes – Whitney 方程   B. Michaelis – Menten 方程   C. Poiseuile 公式

    D. Ficks 定律   E. Stokes 定律

10. 以下哪条不是主动转运的特征

    A. 消耗能量

    B. 不需载体进行转运

    C. 由低浓度向高浓度转运

    D. 有饱和状态

    E. 可与结构类似的物质发生竞争现象

11. 以下哪条不是促进扩散的特征

    A. 不消耗能量

    B. 有结构特异性要求

    C. 由高浓度向低浓度转运

    D. 不需载体进行转运

    E. 有饱和状态

12. 关于胃排空与胃肠蠕动对药物吸收的影响，错误的说法是

    A. 胃排空加快，药物到达小肠时间缩短，吸收快

    B. 胃蠕动可使食物与药物充分混合，有利于胃中药物的吸收

    C. 小肠的特有运动可促进药物的吸收

    D. 小肠运动的快慢与药物通过小肠的速率无关，不会影响药物的吸收

E. 食物能够减慢药物的胃排空速率，主要在小肠吸收的药物一般会推迟吸收

13. 能够避免肝脏首过效应的片剂为

    A. 泡腾片   B. 肠溶片   C. 薄膜衣片

    D. 口崩片   E. 可溶片

14. 人体胃液 pH 为 0.9 ~ 1.5，下面最易吸收的药物是

    A. 奎宁（弱碱 pKa 8.0）

    B. 卡那霉素（弱碱 pKa 7.2）

    C. 地西泮（弱碱 pKa 3.4）

    D. 苯巴比妥（弱酸 pKa 7.4）

    E. 阿司匹林（弱酸 pKa 3.5）

15. 一般认为在口服剂型中，药物吸收的快慢顺序大致是

    A. 散剂 > 水溶液 > 混悬液 > 胶囊剂 > 片剂 > 包衣片剂

    B. 包衣片剂 > 片剂 > 胶囊剂 > 散剂 > 混悬液 > 水溶液

    C. 水溶液 > 混悬液 > 散剂 > 胶囊剂 > 片剂 > 包衣片剂

    D. 片剂 > 胶囊剂 > 散剂 > 水溶液 > 混悬液 > 包衣片剂

    E. 水溶液 > 混悬液 > 散剂 > 片剂 > 胶囊剂 > 包衣片剂

16. 一般多晶型药物中生物利用度由大到小的顺序为

    A. 稳定型 > 亚稳定型 > 无定型

    B. 稳定型 > 无定型 > 亚稳定型

    C. 亚稳定型 > 稳定型 > 无定型

    D. 亚稳定型 > 无定型 > 稳定型

    E. 无定型 > 亚稳定型 > 稳定型

17. 大部分口服药物的胃肠道中最主要的吸收部分是

    A. 胃   B. 小肠   C. 直肠

    D. 结肠   E. 直肠

18. 关于胃肠道吸收，下列哪些叙述错误的是

    A. 当食物中含有较多脂肪，有时对溶解度特别小的药物能增加吸收量

    B. 一些通过主动转运吸收的物质，饱腹服用吸收量增加

    C. 一般情况下，弱碱性药物在胃中容易吸收

    D. 当胃排空速率增加时，多数药物吸收加快

    E. 脂溶性非离子型药物容易透过细胞膜

19. 药物剂型对药物胃肠道吸收的影响因素不包括

    A. 药物在胃肠道中的稳定性

    B. 粒子大小

    C. 多晶型

    D. 解离常数

    E. 胃排空速率

20. 影响药物胃肠道吸收的生理因素不包括

A. 胃肠液成分与性质

B. 胃肠道蠕动

C. 循环系统

D. 药物在胃肠道中的稳定性

E. 胃排空速率

21. 药物的剂型对药物的吸收有很大影响。下列剂型中，药物吸收最慢的是

    A. 溶液剂   B. 散剂   C. 胶囊剂

    D. 包衣片   E. 混悬液

22. 一次使用剂量一般在 1~5mL，除水溶液外，油溶液、混悬液、乳浊液均可用此法

    A. 肌内注射   B. 腹腔注射   C. 静脉注射

    D. 皮下注射   E. 皮内注射

23. 用于过敏试验或疾病诊断的是

    A. 静脉注射   B. 肌内注射   C. 皮内注射

    D. 皮下注射   E. 脊椎注射

24. 下列给药途径中，一次注射量应在 0.2mL 以下的是

    A. 静脉注射   B. 脊椎腔注射   C. 肌内注射

    D. 皮内注射   E. 皮下注射

25. 无吸收过程，直接进入体循环的注射给药方式是

    A. 肌内注射   B. 皮下注射   C. 关节腔注射

    D. 皮内注射   E. 静脉注射

26. 下列给药途径中，产生效应最快的是

    A. 口服给药   B. 经皮给药   C. 吸入给药

    D. 肌内注射   E. 皮下注射

27. 药物经皮渗透速率与其理化性质相关。下列药物中，透皮速率相对较大的是

    A. 熔点高的药物   B. 离子型的药物   C. 脂溶性大的药物

    D. 分子极性高的药物   E. 分子体积大的药物

28. 关于药物经皮吸收及其影响因素的说法，错误的是

    A. 药物在皮肤内的蓄积作用有利于皮肤疾病的治疗

    B. 汗液可使角质层水化，从而增加角质层渗透性

    C. 皮肤给药只能发挥局部治疗作用

    D. 真皮上部存在毛细血管系统，药物到达真皮即可很快被吸收

    E. 药物经皮肤附属器的吸收不是经皮吸收的主要途径

29. 某药物对组织亲和力很高，因此该药物

    A. 表观分布容积大   B. 表观分布容积小   C. 半衰期长

    D. 半衰期短   E. 吸收速率常数 K_a 大

30. 药物在血液与组织间的可逆性转运过程是

    A. 吸收   B. 分布   C. 代谢

    D. 排泄   E. 消除

31. 下列有关影响药物分布的因素不正确的是
    A. 体内循环与血管透过性
    B. 药物与血浆蛋白结合的能力
    C. 药物的理化性质
    D. 药物与组织的亲和力
    E. 给药途径和剂型

32. 高血浆蛋白结合率药物的特点是
    A. 吸收快
    B. 代谢快
    C. 排泄快
    D. 组织内药物浓度高
    E. 与高血浆蛋白结合率的药物合用出现毒性反应

33. 药品代谢的主要部位是
    A. 胃　　　　　　　　B. 肠　　　　　　　　C. 脾
    D. 肝　　　　　　　　E. 肾

34. 属于肝药酶抑制剂的药物是
    A. 苯巴比妥　　　　　B. 螺内酯　　　　　　C. 苯妥英钠
    D. 西咪替丁　　　　　E. 卡马西平

35. 不属于药物代谢第Ⅰ相生物转化中的化学反应是
    A. 羟基化　　　　　　B. 还原　　　　　　　C. 硫酸酯化
    D. 水解　　　　　　　E. 氧化

36. 属于药物代谢第Ⅱ相反应的是
    A. 氧化　　　　　　　B. 羟基化　　　　　　C. 水解
    D. 还原　　　　　　　E. 乙酰化

37. 已知某药按一级动力学消除，口服肝脏首过作用很大，改用肌内注射后
    A. $t_{1/2}$ 不变，生物利用度增加
    B. $t_{1/2}$ 不变，生物利用度减少
    C. $t_{1/2}$ 增加，生物利用度也增加
    D. $t_{1/2}$ 减少，生物利用度也减少
    E. $t_{1/2}$ 和生物利用度皆不变

38. 随胆汁排出的药物或其代谢物，在肠道运转期间重吸收而返回门静脉的现象是
    A. 零级代谢　　　　　B. 首过效应　　　　　C. 肠肝循环
    D. 肾小管重吸收　　　E. 被动扩散

B 型题（配伍选择题，备选答案在前，试题在后，每题若干组。每组均对应同一组备选答案）

[1~2]

吸收是药物从给药部位进入体循环的过程。除起局部治疗作用的药物外，吸收是药物发挥治疗作用的先决条件。

1. 生物药剂学中影响药物体内过程的生物因素不包括
   A. 种族差异
   B. 性别差异
   C. 年龄差异
   D. 用药方法
   E. 遗传因素

2. 生物药剂学研究的广义的剂型因素不包括
   A. 药物的化学性质
   B. 药物物理性状
   C. 药物的剂型及用药方法
   D. 制剂的工艺过程
   E. 种族差异

[3~6]
   A. 药物由高浓度区向低浓度区扩散
   B. 需要能量
   C. 借助于载体使非脂溶性药物由高浓度区向低浓度区扩散
   D. 小于膜孔的药物分子通过膜孔进入细胞膜
   E. 黏附于细胞膜上的某些药物随着细胞膜向内凹陷而进入细胞内

3. 易化扩散
4. 胞饮作用
5. 被动扩散
6. 主动转运

[7~9]
   A. 滤过
   B. 简单扩散
   C. 易化扩散
   D. 主动转运
   E. 膜动转运

7. 借助载体，由膜的高浓度一侧向低浓度一侧转运，不消耗能量的药物转运方式是

8. 扩散速度取决于膜两侧药物的浓度梯度、药物的脂水分配系数及药物在膜内的扩散速度的转运方式是

9. 借助载体或酶促系统，消耗机体能量，从膜的低浓度一侧向高浓度一侧转运的方式是

[10~12]
   A. 主动转运
   B. 简单扩散
   C. 易化扩散
   D. 膜动转运
   E. 滤过

10. 药物借助载体或酶促系统，消耗机体能量，从膜的低浓度向高浓度一侧转运的药物转运方式是

11. 在细胞膜载体的帮助下，由膜的高浓度一侧向低浓度一侧转运，不消耗能量的药物转运方式是

12. 药物扩散速度取决于膜两侧药物的浓度梯度、药物的脂水分配系数及药物在膜内扩散速度的药物转运方式是

[13~16]
   A. 被动扩散
   B. 主动转运
   C. 促进扩散

D. 胞饮　　　　　　　　　E. 吸收

13. 大多数药物的吸收方式是

14. 有载体的参加，有饱和现象，消耗能量的是

15. 有载体的参加，有饱和现象，不消耗能量的是

16. 细胞膜可以主动变形而将某些物质摄入细胞内

[17～20]

A. 口服给药　　　　　　B. 肺部吸入给药　　　　C. 经皮全身给药

D. 静脉注射给药　　　　E. 鼻腔给药

17. 有首过效应

18. 没有吸收过程

19. 控制释药

20. 某些药物吸收程度和速度有时可与静脉注射相当

[21～22]

A. 皮内注射　　　　　　B. 皮下注射　　　　　　C. 肌内注射

D. 静脉注射　　　　　　E. 静脉滴注

21. 青霉素过敏性试验的给药途径是

22. 短效胰岛素的常用给药途径是

[23～24]

A. 直肠给药　　　　　　B. 舌下给药　　　　　　C. 呼吸道给药

D. 经皮给药　　　　　　E. 口服给药

23. 可发挥局部或全身作用，又可部分减少首过效应的给药途径是

24. 气体、易挥发药物或气雾剂的适宜给药途径是

[25～26]

A. 药物的吸收　　　　　B. 药物的分布　　　　　C. 药物的代谢

D. 药物的排泄　　　　　E. 药物的消除

25. 药物从给药部位进入体循环的过程是

26. 药物从体内向组织转运的过程是

[27～28]

A. 作用增强

B. 作用减弱

C. $t_{1/2}$ 延长，作用增强

D. $t_{1/2}$ 缩短，作用减弱

E. 游离药物浓度下降

27. 肝功能不全时，使用经肝脏代谢或活性的药物（如可的松），可出现

28. 营养不良时，患者血浆蛋白含量减少，使用蛋白结合律高的药物，可出现

[29～30]

A. 渗透效率　　　　　　B. 溶解速率　　　　　　C. 胃排空速度

D. 解离度　　　　　　　E. 酸碱度

生物药剂学分类系统，根据药物溶解性和肠壁渗透性的不同组合将药物分为四类。

29. 阿替洛尔属于第Ⅲ类，是高水溶性、低渗透性的水溶性分子药物，其体内吸收取决于

30. 卡马西平属于第Ⅱ类，是低水溶性、高渗透性的亲脂性分子药物，其体内吸收取决于

[31～33]

  A. 解离多，重吸收少，排泄快

  B. 解离少，重吸收多，排泄慢

  C. 解离多，重吸收少，排泄慢

  D. 解离少，重吸收少，排泄快

  E. 解离多，重吸收多，排泄快

31. 肾小管中，弱酸在酸性尿液中是

32. 肾小管中，弱酸在碱性尿液中是

33. 肾小管中，弱碱在酸性尿液中是

C 型题（综合分析选择题。每题的备选答案中只有一个最佳答案）

[1～3]

药物吸收是药物从给药部位向循环系统转运的过程，也是一个跨膜转运的过程，其吸收机制和途径因药而异。

1. 口服药物吸收的主要场所是

  A. 胃   B. 小肠   C. 结肠

  D. 盲肠   E. 直肠

2. 大多数药物的吸收机制是

  A. 主动转运   B. 促进扩散   C. 吞噬

  D. 被动扩散   E. 胞饮

3. 在生物药剂学分类系统中，易于制成口服制剂的是

  A. Ⅰ 型药物   B. Ⅱ 型药物   C. Ⅲ 型药物

  D. Ⅳ 型药物   E. Ⅴ 型药物

[4～6]

药物经吸收进入体内后，在体内进行分布、代谢和排泄。其吸收、排泄的方式和途径因药物因素而有不同。

4. O/W 型基质软膏用于分泌物较多的皮肤病时，软膏所吸收的分泌物重新进入皮肤，使炎症恶化的现象是

  A. 肠肝循环   B. 反向吸收   C. 清除率

  D. 膜动转运   E. 平均滞留时间

5. 随胆汁排泄的药物或其代谢产物，在小肠中转运期间又会被重新吸收返回门静脉的现象是

  A. 肠肝循环   B. 反向吸收   C. 清除率

  D. 膜动转运   E. 平均滞留时间

6. 通过细胞膜的主动变形将药物摄入细胞内或从细胞内释放到细胞外的过程是

    A. 肠肝循环   B. 反向吸收   C. 清除率

    D. 膜动转运   E. 平均滞留时间

X 型题（多项选择题。每题的备选答案中有 2 个或 2 个以上正确答案。少选或多选均不得分）

1. 生物药剂学研究的目的是

    A. 通过化学结构改造提高药效

    B. 合理设计剂型、处方和生产工艺

    C. 为临床给药方案设计和合理用药提供科学依据

    D. 保证用药的安全性与有效性

    E. 正确评价和改进药剂质量

2. 属于生物药剂学中的生物因素有

    A. 种族与性别   B. 药物的理化特性   C. 遗传差异

    D. 年龄差异   E. 生理与病理条件

3. 在生物药剂学中所讨论的剂型因素包括

    A. 药物的理化性质

    B. 制剂工艺及操作条件

    C. 处方中各种辅料的性质

    D. 胃排空速率

    E. 具体的剂型（如片剂）

4. 下列叙述错误的是

    A. 生物药剂学是研究药物吸收、分布、代谢与排泄的过程及其与药效之间关系的科学

    B. 大多数药物通过这种方式透过生物膜，即高浓度向低浓度区域转运的过程称促进扩散

    C. 主动转运是一些生命必需的物质和有机酸、碱等弱电解质的离子型化合物等，借助载体或酶促系统从低浓度区域向高浓度区域转运的过程

    D. 被动扩散是一些物质在细胞膜载体的帮助下，由高浓度向低浓度区域转运的过程

    E. 细胞膜可以主动变形而将某些物质摄入细胞内或从细胞内释放到细胞外，称为胞饮

5. 药物通过生物膜的转运机理有

    A. 主动转运   B. 易化扩散   C. 吞噬作用

    D. 胞饮作用   E. 被动扩散

6. 以下哪几条是被动扩散的特征

    A. 不消耗能量

    B. 有部位特异性

    C. 由高浓度区域向低浓度区域转运

　　D. 需借助载体进行转运

　　E. 无饱和现象和竞争抑制现象

7. 主动扩散具有的特征是

　　A. 借助载体进行转运

　　B. 不消耗能量

　　C. 有饱和状态

　　D. 有结构和部位专属性

　　E. 由高浓度向低浓度转运

8. 以下哪几条是主动转运的特征

　　A. 消耗能量

　　B. 可与结构类似的物质发生竞争现象

　　C. 由高浓度向低浓度转运

　　D. 不需载体进行转运

　　E. 有饱和状态

9. 核黄素属于主动转运而吸收的药物，因此应该

　　A. 饭后服用　　　　　　B. 饭前服用　　　　　　C. 大剂量一次性服用

　　D. 小剂量分次服用　　　E. 有肠肝循环现象

10. 药物的物理化学因素和患者的生理因素均影响药物吸收，属于影响药物吸收的物理化学因素有

　　A. 溶出速度　　　　　　B. 脂溶性　　　　　　　C. 胃排空速率

　　D. 在胃肠道中的稳定性　E. 解离度

11. 药物理化性质对药物胃肠道吸收的影响因素是

　　A. 溶出速率　　　　　　B. 粒度　　　　　　　　C. 多晶型

　　D. 解离常数　　　　　　E. 消除速率常数

12. 影响胃排空速率的因素是

　　A. 空腹与饱腹　　　　　B. 药物因素　　　　　　C. 食物的组成和性质

　　D. 药物的多晶型　　　　E. 药物的油水分配系数

13. 关于胃肠道吸收，下列哪些叙述是正确的

　　A. 大多数脂溶性药物以被动扩散为主要转运方式吸收

　　B. 一些生命必需的物质如氨基酸等的吸收通过主动转运来完成

　　C. 一般情况下，弱碱性药物在胃中容易吸收

　　D. 当胃空速率增加时，多数药物吸收加快

　　E. 脂溶性离子型药物容易透过细胞膜

14. 影响药物胃肠道吸收的生理因素有

　　A. 药物的给药途径

　　B. 胃肠道蠕动

　　C. 循环系统

　　D. 药物在胃肠道中的稳定性

E. 胃排空速率

15. 下列有关生物利用度的描述，正确的是
    A. 饭后服用维生素 B_2 将使生物利用度提高
    B. 无定形药物的生物利用度大于稳定型的生物利用度
    C. 药物微粉化后都能增加生物利用度
    D. 药物脂溶性越大，生物利用度越差
    E. 药物水溶性越大，生物利用度越好

16. 下列有关药物表观分布容积的叙述中，叙述正确的是
    A. 表观分布容积大，表明药物在血浆中浓度小
    B. 表观分布容积表明药物在体内分布的实际容积
    C. 表观分布容积有可能超过体液量
    D. 表观分布容积的单位是升或升/千克
    E. 表观分布容积具有生理学意义

17. 可避免肝脏首过效应的是
    A. 舌下给药   B. 口服肠溶片   C. 静脉滴注给药
    D. 栓剂直肠给药   E. 鼻黏膜给药

18. 下列剂型给药可以避免"首过效应"的有
    A. 注射剂   B. 吸入粉雾剂   C. 口服溶液
    D. 舌下片   E. 肠溶片

19. 可减少或避免肝脏首过效应的给药途径或剂型是
    A. 舌下片给药   B. 口服胶囊   C. 栓剂
    D. 静脉注射   E. 透皮吸收给药

20. 影响药物透皮吸收的因素有
    A. 药物的分子量   B. 基质的特性与亲和力   C. 药物的颜色
    D. 透皮吸收促进剂   E. 皮肤的渗透性

21. 属于第Ⅱ相生物转化的反应有
    A. 对乙酰氨基酚和葡萄糖醛酸的结合反应
    B. 沙丁胺醇和硫酸的结合反应
    C. 白消安和谷胱甘肽的结合反应
    D. 对氨基水杨酸的乙酰化结合反应
    E. 肾上腺素的甲基化结合反应

22. 关于代谢的描述哪些是正确的
    A. 与葡萄糖醛酸的结合是Ⅱ相代谢反应
    B. 形成硫酸酯是Ⅰ相代谢反应
    C. 所有Ⅱ相代谢反应均能增加化合物的水溶性
    D. 与谷胱甘肽结合是Ⅱ相代谢反应
    E. 甲基化是Ⅱ相代谢反应

第七章　药效学

A 型题（最佳选择题，每题的备选答案中只有一个最佳答案）

1. 去甲肾上腺素与血管平滑肌细胞的 α 受体结合属于
   A. 药物作用　　　　　　　B. 药理效应　　　　　　　C. 对因治疗
   D. 对症治疗　　　　　　　E. 副作用

2. 去甲肾上腺素引起的血管收缩、血压上升属于
   A. 药物作用　　　　　　　B. 药理效应　　　　　　　C. 抑制作用
   D. 选择性　　　　　　　　E. 副作用

3. 药物作用的选择性特点描述，正确的是
   A. 药物作用的选择性特点有高低之分
   B. 药物对受体作用的特异性与药理效应的选择性一定是平行的
   C. 效应广泛的药物一般副作用较少
   D. 选择性一般是相对的，与药物剂量无关
   E. 临床用药一般应尽可能选用选择性低的药物

4. 属于对因治疗的药物作用方式是
   A. 胰岛素降低糖尿病患者的血糖
   B. 阿司匹林治疗感冒引起的发热
   C. 硝苯地平降低高血压患者的血压
   D. 硝酸甘油缓解心绞痛的发作
   E. 青霉素治疗脑膜炎奈瑟菌引起的流行性脑脊髓膜炎

5. 以下属于质反应的药理效应指标有
   A. 体重千克数　　　　　　B. 心率次数　　　　　　　C. 尿量毫升数
   D. 死亡状况　　　　　　　E. 血压千帕数

6. 下列属于量反应的有
   A. 尿量　　　　　　　　　B. 惊厥与否　　　　　　　C. 睡眠与否
   D. 存活与死亡　　　　　　E. 全与无

7. 下列关于药物剂量与效应关系的叙述，错误的有
   A. 以药理效应强度为纵坐标，药物剂量或浓度为横坐标作图，得到直方双曲线
   B. 将药物浓度或剂量用对数值作图，则呈现典型的 S 形量 – 效曲线
   C. 量 – 效曲线的斜率小，表示药量微小的变化即可引起效应的明显变化
   D. 质反应用累加阳性率与对数剂量（浓度）做 S 形量 – 效曲线
   E. 最小有效量指引起药理效应的最小药量，也称阈剂量

8. 阈剂量指的是
   A. 最小有效量
   B. 效能
   C. 效价强度
   D. 半数有效量
   E. 半数致死量

9. 效能指的是
   A. 阈剂量
   B. 最大效应
   C. 效价强度
   D. 半数有效量
   E. 半数致死量

10. 能反映药物内在活性的是
    A. 效价
    B. 阈剂量
    C. 效能
    D. 半数有效量
    E. 半数致死量

11. 药物的效价强度是指
    A. 引起等效反应的相对剂量或浓度
    B. 引起 50% 动物阳性反应的剂量
    C. 引起药理效应的最小剂量
    D. 治疗量的最大极限
    E. 药物的最大效应

12. 治疗指数指的是
    A. LD_{50} 与 ED_{50} 的比值
    B. ED_{50} 与 LD_{50} 的比值
    C. LD_5 与 ED_{95} 的比值
    D. ED_{95} 与 LD_5 的比值
    E. ED_{95} 和 LD_5 之间的距离

13. 环戊噻嗪、氢氯噻嗪、呋塞米、氯噻嗪的效价强度和效能见下图，对这 4 种利尿剂的效价强度和效能说法正确的是

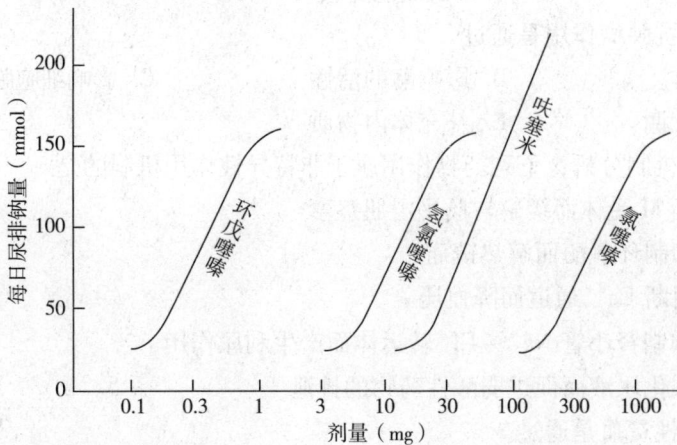

    A. 效能最强的是呋塞米
    B. 效价强度最小的是呋塞米
    C. 效价强度最大的是氯噻嗪
    D. 氢氯噻嗪效能大于环戊噻嗪，小于氯噻嗪
    E. 环戊噻嗪、氢氯噻嗪和氯噻嗪的效价强度都相同

14. A、B 两种药物制剂的剂量 - 效应关系曲线比较见下图，对 A 药和 B 药的安全性分析，正确的是

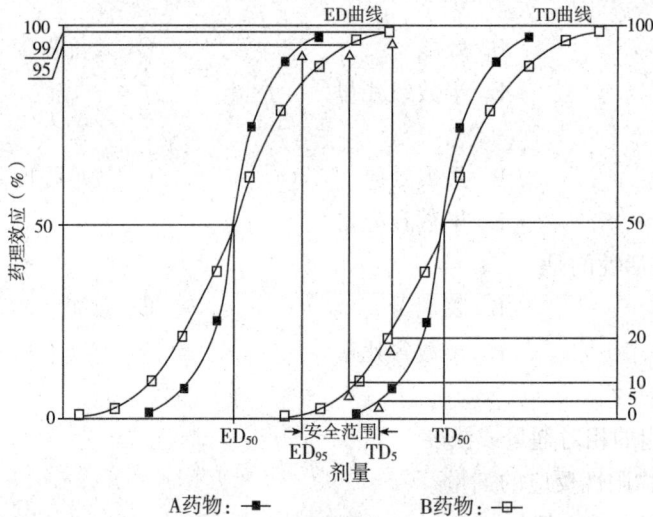

A药物：■— B药物：□—

A. A 药的治疗指数和安全范围大于 B 药

B. A 药的治疗指数和安全范围小于 B 药

C. A 药的治疗指数等于 B 药，A 药的安全范围小于 B 药

D. A 药的治疗指数大于 B 药，A 药的安全范围等于 B 药

E. A 药的治疗指数等于 B 药，A 药的安全范围大于 B 药

15. A 药和 B 药的治疗指数（TI）都为 50，下列描述正确的是

　　A. 两药一样安全　　　　　　B. 两药不一定一样安全　　　C. A 药更安全

　　D. B 药更安全　　　　　　　E. A 药效能更大

16. 氟尿嘧啶产生抗肿瘤作用是通过

　　A. 作用于受体　　　　　　　B. 影响酶的活性　　　　　　C. 影响细胞膜离子通道

　　D. 干扰核酸代谢　　　　　　E. 补充体内物质

17. 根据药物作用机制分析，下列药物作用属于非特异性作用机制的是

　　A. 阿托品阻断 M 受体而缓解胃肠平滑肌痉挛

　　B. 阿司匹林抑制环氧酶而解热镇痛

　　C. 硝苯地平阻断 Ca^{2+} 通道而降血压

　　D. 氢氯噻嗪抑制肾小管 $Na^+ - Cl^-$ 转运体而产生利尿作用

　　E. 碳酸氢钠碱化尿液而促进弱酸性药物的排泄

18. 铁剂治疗缺铁性贫血是通过

　　A. 作用于受体　　　　　　　B. 影响酶的活性　　　　　　C. 影响细胞膜离子通道

　　D. 干扰核酸代谢　　　　　　E. 补充体内物质

19. 口服氢氧化铝抗酸药中和胃酸治疗胃溃疡的作用机制是

　　A. 影响酶的活性

　　B. 补充体内物质

　　C. 改变细胞周围环境的理化性质

　　D. 影响机体的免疫功能

E. 影响生理活性物质及其转运体

20. 静脉注射甘露醇利尿的作用机制是

    A. 干扰核酸代谢

    B. 影响生理活性物质及其转运体

    C. 改变细胞周围环境的理化性质

    D. 影响酶的活性

    E. 影响细胞膜离子通道

21. 受体的类型不包括

    A. 细胞核激素受体　　　　B. 内源性受体　　　　C. 离子通道受体

    D. G 蛋白偶联受体　　　　E. 酪氨酸激酶受体

22. 受体的性质不包括

    A. 饱和性　　　　　　　　B. 特异性　　　　　　C. 不可逆性

    D. 灵敏性　　　　　　　　E. 多样性

23. 既有第一信使特征，也有第二信使特征的药物分子是

    A. 钙离子　　　　　　　　B. 细胞因子　　　　　C. 环磷酸腺苷

    D. 一氧化氮　　　　　　　E. 生长因子

24. 下列不属于内源性配体的是

    A. 5 – HT　　　　　　　　B. 乙酰胆碱　　　　　C. 多巴胺

    D. 生长激素　　　　　　　E. 药物

25. 下列对配体的描述中错误的是

    A. 能与受体特异性结合的物质

    B. 包括内源性配体和外源性配体

    C. 配体为第一信使

    D. 所有的配体都不能进入细胞内

    E. 受体对相应的配体具有极高的识别能力

26. 药物作用取决于药物与受体的结合及分离速率，这是药物与受体相互作用学说中的

    A. 占领学说　　　　　　　B. 速率学说　　　　　C. 二态模型学说

    D. 信使学说　　　　　　　E. 特异性学说

27. 下列不属于细胞核激素受体的是

    A. 肾上腺皮质激素受体　　B. 甲状腺激素受体　　C. 维生素 A 受体

    D. 维生素 D 受体　　　　　E. 生长激素受体

28. 受体对配体的化学结构与立体结构具有很高的专一性，同一化合物的不同光学异构体与受体的亲和力相差很大，这是属于受体的

    A. 饱和性　　　　　　　　B. 特异性　　　　　　C. 可逆性

    D. 灵敏性　　　　　　　　E. 多样性

29. 受体数量是有限的，在药物的作用上反映为最大效应，这是属于受体的

    A. 饱和性　　　　　　　　B. 灵敏性　　　　　　C. 可逆性

    D. 专一性   E. 多样性

30. 胰岛素受体属于

    A. 细胞核激素受体   B. 酪氨酸激酶受体   C. 离子通道受体

    D. G 蛋白偶联受体   E. 非酪氨酸激酶受体

31. 属于第二信使的是

    A. 细胞因子   B. 钙离子   C. 5 – 羟色胺

    D. 生长因子   E. 转化因子

32. 属于第一信使的是

    A. 普萘洛尔   B. 钙离子   C. 环磷腺苷

    D. 三磷酸肌醇   E. 转化因子

33. 下列哪个符号代表的意义可以表示引起 50% 最大效应时的药物剂量或浓度

    A. K_D B. pD_2 C. α

    D. pA_2 E. DR

34. 下图为药物与受体的亲和力及内在活性对量 – 效曲线的影响图，下列描述正确的是

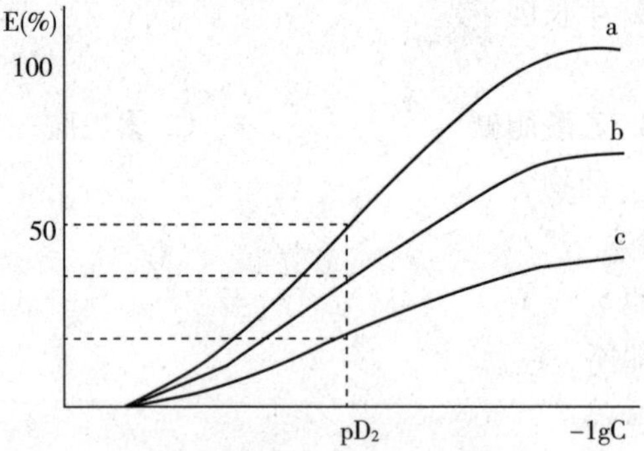

    A. a、b、c 三药和受体的亲和力相等

    B. a、b、c 三药的内在活性相等

    C. a 药的亲和力最大

    D. c 药的内在活性最大

    E. c 药的亲和力最大

35. 下图为药物与受体的亲和力及内在活性对量 – 效曲线的影响图，下列描述正确的是

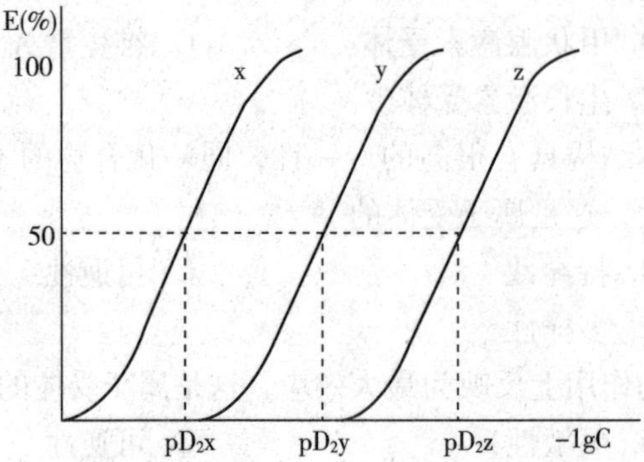

A. x、y、z 三药和受体的亲和力相等

B. x、y、z 三药内在活性相等

C. z 药的亲和力最大

D. x 药的亲和力最小

E. y 药内在活性最大

36. 下图为拮抗药的量 – 效关系曲线图。虚线代表单用激动药的量 – 效曲线，实线代表拮抗药存在时激动药的量 – 效曲线图，E 代表效应强度，D 代表药物浓度。下列描述正确的是

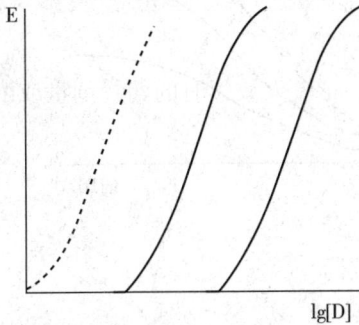

A. 该拮抗药因使激动药量 – 效曲线平行右移，最大效应不变，所以为非竞争性拮抗药

B. 该拮抗药因使激动药量 – 效曲线平行右移，最大效应不变，所以为竞争性拮抗药

C. 该拮抗药继续增加剂量，激动药量 – 效曲线继续右移，最大效应降低

D. 该拮抗药继续增加剂量，激动药量 – 效曲线左移，最大效应不变

E. 该拮抗药与受体形成比较牢固的结合，不可逆，增加激动剂的浓度也不能争夺受体

37. 下图为拮抗药的量 – 效关系曲线图。虚线代表单用激动药的量 – 效曲线，实线代表拮抗药存在时激动药的量 – 效曲线图，E 代表效应强度，D 代表药物浓度。下列描述正确的是

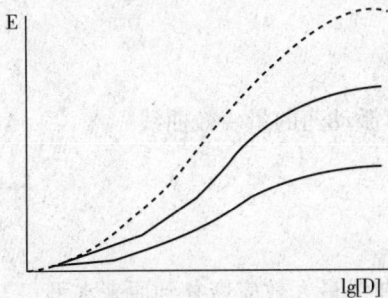

A. 该拮抗药因使激动药量 – 效曲线最大效应下降，所以为非竞争性拮抗药

B. 该拮抗药因使激动药量 – 效曲线最大效应下降，所以为竞争性拮抗药

C. 该拮抗药继续增加剂量，激动药量 – 效曲线最大效应会增加

D. 该拮抗药继续增加剂量，激动药量－效曲线最大效应不变

E. 与受体结合可逆，可通过增加激动剂来争夺受体

38. 下图为 A 和 B 两拮抗药的量－效关系曲线图。虚线代表单用激动药的量－效曲线图，实线代表拮抗药存在时激动药的量－效曲线图，E 代表效应强度，D 代表药物浓度。下列描述正确的是

A图   B图

A. A 为竞争性拮抗药，B 为非竞争性拮抗药

B. A 为非竞争性拮抗药，B 为竞争性拮抗药

C. A 和 B 皆为竞争性拮抗药

D. A 和 B 皆为非竞争性拮抗药

E. 无法判断 A 和 B 为何种拮抗药

39. 关于激动剂的叙述正确的是

A. 对受体有亲和力，无内在活性

B. 对受体有亲和力，有内在活性

C. 对受体无亲和力，无内在活性

D. 对受体无亲和力，有内在活性

E. 反向激动药与受体结合后引起与激动药相同的效应

40. 某药的量－效关系曲线平行右移，最大效应不变，说明

A. 与受体形成了牢固的结合

B. 作用受体改变

C. 有非竞争性拮抗剂存在

D. 有竞争性拮抗剂存在

E. 有激动剂存在

41. 加入非竞争性拮抗药后，可使相应受体激动药的量－效曲线

A. 最大效应不变

B. 最大效应降低

C. 最大效应升高

D. 增加激动药的剂量，可以使量－效曲线最大效应恢复到原来水平

E. 减小激动药的剂量，可以使量－效曲线最大效应恢复到原来水平

42. 某药物与受体的内在活性 $\alpha = 50\%$ 时，该药物是

A. 完全激动药   B. 部分激动药   C. 反向激动药

D. 竞争性拮抗剂   E. 非竞争性拮抗剂

43. 高血压患者长期应用 β 受体拮抗药普萘洛尔时，突然停药引起"反跳"现象，导致血药浓度升高，此现象为

  A. 受体增敏   B. 同源脱敏   C. 异源脱敏

  D. 受体下调   E. 受体拮抗

44. β 肾上腺素受体可被甲状腺激素调节，此现象为

  A. 受体增敏   B. 同源脱敏   C. 异源脱敏

  D. 受体下调   E. 受体拮抗

45. 受体对一种类型激动药脱敏，而对其他类型受体的激动药也不敏感的现象称为

  A. 受体激动   B. 同源脱敏   C. 受体增敏

  D. 异源脱敏   E. 受体拮抗

46. 下列药物宜于饭前用药的是

  A. 维生素 B_2 B. 螺内酯   C. 苯妥英钠

  D. 阿司匹林   E. 胰岛素

47. 金黄色葡萄球菌对青霉素敏感性降低的现象称为

  A. 依赖性   B. 成瘾性   C. 耐药性

  D. 耐受性   E. 快速耐受性

48. 各种给药途径产生效应由快到慢的顺序一般为

  A. 吸入给药＞静脉注射＞肌内注射＞皮下注射＞直肠给药＞口服给药＞贴皮给药

  B. 静脉注射＞吸入给药＞肌内注射＞皮下注射＞直肠给药＞口服给药＞贴皮给药

  C. 吸入给药＞静脉注射＞肌内注射＞皮下注射＞口服给药＞直肠给药＞贴皮给药

  D. 吸入给药＞静脉注射＞皮下注射＞肌内注射＞直肠给药＞口服给药＞贴皮给药

  E. 静脉注射＞皮下注射＞肌内注射＞口服给药＞吸入给药直肠给药＞贴皮给药

49. 下列影响药物作用的因素中，不属于机体方面的因素是

  A. 年龄   B. 性别   C. 精神因素

  D. 遗传因素   E. 药物剂量

50. 遗传因素不包括

  A. 个体差异   B. 疾病因素   C. 种属差异

  D. 种族差异   E. 特异质反应

51. 临床上经常采用联合用药，关于联合用药的意义，下列描述错误的是

  A. 提高药物的疗效

  B. 阻止药物不良反应的发生

  C. 延缓机体耐受性或病原体产生耐药性

    D. 减少或降低药品不良反应

    E. 缩短疗程

52. 狭义上的药物相互作用是指

    A. 联合用药发生的效应作用加强

    B. 联合用药发生的效应作用减弱

    C. 不良药物相互作用

    D. 联合用药的协同作用

    F. 联合用药的拮抗作用

53. 药物相互作用属于体外作用方式的是

    A. 药物的配伍禁忌   B. 影响药物的吸收   C. 影响药物的分布

    D. 影响药物的排泄   E. 药物效应的协同作用

54. 下列不属于药动学方面的药物相互作用的是

    A. 影响药物的代谢   B. 影响药物的吸收   C. 影响药物的分布

    D. 影响药物的排泄   E. 药物效应的协同作用

55. 服用四环素类抗生素时，不宜与铁制剂或含钙、镁、铝离子的抗酸药同服，这是由于两药合用会受到

    A. pH 的影响   B. 离子的作用   C. 胃肠运动的影响

    D. 肠吸收功能的影响   E. 间接作用

56. 关于药物和血浆蛋白结合的描述，错误的是

    A. 结合型药物不呈现药理活性

    B. 只有游离型药物才能发挥药物作用

    C. 结合型药物不被肝脏代谢灭活

    D. 结合型药物不能通过血脑屏障

    E. 结合型药物可以被肾排泄

57. 下列不属于相互竞争血浆蛋白结合部位从而影响药物分布的是

    A. 阿司匹林增加甲氨蝶呤的肝脏毒性

    B. 保泰松与华法林合用会引起出血

    C. 水合氯醛使华法林的抗凝血作用加强，引起出血

    D. 磺胺药使甲苯磺丁脲的降血糖作用加强，引起低血糖

    E. 苯巴比妥促进维生素 D 代谢，易出现佝偻病

58. 使用甲苯磺丁脲的患者如果再服用磺胺甲噁唑可能会引起

    A. 低血糖   B. 出血   C. 粒细胞缺乏症

    D. 麻醉时间延长   E. 新生儿核黄疸

59. 某患者在服用华法林期间使用保泰松可能会引起

    A. 低血糖   B. 出血   C. 粒细胞缺乏症

    D. 麻醉时间延长   E. 新生儿核黄疸

60. 磺胺药与下列哪个药物合用可能会导致粒细胞缺乏症

    A. 甲苯磺丁脲   B. 华法林   C. 甲氨蝶呤

D. 硫喷妥钠   E. 胆红素

61. 下列药物与利多卡因合用后，能够使血中利多卡因浓度增高的是

    A. 阿司匹林   B. 去甲肾上腺素   C. 异丙肾上腺素

    D. 水合氯醛   E. 保泰松

62. 癫痫患儿长期服用苯巴比妥或苯妥英钠易出现

    A. 哮喘发作次数增加   B. 佝偻病   C. 高血压危象

    D. 排斥反应   E. 贫血

63. 患者的肝功能严重不足时，下列哪个药物使用上影响小

    A. 泼尼松   B. 利多卡因   C. 氯霉素

    D. 卡托普利   E. 甲苯磺丁脲

64. 当患者肝、肾功能障碍时，服用下列哪种药物有发生横纹肌溶解的危险

    A. 卡那霉素   B. 头孢唑林   C. 普萘洛尔

    D. 洛伐他汀   E. 甲苯磺丁脲

65. 使用洋地黄类药物的患者在下列哪种疾病因素下易产生心律失常的不良反应

    A. 肝脏疾病   B. 肾脏疾病   C. 胃肠疾病

    D. 酸碱平衡失调   E. 电解质紊乱

66. 临床新药试验研究常采用哪种方法以排除精神因素对药物效应的影响

    A. 心理疏导   B. 安慰剂对照试验法   C. 鸡尾酒疗法

    D. 联合用药   E. 个体给药

67. 新生儿应用氯霉素后常出现灰婴综合征，是受下列哪种因素的影响

    A. 精神因素   B. 性别   C. 年龄

    D. 疾病因素   E. 遗传因素

68. 某患者遗传性葡萄糖 – 6 – 磷酸脱氢酶缺乏，当其服用阿司匹林时，可引起溶血性贫血，是受下列哪种因素的影响

    A. 精神因素   B. 种族差异   C. 个体差异

    D. 疾病因素   E. 特异质反应

69. 某些患者遗传性血浆胆碱酯酶活性低下，应用琥珀胆碱可致呼吸麻痹甚至呼吸停止，是受下列哪种因素的影响

    A. 时辰因素   B. 种族差异   C. 个体差异

    D. 特异质反应   E. 种属差异

70. CYP2C19 弱代谢型人，服用奥美拉唑后，其血药浓度显著高于强代谢型人，故易产生不良反应，是受下列哪种因素的影响

    A. 疾病因素   B. 种族差异   C. 个体差异

    D. 特异质反应   E. 种属差异

71. 沙利度胺对大鼠实验不会引起畸胎，但是用于妊娠妇女容易导致胎儿畸变，这是属于

    A. 疾病因素   B. 种族差异   C. 遗传差异

    D. 特异质反应   E. 种属差异

72. 青霉素皮试反应最重是在午夜，反应最轻是在中午，这属于哪种因素的影响
    A. 时辰因素　　　　　　　　B. 生活习惯与环境　　　　　C. 遗传差异
    D. 疾病因素　　　　　　　　E. 生理因素

73. 儿童对中枢兴奋药和中枢抑制药特别敏感，此种现象属于
    A. 低敏性　　　　　　　　　B. 高敏性　　　　　　　　　C. 特异质反应
    D. 种族差异　　　　　　　　E. 个体差异

74. 下列药物中对胃肠道黏膜可能有刺激作用，宜饭后服用的是
    A. 阿司匹林　　　　　　　　B. 胰岛素　　　　　　　　　C. 多潘立酮
    D. 地西泮　　　　　　　　　E. 维生素 B

75. 海洛因吸食者，在断用药后会出现流涕、流泪、哈欠、腹痛、腹泻、周身疼痛等症状，此现象称为
    A. 耐受性　　　　　　　　　B. 耐药性　　　　　　　　　C. 心理依赖性
    D. 戒断综合征　　　　　　　E. 成瘾

76. 海洛因吸食者会产生一种要周期性、连续性用药的欲望，产生强迫性觅药行为，以满足或避免不适感，此现象称为
    A. 耐受性　　　　　　　　　B. 耐药性　　　　　　　　　C. 身体依赖性
    D. 戒断综合征　　　　　　　E. 成瘾

77. 若同时服用碳酸氢钠最可能减少下列哪个药物的吸收
    A. 氨苄西林　　　　　　　　B. 美他环素　　　　　　　　C. 丙胺太林
    D. 甲氧氯普胺　　　　　　　E. 利多卡因

78. 硫酸亚铁与四环素类药物合用可产生下列何种现象
    A. 竞争与血浆蛋白结合
    B. 药理作用协同
    C. 竞争性拮抗
    D. 减少药物的吸收
    E. 诱导肝药酶加速灭活

79. 安慰剂是一种
    A. 阳性对照药
    B. 可以增加疗效的药物
    C. 可以降低疗效的药物
    D. 使患者得到安慰的药物
    E. 不具有药理活性的剂型

80. 有些个体对药物剂量反应非常敏感，在低于常用量下药物作用表现很强烈，此种现象称之为
    A. 高敏性　　　　　　　　　B. 特异性　　　　　　　　　C. 特异质反应
    D. 低敏性　　　　　　　　　E. 耐受性

81. 调血脂药考来烯胺对下列哪个药物的吸收影响小
    A. 阿司匹林　　　　　　　　B. 保泰松　　　　　　　　　C. 洋地黄毒苷

D. 地高辛   E. 四环素

82. 下列描述错误的是
   A. 抗胆碱药丙胺太林减慢对乙酰氨基酚在小肠的吸收
   B. 甲氧氯普胺使对乙酰氨基酚的吸收减慢
   C. 阿托品可延缓利多卡因的吸收
   D. 对氨基水杨酸可使利福平血药浓度降低
   E. 新霉素使地高辛吸收减少，血浆浓度降低

83. 维生素 K 与双香豆素合用可产生下列何种现象
   A. 竞争与血浆蛋白结合   B. 药理作用协同   C. 竞争性拮抗
   D. 诱导肝药酶加速灭活   E. 减少药物的吸收

84. 阿司匹林与甲氨蝶呤合用，易出现
   A. 低血糖   B. 肝脏毒性   C. 出血
   D. 麻醉时间延长   E. 新生儿核黄疸

85. 磺胺甲噁唑与甲苯磺丁脲合用，易产生
   A. 低血糖   B. 肝脏毒性   C. 抗菌活性增加
   D. 粒细胞缺乏症   E. 新生儿核黄疸

86. 磺胺药与甲氨蝶呤合用，易出现
   A. 低血糖   B. 肝脏毒性   C. 出血
   D. 粒细胞缺乏症   E. 新生儿核黄疸

87. 磺胺药与硫喷妥钠合用，易出现
   A. 麻醉时间延长   B. 肝脏毒性   C. 出血
   D. 粒细胞缺乏症   E. 新生儿核黄疸

88. 服用泼尼松控制哮喘发作的患者，在加服苯巴比妥后，可能导致
   A. 佝偻病   B. 哮喘发作次数增加   C. 排斥反应
   D. 避孕失败   E. 肝毒性

89. 器官移植患者应用环孢素，在加服利福平之后，可能导致
   A. 佝偻病   B. 哮喘发作次数增加   C. 排斥反应
   D. 避孕失败   E. 肝毒性

90. 结核病患者服用异烟肼，若与卡马西平合用，可能出现
   A. 佝偻病   B. 哮喘发作次数增加   C. 排斥反应
   D. 避孕失败   E. 肝毒性

91. 口服甲苯磺丁脲的糖尿病患者在同服氯霉素后，可能发生
   A. 低血糖休克   B. 肝毒性   C. 排斥反应
   D. 增强抗凝血作用   E. 高血压危象

92. 氯霉素与双香豆素合用，可能发生
   A. 低血糖休克   B. 呼吸肌的抑制作用   C. 排斥反应
   D. 出血   E. 高血压危象

93. 雷尼替丁与华法林合用，可能会

  A. 增强其抗凝血作用   B. 降低其抗凝血作用   C. 加重肝毒性

  D. 降低肝毒性   E. 加重呼吸肌的抑制作用

94. 在静脉滴注普鲁卡因进行全身麻醉期间，加用骨骼肌松弛药琥珀胆碱，可能会

  A. 产生高血压危象   B. 降低其抗凝血作用   C. 加重肝毒性

  D. 降低肝毒性   E. 加重呼吸肌的抑制作用

95. 下列药物能使药酶活性增加，加速另外一种药物代谢的是

  A. 氯霉素   B. 西咪替丁   C. 异烟肼

  D. 红霉素   E. 苯妥英钠

96. 下列药物能使药酶活性减弱，使另外一种药物代谢减慢的是

  A. 苯巴比妥   B. 雷尼替丁   C. 苯妥英钠

  D. 卡马西平   E. 利福平

97. 利尿药呋塞米和依他尼酸一起合用可能

  A. 引起痛风

  B. 加强后者的降糖作用

  C. 增强后者抗凝血作用

  D. 加大后者毒性

  E. 增加尿酸的排泄

98. 双香豆素与氯磺丙脲合用，可以

  A. 引起痛风

  B. 加强后者的降糖作用

  C. 增强后者抗凝血作用

  D. 加大后者毒性

  E. 加重后者对呼吸肌的抑制作用

99. 属于肝药酶抑制剂的药物是

  A. 苯巴比妥   B. 西咪替丁   C. 苯妥英钠

  D. 螺内酯   E. 卡马西平

100. 由于竞争性占据酸性转运系统，阻碍青霉素经肾小管分泌，继而延长青霉素作用时间的药物是

  A. 阿米卡星   B. 克拉维酸   C. 头孢哌酮

  D. 丙戊酸钠   E. 丙磺舒

101. 下列不属于药动学过程的环节是

  A. 吸收   B. 发挥药效   C. 代谢

  D. 分布   E. 排泄

102. 下列与联合用药的意义不相符的是

  A. 提高药物的疗效

  B. 减少药物不良反应

  C. 延缓机体耐受性

  D. 延缓病原体产生耐药性

E. 联合用药均能够起到协同作用

103. 在患者用药之前，药物相互间发生化学或物理性相互作用，使药性发生变化称为

    A. 协同作用

    B. 配伍禁忌

    C. 拮抗作用

    D. 药动学方面药物相互作用

    E. 药效学方面药物相互作用

104. 以下不属于通过相互竞争血浆蛋白结合部位影响药物分布的是

    A. 阿司匹林增加甲氨蝶呤的肝脏毒性

    B. 保泰松与华法林合用会引起出血

    C. 水合氯醛使华法林的抗凝血作用加强，引起出血

    D. 磺胺药使甲苯磺丁脲的降血糖作用加强，引起低血糖

    E. 苯巴比妥促进维生素 D 代谢，易出现佝偻病

105. 苯巴比妥中毒，可通过服用下列哪个药物碱化尿液，促进其排泄而解毒

    A. 丙磺舒   B. 甲氨蝶呤   C. 保泰松

    D. 依他尼酸   E. 碳酸氢钠

106. 两药同时或先后使用，可使原有的药效增强，称为

    A. 协同作用   B. 相加作用   C. 增强作用

    D. 增敏作用   E. 拮抗作用

107. 两种或两种以上药物作用相反，联合用药时的效果小于单用效果之和，称为

    A. 相加作用   B. 协同作用   C. 增强作用

    D. 增敏作用   E. 拮抗作用

108. 若两药合用的效应是两药分别作用的代数和，称其为

    A. 相加作用   B. 协同作用   C. 生理性拮抗

    D. 增敏作用   E. 拮抗作用

109. 下列属于相加作用的是

    A. 磺胺甲唑与甲氧苄啶合用

    B. 普鲁卡因与肾上腺素合用

    C. 阿司匹林联合可待因片用于镇痛

    D 克拉霉素、阿莫西林与奥美拉唑联合治疗幽门螺杆菌

    E. 可卡因与肾上腺素合用

110. 下列属于增强作用的是

    A. 阿司匹林与对乙酰氨基酚合用

    B. β 受体阻断药阿替洛尔与利尿药氢氯噻嗪合用

    C. 阿司匹林与可待因合用

    D. 庆大霉素与链霉素合用

    E. 普鲁卡因与肾上腺素合用

111. 甲氨蝶呤与复方磺胺甲噁唑合用容易出现巨幼红细胞症，这种相互作用属于

A. 化学性拮抗   B. 协同作用   C. 生理性拮抗

D. 增敏作用   E. 药理性拮抗

112. 下列不属于增强作用的是

    A. 可卡因与肾上腺素合用

    B. 呋塞米与奎尼丁合用

    C. 呋塞米与庆大霉素合用

    D. 螺内酯与卡托普利合用

    E. 阿司匹林与对乙酰氨基酚合用

113. 氯化钾与保钾利尿药氨苯蝶啶合用易出现高钾血症，这种相互作用属于

    A. 相加作用   B. 增强作用   C. 生理性拮抗

    D. 增敏作用   E. 拮抗作用

114. 某药可使组织或受体对另一药的敏感性增强，这种作用称为

    A. 相加作用   B. 增强作用   C. 生理性拮抗

    D. 增敏作用   E. 化学性拮抗作用

115. 链霉素与肌松药合用时，容易

    A. 引起呼吸麻痹、引起窒息

    B. 增加耳毒性、肾毒性或骨髓抑制

    C. 引起中毒性精神病

    D. 出现巨幼红细胞症

    E. 出现高钾血症

116. 庆大霉素与头孢噻吩合用，容易

    A. 引起呼吸麻痹、引起窒息

    B. 增加肾毒性

    C. 引起中毒性精神病

    D. 出现巨幼红细胞症

    E. 出现高钾血症

117. 治疗帕金森病的抗胆碱药物苯扎托品与氯丙嗪合用，可能会

    A. 增加降压作用

    B. 增加肾毒性

    C. 引起中毒性精神病

    D. 增加神经肌肉阻滞、引起窒息

    E. 出现高钾血症

118. 两种激动药分别作用于生理作用相反的两个特异性受体，两药合用时会产生相反的药理效应，称为

    A. 药理性拮抗   B. 化学性拮抗   C. 生理性拮抗

    D. 生化性拮抗   E. 协同作用

119. 当一种药物与特异性受体结合后，阻止激动剂与其结合，合用时作用完全消失或作用小于单用时作用，称为

A. 药理性拮抗　　　　B. 化学性拮抗　　　　C. 生理性拮抗

D. 生化性拮抗　　　　E. 协同作用

120. 在 M 胆碱受体上阿托品拮抗乙酰胆碱与受体的结合，属于

A. 药理性拮抗　　　　B. 化学性拮抗　　　　C. 生理性拮抗

D. 生化性拮抗　　　　E. 协同作用

121. 下列属于生理性拮抗的是

A. 作用于 H_1 组胺受体的组胺与作用于 β 肾上腺素受体的肾上腺素合用

B. 苯海拉明与 H_1 组胺受体激动药合用

C. β 受体拮抗药普萘洛尔与异丙肾上腺素合用

D. 肝素过量引起出血，可用鱼精蛋白解救

E. 克林霉素与红霉素联用

122. 下列在药物输送机制改变产生的作用影响下，不能到达作用部位的是

A. 克林霉素与红霉素联用

B. 胍乙啶与氯丙嗪合用

C. 华法林与维生素 K 合用

D. 甘珀酸与螺内酯合用

E. 地西泮与咖啡因合用

123. 铁剂治疗缺铁性贫血的作用机制是

A. 影响酶的活性　　　　B. 影响核酸代谢　　　　C. 补充体内物质

D. 影响机体免疫功能　　E. 影响细胞环境

124. 属于对因治疗的药物作用是

A. 硝苯地平降低血压

B. 对乙酰氨基酚降低发热体温

C. 硝酸甘油缓解心绞痛发作

D. 聚乙二醇 4000 治疗便秘

E. 环丙沙星治疗肠道感染

125. 呋塞米、氯噻嗪、环戊噻嗪与氢氯噻嗪的效价强度与效能比较见下图。对这四种
利尿药的效能和效价强度的分析，错误的是

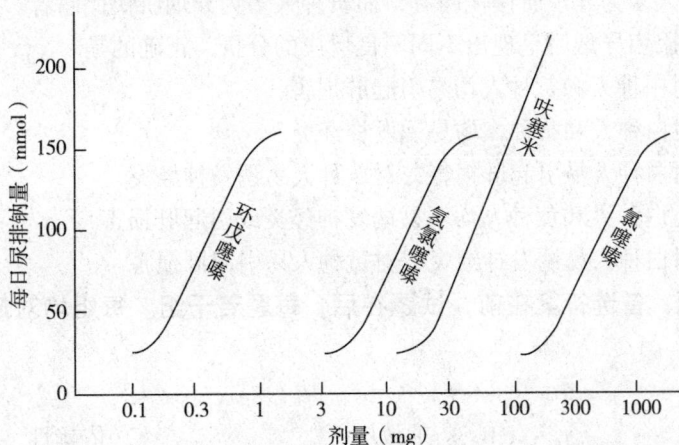

A. 呋塞米的效价强度大于氢氯噻嗪

B. 氯噻嗪的效价强度小于氢氯噻嗪

C. 呋塞米的效能强于氢氯噻嗪

D. 环戊噻嗪与氢氯噻嗪的效能相同

E. 环戊噻嗪的效价强度约为氢氯噻嗪的 30 倍

126. 口服卡马西平的癫痫患者同时口服避孕药可能会造成避孕失败，其原因是

A. 联合用药易导致用药者对避孕药产生耐受性

B. 联合用药导致避孕药首过消除发生改变

C. 卡马西平和避孕药互相竞争血浆蛋白结合部位

D. 卡马西平为肝药酶诱导药，加快避孕药的代谢

E. 卡马西平为肝药酶抑制药，减慢避孕药的代谢

127. 关于药物量－效关系的说法，错误的是

A. 量－效关系是指在一定剂量范围内，药物的剂量与效应具有相关性

B. 量－效关系可用量－效曲线或浓度－效应曲线表示

C. 将药物的剂量或浓度改用对数值作图，则量－效曲线为直方双曲线

D. 在动物试验中，量－效曲线以给药剂量为横坐标

E. 在离体试验中，量－效曲线以药物浓度为横坐标

128. 下列给药途径中，产生效应最快的是

A. 口服给药   B. 经皮给药   C. 吸入给药

D. 肌内注射   E. 皮下注射

129. 患者肝中维生素 K 环氧化物还原酶发生变异，与香豆素类药物的亲和力降低，需要 5～20 倍常规剂量的香豆素类药物才能起到抗凝作用。这种个体差异属于

A. 高敏性   B. 低敏性   C. 变态反应

D. 曾敏反应   E. 脱敏作用

130. 结核患者可根据其对异烟肼乙酰化代谢速度的快慢，分为异烟肼慢代谢者和快代谢者。异烟肼慢代谢者服用相同剂量的异烟肼，其血药浓度比快代谢者高，药物蓄积而导致体内维生素 B_6 缺失；而异烟肼快代谢者则易发生药物性肝炎甚至肝坏死。白种人多为异烟肼慢代谢者，而黄种人多为异烟肼快代谢者。据此，下列对不同种族服用异烟肼呈现出不同不良反应的分析，正确的是

A. 异烟肼对白种人和黄种人均易引起肝损害

B. 异烟肼对白种人和黄种人均易诱发神经炎

C. 异烟肼对白种人易引起肝损害，对黄种人易诱发神经炎

D. 异烟肼对白种人和黄种人均不易诱发神经炎或引起肝损害

E. 异烟肼对白种人易诱发神经炎，对黄种人易引起肝损害

B 型题（配伍选择题，备选答案在前，试题在后，每题若干组。每组均对应同一组备选答案）

[1～2]

A. 药物作用   B. 药理效应   C. 依赖性

　　D. 耐受性　　　　　　　　E. 副作用

1. 去甲肾上腺素与血管平滑肌细胞上的 α 受体结合属于

2. 肾上腺素引起血管收缩、血压上升属于

[3~5]

　　A. 补充疗法　　　　　　　B. 对因治疗　　　　　　C. 对症治疗
　　D. 替代疗法　　　　　　　E. 标本兼治

3. 铁制剂治疗缺铁性贫血属于

4. 阿司匹林退烧属于

5. 中医学提倡"急则治其标，缓则治其本"，有时应

[6~7]

　　A. 耐受性　　　　　　　　B. 抑制作用　　　　　　C. 药物作用
　　D. 兴奋作用　　　　　　　E. 副作用

6. 去甲肾上腺素可直接收缩血管，使血压升高属于

7. 去甲肾上腺素可以反射性地引起心率减慢属于

[8~10]

　　A. 效价　　　　　　　　　B. 亲和力　　　　　　　C. 治疗指数
　　D. 内在活性　　　　　　　E. 安全范围

8. 评价药物作用强弱的指标

9. 评价药物安全性更可靠的指标

10. 决定药物是否与受体结合的指标

[11~13]

　　A. 激动药　　　　　　　　B. 竞争性拮抗药　　　　C. 部分激动药
　　D. 非亲竞争性拮抗药　　　E. 拮抗药

11. 与受体有亲和力，内在活性强的是

12. 与受体有亲和力，无内在活性的是

13. 使激动药与受体结合的量效曲线平行右移，最大效应不变的是

[14~16]

　　A. pD_2　　　　　　　　　B. pA_2　　　　　　　　C. C_{max}
　　D. α　　　　　　　　　　E. t_{max}

14. 反映药物内在活性大小的是

15. 反映激动药与受体亲和力大小的是

16. 反应竞争性拮抗药对其受体激动药的拮抗强度的是

[17~18]

　　A. 斜率　　　　　　　　　B. 最大效应　　　　　　C. 效价强度
　　D. 药理效应强度　　　　　E. 药物剂量

17. 量－效曲线横坐标用哪个指标表示

18. 量－效曲线纵坐标用哪个指标表示

[19～22]

    A. 首次剂量加倍   B. 常用量   C. 阈剂量

    D. 半数致死量   E. 半数有效量

19. 临床治疗疾病一般采用

20. 引起药理效应的最小药量

21. 引起50%最大效应的剂量

22. 口服负荷剂量为常用剂量的2倍，称为

[23～25]

    A. 作用于受体

    B. 影响细胞膜离子通道

    C. 改变细胞周围环境的理化性质

    D. 影响生理活性物质及其转运体

    E. 非特异性作用

23. 丙磺舒用于痛风治疗的作用机制是

24. 补充机体缺乏的维生素的作用机制是

25. 硝苯地平治疗高血压的作用机制是

[26～28]

    A. 饱和性   B. 特异性   C. 可逆性

    D. 高灵敏性   E. 多样性

26. 受体对配体具有高度识别能力，对配体的化学结构与立体结构具有专一性，这一属性属于受体的

27. 受体的数量和其能结合的配体量是有限的，配体达到一定浓度后，效应不再随配体浓度的增加而增加，这一属性属于受体的

28. 同一受体可广泛分布于不同组织或同一组织不同区域，受体密度不同，这一属性属于受体的

[29～31]

    A. 长期使用一种受体的激动药后，该受体对激动药的敏感性下降

    B. 长期使用一种受体的激动药后，该受体对激动药的敏感性增加

    C. 长期应用受体拮抗药后，受体数量或受体对激动药的敏感性增加

    D. 受体对一种类型受体激动药的反应下降，对其他类型受体激动药的反应也不敏感

    E. 受体只对一种类型受体激动药的反应下降，而对其他类型受体激动药的反应不变

29. 受体脱敏表现为

30. 受体增敏表现为

31. 同源脱敏表现为

[32～34]

    A. 完全激动药   B. 竞争性拮抗药   C. 部分激动药

D. 非竞争性拮抗药　　　　　E. 负性激动药

32. 与受体有很高亲和力和内在活性（α=1）的药物是

33. 与受体有很高亲和力，但内在活性不强（α<1）的药物是

34. 与受体有很高亲和力，但缺乏内在活性（α=0），与激动药合用，在增强激动药的剂量或浓度时，激动药的量－效曲线平行右移，但最大效应不变的药物是

[35~36]

　　A. G 蛋白偶联受体

　　B. 配体门控的离子通道受体

　　C. 酪氨酸激酶受体

　　D. 非酪氨酸激酶受体

　　E. 细胞核激素受体

35. M 胆碱受体属于

36. N 胆碱受体属于

37. 肾上腺皮质激素受体属于

[38~42]

　　A. 多巴胺受体

　　B. γ－氨基丁酸（GABA）受体

　　C. 表皮生长因子受体

　　D. 生长激素受体

　　E. 甲状腺激素受体

38. 属于细胞核激素受体的是

39. 属于非酪氨酸激酶受体的是

40. 属于酪氨酸激酶受体的是

41. 属于配体门控的离子通道受体的是

42. 属于 G 蛋白偶联受体的是

[43~44]

　　A. 药物　　　　　　　　B. 环磷腺苷（cAMP）　　　　　C. 环磷鸟苷（cGMP）

　　D. 钙离子　　　　　　　E. 生长因子

43. 属于第一信使的是

44. 属于第三信使的是

[45~47]

　　A. 完全激动药　　　　　B. 部分激动药　　　　　　　　C. 反向激动药

　　D. 竞争性拮抗药　　　　E. 非竞争性拮抗药

45. 吗啡属于

46. 喷他佐辛属于

47. 地西泮属于

[48~51]

　　A. 同源脱敏　　　　　　B. 异源脱敏　　　　　　　　　C. 受体增敏

D. 受体激动   E. 受体拮抗

48. 高血压患者长期应用β受体拮抗药普萘洛尔，突然停药引起血压"反跳"为

49. 磺酰脲类使胰岛素受体敏感性增强为

50. 临床长期应用异丙肾上腺素治疗哮喘，异丙肾上腺素疗效逐渐减弱为

51. 维生素A使胰岛素受体脱敏为

[52~55]

     A. 阿司匹林   B. 维生素 B_2 C. 胰岛素

     D. 地西泮   E. 氨苄西林

52. 对胃肠道黏膜有刺激作用，宜饭后服用的是

53. 饭后服用增加其吸收的是

54. 宜饭前注射的是

55. 宜睡前服用的是

[56~60]

     A. 快速耐受性   B. 交叉耐受性   C. 耐药性

     D. 身体依赖性   E. 多重耐药

56. 肿瘤细胞对化疗药物敏感性降低，称为

57. 由一种药物诱发，同时对其他多种结构和作用机制完全不同的药物产生交叉耐药致使化疗失败，称为

58. 少数药物在短时间内，应用几次后很快产生耐受，称为

59. 化学结构类似或作用机制相同的药物，机体对某药产生耐受性后，又对另一药物的敏感性也降低，称为

60. 连续应用可待因会出现

[61~63]

     A. 口服给药   B. 静脉注射   C. 呼吸道给药

     D. 皮肤黏膜给药   E. 直肠给药

61. 起效最快的给药方式是

62. 最常用、有首关消除的给药方式是

63. 能够避免首关消除的给药方式是

[64~65]

     A. 镇静、解痉和降低血压的作用

     B. 抗支气管哮喘作用

     C. 导泻作用

     D. 抗心律失常作用

     E. 用药部位出现阻滞麻醉作用

64. 硫酸镁口服产生

65. 利多卡因硬脊膜外注射产生

[66~68]

     A. 氯霉素   B. 四环素   C. 氨茶碱

    D. 链霉素   E. 吗啡

66. 儿童应用易造成听觉损害的是

67. 新生儿应用易导致灰婴综合征的是

68. 儿童应用易造成骨骼发育障碍和牙齿黄染的

[69～71]

    A. 3%   B. 10%   C. 30%

    D. 50%   E. 70%

同一药物剂量大小和药物不良反应密切相关，临床用于治疗男性勃起功能障碍的西地那非，69. 用药剂量为 25mg，服药者发生"蓝视"为

70. 用药剂量为 50～100mg 时，"蓝视"发生率为

71. 服药超过 100mg 的患者，服药者"蓝视"发生率为

[72～74]

    A. 阿司匹林   B. 琥珀胆碱   C. 维生素 K

    D. 洋地黄   E. 硝酸甘油

72. 遗传性葡萄糖 - 6 - 磷酸脱氢酶缺乏的患者，服用可引起溶血性贫血的是

73. 遗传性血浆胆碱酯酶活性低下的患者，服用可致呼吸麻痹甚至呼吸停止的是

74. 遗传性肥大性主动脉阻塞的患者，服用会出现异常反应的是

[75～76]

    A. 高敏性   B. 低敏性   C. 种族差异

    D. 特异质反应   E. 种属差异

75. 有些个体对药物剂量反应非常敏感，即在低于常用量下药物作用表现很强烈，称之为

76. 有些个体需使用高于常用量的剂量，方能出现药物效应，称此为

[77～78]

    A. 心脏疾病   B. 肝脏疾病   C. 肾脏疾病

    D. 胃肠疾病   E. 电解质紊乱

77. 某患者服用泼尼松作用减弱，是因为其患有

78. 某患者服用洋地黄类药物易产生心律失常的不良反应，是因为其患有

[79～81]

    A. pH 的影响   B. 离子的作用   C. 胃肠运动的影响

    D. 肠吸收功能的影响   E. 间接作用

79. 服用阿司匹林的患者，若同时服用奥美拉唑会减少其吸收，是由于受到

80. 同时服用甲氧氯普胺会使对乙酰氨基酚的吸收加快，是由于受到

81. 对氨基水杨酸可使与之合用的利福平血药浓度降低一半，是由于受到

[82～84]

    A. 低血糖   B. 出血   C. 粒细胞缺乏症

    D. 麻醉时间延长   E. 新生儿核黄疸

82. 保泰松与甲苯磺丁脲合用会引起

83. 氯贝丁酯与华法林合用会引起

84. 保泰松与华法林合用会引起

[85～88]

    A. 低血糖   B. 出血   C. 粒细胞缺乏症

    D. 麻醉时间延长   E. 新生儿核黄疸

85. 磺胺甲噁唑与甲苯磺丁脲合用会引起

86. 磺胺甲噁唑与甲氨蝶呤合用会引起

87. 磺胺甲噁唑与硫喷妥钠合用会引起

88. 磺胺甲噁唑与胆红素合用会引起

[89～91]

    A. 使抗凝作用减弱   B. 出现佝偻病   C. 哮喘次数增加

    D. 出现排斥作用   E. 肝毒性加重

89. 患者在口服抗凝血药双香豆素期间，加服苯巴比妥会

90. 器官移植患者应用免疫抑制剂环孢素，合用利福平时会

91. 服用泼尼松控制哮喘发作的患者，在加服苯巴比妥之后，可增加

[92～94]

    A. 肝毒性加重

    B. 增强抗凝血作用

    C. 加重呼吸肌的抑制作用

    D. 产生高血压危象

    E. 低血糖休克

92. 口服甲苯磺丁脲的糖尿病患者在同服氯霉素后发生

93. 氯霉素与双香豆素合用会

94. 在静脉滴注普鲁卡因进行全身麻醉期间，加用骨骼肌松弛药琥珀胆碱会

[95～97]

    A. 增加肝毒性   B. 引起痛风   C. 加强降糖作用

    D. 使抗菌活性增强   E. 产生高血压危象

95. 丙磺舒与青霉素合用会

96. 利尿药呋塞米和依他尼酸合用会

97. 双香豆素与氯磺丙脲合用会

[98～100]

    A. 相加作用   B. 增强作用   C. 增敏作用

    D. 生理性拮抗   E. 药理性拮抗

98. 庆大霉素与链霉素合用毒性增加，属于

99. 排钾利尿剂呋塞米可增加洋地黄类对心肌的毒性，属于

100. 可卡因与肾上腺素合用，属于

[101～103]

    A. 生理性拮抗   B. 增强作用   C. 增敏作用

D. 相加作用　　　　　　E. 药理性拮抗

101. 若两药合用的效应是两药分别作用的代数和，称其为

102. 两药合用时的作用大于单用时的作用之和，称其为

103. 某药可使组织或受体对另一药的敏感性增强，称其为

[104~106]

A. 生理性拮抗　　　　B. 增敏作用　　　　C. 脱敏作用

D. 化学性拮抗　　　　E. 药理性拮抗

104. 两种激动药分别作用于生理作用相反的两个特异性受体，称为

105. 当一种药物与特异性受体结合后，阻止激动剂与其结合，称为

106. 某药可使组织或受体对另一药物的敏感性减弱，称为

[107~109]

A. 生理性拮抗作用　　　B. 脱敏作用　　　　C. 生化性拮抗

D. 化学性拮抗　　　　E. 药理性拮抗

107. 普萘洛尔与异丙肾上腺素合用发挥

108. 苯巴比妥诱导肝微粒体酶，使避孕药代谢加速，效应降低，避孕失败，此为

109. 组胺和肾上腺素合用发挥

[110~113]

A. 抗凝作用下降

B. 妨碍溃疡愈合

C. 影响降糖作用

D. 阻碍催眠

E. 抗震颤麻痹作用下降

110. 华法林与维生素 K 合用会

111. 降糖药二甲双胍与糖皮质激素地塞米松合用可能会

112. 催眠药地西泮与咖啡因合用会

113. 左旋多巴与抗精神病药氯丙嗪（有震颤麻痹不良反应者）合用会

[114~117]

A. 相加作用　　　　B. 增强作用　　　　C. 增敏作用

D. 生理性拮抗　　　　E. 药理性拮抗

114. 钙增敏药增强心肌收缩力属于

115. 阿司匹林与对乙酰氨基酚合用属于

116 普鲁卡因注射液中加入少量肾上腺素属于

117 苯海拉明与组胺合用属于

[118~120]

A. pH 的影响

B. 离子的作用

C. 加速胃排空的影响

D. 损害肠黏膜的吸收功能

E. 抗生素的间接作用

118. 同服硫酸亚铁会降低多西环素的血药浓度，属于

119. 同时服用碳酸氢钠会减少氨苄西林的吸收，属于

120. 新霉素与地高辛合用时，地高辛吸收减少，血浆浓度降低，属于

[121～122]

A. 影响机体免疫功能　　B. 影响酶活性　　C. 影响细胞膜离子通道

D. 阻断受体　　E. 干扰叶酸代谢

121. 阿托品的作用机制是

122. 硝苯地平的作用机制是

[123～125]

A. 对受体亲和力强，无内在活性

B. 对受体亲和力强，内在活性弱

C. 对受体亲和力强，内在活性强

D. 对受无体亲和力，无内在活性

E. 对受体亲和力弱，内在活性弱

123. 完全激动药的特点是

124. 部分激动药的特点是

125. 拮抗药的特点是

[126～128]

A. 机体连续多次用药后，其反应性降低，需加大剂量才能维持原有疗效的现象

B. 反复使用具有依赖性特征的药物，会产生一种适应状态，中断用药后产生一系列强烈的症状或损害

C. 病原微生物对抗菌药的敏感性降低甚至消失的现象

D. 连续用药后，可使机体对药物产生生理（心理）的需求

E. 长期使用拮抗药造成受体数量或敏感性提高的现象

126. 戒断综合征是

127. 耐受性是

128. 耐药性是

[129～130]

A. 作用增强　　B. 作用减弱　　C. $t_{1/2}$延长，作用增强

D. $t_{1/2}$缩短，作用减弱　　E. 游离药物浓度下降

129. 肝功能不全时，使用经肝脏代谢或活性的药物（如可的松），可出现

130. 营养不良时，患者血浆蛋白含量减少，使用蛋白结合律高的药物，可出现

[131～132]

A. 镇静、抗惊厥　　B. 预防心绞痛　　C. 抗心律失常

D. 阻滞麻醉　　E. 导泻

131. 静脉滴注硫酸镁可用于

132. 口服硫酸镁可用于

C 型题（综合分析选择题。每题的备选答案中只有一个最佳答案）

[1 ~ 3]

某患者感染细菌出现高热现象，入院时已经因高热出现抽搐现象。医生给予解热药物降低高热患者的体温，还给予了抗生素治疗。

1. 使用抗生素氨苄西林治疗属于
   A. 对症治疗　　　　　B. 对因治疗　　　　　C. 补充疗法
   D. 替代疗法　　　　　E. 标本兼治

2. 使用解热药阿司匹林降低高热患者的体温属于
   A. 对症治疗　　　　　B. 对因治疗　　　　　C. 补充疗法
   D. 替代疗法　　　　　E. 标本兼治

3. 服用阿司匹林出现中毒现象可以采用哪个药物增加其排泄而降低毒性
   A. 克拉维酸　　　　　B. 甲氧苄啶　　　　　C. 舒巴坦
   D. 碳酸氢钠　　　　　E. 丙磺舒

[4 ~ 6]

某药厂研究出一种具有降压作用的 β 受体竞争性拮抗药 A，并对 A 药拮抗 β 受体的特点和降压作用特点进行了研究。

4. 竞争性拮抗药 A 的特点可使激动药量 – 效曲线
   A. 平行左移，最大效应不变
   B. 平行左移，最大效应降低
   C. 平行右移，最大效应不变
   D. 平行右移，最大效应降低
   E. 曲线不移动，最大效应不变

5. 对 A 药的 pA_2 值进行了测定，并与另一 β 受体竞争性拮抗药 B 进行了对比，发现 A 药的 pA_2 大于 B 药的 pA_2，则
   A. A 药拮抗作用强于 B 药
   B. A 药拮抗作用弱于 B 药
   C. A 药拮抗作用等于 B 药
   D. A 药拮抗作用不一定等于 B 药
   E. 无法根据 pA_2 判断 A 药和 B 药的拮抗强度

6. 该药上市后，某高血压患者长期应用此药治疗高血压，突然停药出现血压"反跳"现象，导致血药浓度升高。该药引起的"反跳"现象属于
   A. 异源脱敏　　　　　B. 同源脱敏　　　　　C. 受体增敏
   D. 受体激动　　　　　E. 受体拮抗

X 型题（多项选择题。每题的备选答案中有 2 个或 2 个以上正确答案。少选或多选均不得分）

1. 以下关于药物作用与药理效应的说法，正确的有
   A. 药物作用是药物与机体生物大分子相互作用所引起的初始作用
   B. 药理效应的增强称为兴奋，减弱称为抑制

    C. 药理效应是机体反应的具体表现，是药物作用的结果

    D. 药物作用一般分为局部作用和全身作用

    E. 药理效应在不同器官的同一组织，也可产生不同效应

2. 下列关于药理效应说法正确的有

    A. 去甲肾上腺素与血管平滑肌细胞的 α 受体结合，属于药物作用

    B. 去甲肾上腺素引起的血管收缩、血压上升，为其药理效应

    C. 去甲肾上腺素可直接收缩血管，使血压升高，属于兴奋作用

    D. 去甲肾上腺素反射性地引起心率减慢属于抑制作用

    E. 去甲肾上腺素只能产生兴奋作用

3. 下列对于药物作用的选择性特点描述正确的有

    A. 临床用药一般应尽可能选用选择性高的药物，但效应广泛的药物在复杂病因或诊断未明时也有好处

    B. 药物对受体作用的特异性与药理效应的选择性不一定平行

    C. 药物的选择性一般是相对的，与药物的剂量无关

    D. 药物作用选择性是药物分类和临床应用的基础

    E. 药物作用的选择性有高低之分

4. 下列属于抑制的有

    A. 地西泮催眠

    B. 阿司匹林退热

    C. 去甲肾上腺素引发血管收缩，血压升高

    D. 去甲肾上腺素反射性地引起心率减慢

    E. 肾上腺素引起心肌收缩力加强、心率加快、血压升高

5. 下列属于对因治疗的有

    A. 使用抗生素青霉素杀灭体内溶血性链球菌

    B. 硫酸亚铁片治疗缺铁性贫血

    C. 使用维生素 A 治疗蟾皮病

    D. 使用胰岛素治疗糖尿病

    E. 使用阿司匹林治疗细菌感染引起退烧

6. 下列属于对症治疗的有

    A. 应用解热镇痛药阿司匹林降低高热患者的体温，缓解疼痛

    B. 应用硝酸甘油缓解心绞痛

    C. 抗生素杀灭体内病原微生物

    D. 铁制剂治疗缺铁性贫血

    E. 应用抗高血压药卡托普利降低患者过高的血压

7. 下列关于量–效曲线，描述正确的是

    A. 在一定剂量范围内，药物的剂量增加或减少时，其效应随之增强或减弱

    B. 量–效曲线常以药理效应强度为纵坐标

    C. 量–效曲线常以药物剂量为横坐标

D. 将药物剂量改用对数值作图，呈现典型的直方双曲线

E. 将药物剂量改用对数值作图，呈现典型的 S 形曲线

8. 下列属于量反应的是

A. 存活与死亡　　　　　B. 心率　　　　　　　　C. 尿量

D. 血糖浓度　　　　　　E. 血压

9. 下列属于质反应的是

A. 阳性或阴性　　　　　B. 全或无　　　　　　　C. 存活与死亡

D. 惊厥与不惊厥　　　　E. 睡眠与否

10. 下列关于斜率的描述正确的是

A. 在效应 16%～84% 的区域，量－效曲线几乎呈一直线，其与横坐标夹角的正切值

B. 在效应 5%～95% 的区域，量－效曲线几乎呈一直线，其与横坐标夹角的正切值

C. 斜率大的药物，药量微小的变化，即可引起效应的明显改变

D. 斜率小的药物，药量微小的变化，即可引起效应的明显改变

E. 斜率大小在一定程度上反映了临床用药的剂量安全范围

11. 环戊噻嗪、氢氯噻嗪、呋塞米、氯噻嗪的效价强度和效能见下图，对这四种利尿剂的效价强度和效能的说法正确的是

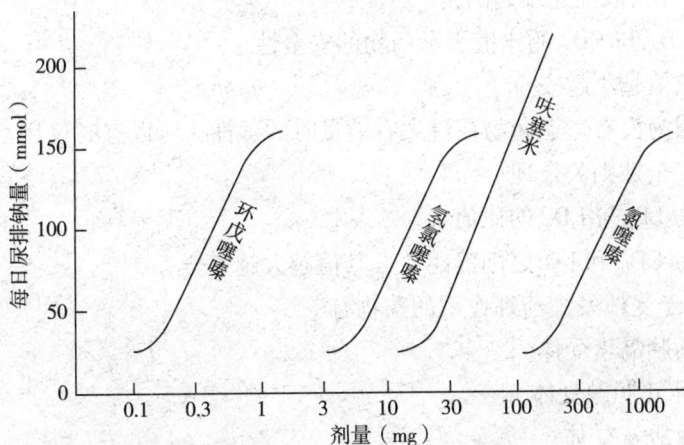

A. 效能最强的是呋塞米

B. 效价强度最小的是氯噻嗪

C. 效价强度最大的是环戊噻嗪

D. 氢氯噻嗪效价强度大于环戊噻嗪，小于氯噻嗪

E. 环戊噻嗪、氢氯噻嗪和氯噻嗪的效能都相同

12. A、B 两种药物制剂的量－效应关系曲线比较见下图，对 A 药和 B 药的安全性分析，正确的是

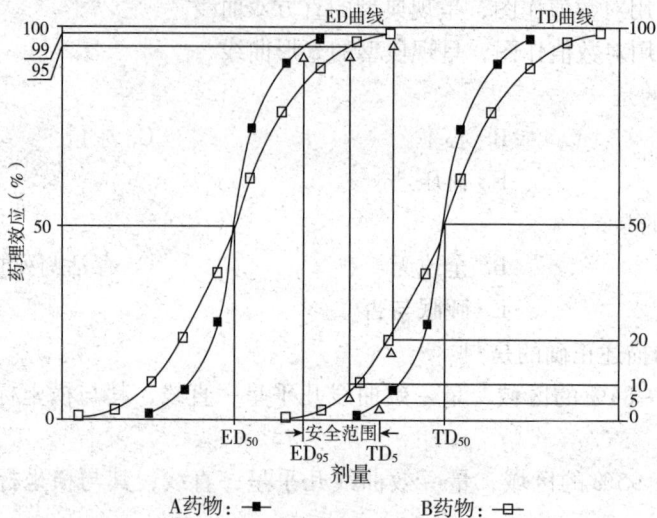

A药物：■ B药物：□

  A. A 药的治疗指数大于 B 药

  B. A 药的安全范围小于 B 药

  C. A 药的治疗指数等于 B 药

  D. A 药的安全范围等于 B 药

  E. A 药的安全范围大于 B 药

13. 关于药物的治疗指数描述正确的是

  A. 常以药物 LD_{50} 与 ED_{50} 的比值表示药物的安全性

  B. 治疗指数数值越小越安全

  C. 治疗指数因为没有考虑药物在最大有效量时的毒性，所以有时仅用治疗指数表示药物的安全性则欠合理

  D. 治疗指数为 LD_5 与 ED_{95} 的比值

  E. 治疗指数为 ED_{95} 和 LD_5 之间的距离，其值越大越安全

14. 下列通过作用于受体发挥药理作用的药物有

  A. 胰岛素激活胰岛素受体

  B. 阿托品阻断 M 胆碱受体

  C. 肾上腺素激活 α 受体

  D. 普萘洛尔阻断 β 受体

  E. 氯沙坦阻断血管紧张素 II 受体

15. 以下通过影响酶的活性而发挥药理作用的药物有

  A. 胃蛋白酶

  B. 苯巴比妥诱导肝药酶

  C. 地高辛抑制 Na^+, K^+ – ATP 酶

  D. 尿激酶激活血浆纤溶酶原

  E. 碘解磷定使胆碱酯酶复活

16. 以下通过影响细胞膜离子通道而发挥药理作用的药物有

A. 局麻药利多卡因抑制 Na^+ 通道

B. 钙通道阻滞药硝苯地平可以阻滞 Ca^{2+} 通道

C. 阿米洛利阻滞肾小管 Na^+ 通道

D. 米诺地尔激活血管平滑肌 ATP 敏感的 K^+ 通道

E. 地尔硫草阻滞 Ca^{2+} 通道

17. 以下通过干扰核酸代谢而发挥药理作用的药物有

  A. 氟尿嘧啶   B. 磺胺甲噁唑   C. 氧氟沙星

  D. 齐多夫定   D. 阿托品

18. 以下通过补充体内生命代谢物质而发挥药理作用的药物有

  A. 胰岛素   B. 铁剂   C. 齐多夫定

  D. 米诺地尔   E. 阿托品

19. 以下通过改变细胞周围环境的理化性质而发挥药理作用的药物有

  A. 口服氢氧化铝中和胃酸

  B. 二巯基丁二酸钠等络合剂用于汞、砷等重金属中毒时的解毒

  C. 甘露醇产生高渗透压而利尿

  D. 渗透性泻药硫酸镁

  E. 血容量扩张剂右旋糖酐

20. 以下通过影响转运体而发挥药理作用的药物有

  A. 利多卡因   B. 丙磺舒   C. 氢氯噻嗪

  D. 硝苯地平   E. 环丙沙星

21. 以下通过影响机体免疫功能而发挥药理作用的药物有

  A. 环孢素   B. 左旋咪唑   C. 丙种球蛋白

  D. 疫苗   E. 丙磺舒

22. 以下属于非特异性作用机制的药物有

  A. 消毒防腐药   B. 碳酸氢钠   C. 氯化铵

  D. 维生素   E. 多种微量元素注射液

23. 下列属于药物作用机制的有

  A. 补充体内物质

  B. 干扰核酸代谢

  C. 影响细胞膜离子通道

  D. 影响机体免疫功能

  E. 非特异性作用

24. 药物与机体作用的靶点有

  A. 受体   B. 酶   C. 离子通道

  D. 核酸   E. 基因

25. 下列属于受体的性质的是

  A. 饱和性   B. 特异性   C. 可逆性

  D. 高灵敏性   E. 多样性

26. 受体的类型有
   A. G 蛋白偶联受体
   B. 配体门控的离子通道受体
   C. 外源性受体
   D. 酶活性受体
   E. 细胞核激素受体

27. 药物与受体相互作用的学说包括
   A. 占领学说　　　　　　B. 速率学说　　　　　　C. 拮抗学说
   D. 二态模型学说　　　　E. 代谢学说

28. 下列属于细胞核激素受体的是
   A. M 胆碱受体　　　　　B. 肾上腺皮质激素受体　　C. 甲状腺素受体
   D. 维生素 A 受体　　　　E. 维生素 D 受体

29. 下列属于配体门控的离子通道受体的是
   A. N 胆碱受体
   B. 兴奋性氨基酸受体
   C. γ-氨基丁酸（GABA）受体
   D. M 胆碱受体
   E. 胰岛素受体

30. 属于酪氨酸激酶受体的是
   A. 生长激素受体　　　　B. 干扰素受体　　　　　　C. 胰岛素受体
   D. 表皮生长因子受体　　E. N 胆碱受体

31. 属于非酪氨酸激酶受体的是
   A. 生长激素受体　　　　B. 干扰素受体　　　　　　C. 胰岛素受体
   D. 表皮生长因子受体　　E. M 胆碱受体

32. 下列属于第一信使的是
   A. 胰岛素　　　　　　　B. 乙酰胆碱　　　　　　　C. 细胞因子
   D. γ-氨基丁酸　　　　　E. 药物

33. 下列属于第二信使的是
   A. 环磷腺苷（cAMP）
   B. 环磷鸟苷（cGMP）
   C. 二酰基甘油（DG）和三磷酸肌醇（IP_3）
   D. 钙离子（Ca^{2+}）
   E. 一氧化氮（NO）

34. 下列属于第三信使的是
   A. 细胞因子　　　　　　B. 生长因子　　　　　　　C. 转化因子
   D. 神经递质　　　　　　E. 一氧化氮（NO）

35. 下图为药物与受体的亲和力及内在活性对量 - 效曲线的影响，下列描述正确的有

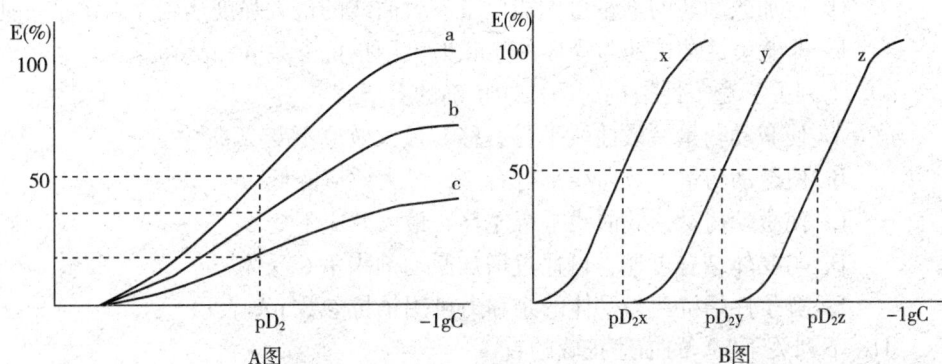

A. a、b、c 三药和受体的亲和力（pD_2）相等，内在活性（E_{max}）不等

B. x、y、z 三药和受体的亲和力（pD_2）不等，内在活性（E_{max}）相等

C. a、b、c 三药和受体的亲和力（pD_2）相等，内在活性（E_{max}）相等

D. x、y、z 三药和受体的亲和力（pD_2）不等，内在活性（E_{max}）不等

E. 无法判断以上各个药物的亲和力和内在活性的大小

36. 关于激动药的描述正确的是

　　A. 激动药与受体既有亲和力又有内在活性

　　B. 内在活性为 1，即 $\alpha = 100\%$ 称为完全激动药

　　C. 内在活性在 0 ~ 1，即 $\alpha < 100\%$ 称为部分激动药

　　D. 有些药物对失活态的受体亲和力大于活化态，药物与受体结合后引起与激动药相反的效应称为反向激动药

　　E. 部分激动药增加剂量，可以达到完全激动药的最大效应

37. 关于部分激动药的描述正确的是

　　A. 内在活性在 0 ~ 1，即 $\alpha < 100\%$

　　B. 内在活性为 1，即 $\alpha = 100\%$

　　C. 即使增加剂量，也不能达到完全激动药的最大效应

　　D. 对失活态的受体亲和力大于活化态

　　E. 可拮抗激动药的部分药理效应

38. 关于完全激动药的描述正确的是

　　A. 内在活性在 0 ~ 1，即 $\alpha < 100\%$

　　B. 内在活性为 1，即 $\alpha = 100\%$

　　C. 对受体有很高的亲和力

　　D. 对失活态的受体亲和力大于活化态

　　E. 吗啡为完全激动药

39. 下列关于非竞争性拮抗药的描述正确的是

　　A. 非竞争性拮抗药与受体形成比较牢固的结合

　　B. 非竞争性拮抗药与受体解离速度慢，或与受体形成不可逆结合而引起受体构型改变，阻止激动药与受体正常结合

　　C. 可使激动药量 - 效曲线平行右移，最大效应不变

D. 增加激动药的剂量也不能使量 – 效曲线的最大强度达到原来水平，使 E_{max} 下降

E. 非竞争性拮抗药与受体的亲和力可用拮抗参数 pA_2 表示

40. 下列关于竞争性拮抗药的描述正确的有

    A. 使激动药量 – 效曲线平行右移，最大效应不变

    B. 使激动药量 – 效曲线平行右移，最大效应降低

    C. 使激动药量 – 效曲线平行左移，最大效应不变

    D. 与受体结合可逆，可通过增加激动剂来争夺受体

    E. 竞争性拮抗药与受体的亲和力可用拮抗参数 pA_2 表示

41. 下列关于 pA_2 的描述正确的有

    A. 竞争性拮抗药与受体的亲和力可用 pA_2 表示

    B. 非竞争性拮抗药与受体的亲和力可用 pA_2 表示

    C. pA_2 值的大小反映竞争性拮抗药对其激动药的拮抗强度

    D. 药物的 pA_2 值越大，其拮抗作用越强

    E. 药物的 pA_2 值越小，其拮抗作用越强

42. 下图为拮抗药的量 – 效曲线，其中描述正确的是

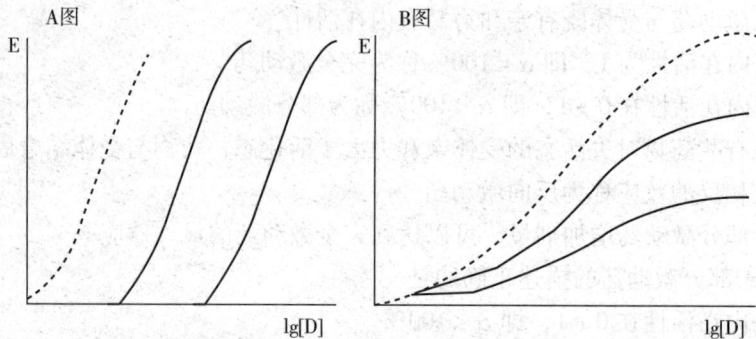

A图 B图

    A. A 图表示竞争性拮抗药的量 – 效曲线

    B. B 图和非竞争性拮抗药的量 – 效曲线

    C. 竞争性拮抗药可通过增加激动药的浓度使其效应恢复到原先单用激动药时的水平

    D. 非竞争性拮抗药与受体结合是可逆的

    E. 非竞争性拮抗药增加激动药的剂量也不能使量 – 效曲线的最大强度达到原来水平

43. 下列属于受体脱敏的是

    A. 临床长期应用异丙肾上腺素治疗哮喘，引起异丙肾上腺素疗效逐渐变弱

    B. 维生素 A 使胰岛素受体敏感性降低

    C. 糖皮质激素使 β 肾上腺素受体敏感性降低

    D. 血管活性肽使 M 胆碱受体敏感性降低

    E. 地西泮使 γ – 氨基丁酸受体敏感性降低

44. 下列属于受体增敏的是

    A. 临床长期应用异丙肾上腺素治疗哮喘，引起异丙肾上腺素疗效逐渐变弱

  B. 高血压患者长期应用 β 受体拮抗药普萘洛尔，突然停药引起血压"反跳"

  C. 磺酰脲类使胰岛素受体敏感性增强

  D. 甲状腺激素使 β 肾上腺素受体敏感性降低

  E. 维生素 A 使胰岛素受体敏感性降低

45. 关于药物剂量的说法，正确的是

  A. 临床一般采用常用剂量

  B. 同一药物在不同剂量时，作用强度不同，用途也可能不同

  C. 同一药物剂量大小和药物不良反应密切相关

  D. 不同个体对同一药物的反应性存在差异

  E. 某些抗生素和磺胺类药物可采用负荷剂量

46. 下列关于给药时间及方法的说法，正确的是

  A. 饭前用药吸收好，作用快

  B. 饭后用药吸收较差，作用慢

  C. 催眠药宜在睡前服用

  D. 对肠溶、缓释、控释制剂口服时应整片吞服

  E. 对胃肠道黏膜有刺激和损伤作用的药物宜饭前服用

47. 影响药物作用的生理因素包括

  A. 年龄   B. 性别   C. 体重与体型

  D. 精神状态   E. 饮酒

48. 影响药物作用的疾病因素包括

  A. 心脏疾病   B. 营养不良   C. 酸碱平衡失调

  D. 电解质紊乱   E. 发热

49. 影响药物作用的遗传因素包括

  A. 种族差异   B. 特异质反应   C. 精神状态

  D. 个体差异   E. 种属差异

50. 下列对联合用药的意义描述正确的是

  A. 提高药物的疗效

  B. 减少药物不良反应

  C. 延缓机体耐受性

  D. 延缓病原体产生耐药性

  E. 联合用药不会出现不利作用

51. 药物与血浆蛋白结合后具有哪些特性

  A. 不呈现药理活性   B. 不能通过血脑屏障   C. 不被肝脏代谢灭活

  D. 不被肾排泄   E. 药理活性增加

52. 药物相互作用对药动学的影响包括

  A. 影响吸收   B. 影响分布   C. 影响排泄

  D. 影响配伍   E. 影响代谢

53. 通过相互竞争血浆蛋白结合部位影响药物的分布而产生毒性的是

A. 阿司匹林增加甲氨蝶呤的肝脏毒性

B. 保泰松与华法林合用会引起出血

C. 水合氯醛使华法林的抗凝血作用加强，引起出血

D. 磺胺药使甲苯磺丁脲的降血糖作用加强，引起低血糖

E. 磺胺药增加甲氨蝶呤出现粒细胞缺乏症的毒性

54. 下列由于药物使药酶活性增加而产生相应作用的是

A. 苯巴比妥与双香豆素合用使其抗凝作用减弱

B. 苯妥英钠与维生素 D 合用易出现佝偻病

C. 利福平与环孢素合用易出现排斥作用

D. 利福平与口服避孕药合用会出现避孕失败

E. 卡马西平与异烟肼合用会导致肝毒性加重

55. 下列由于药物使药酶活性减弱而产生相应作用的是

A. 氯霉素与甲苯磺丁脲合用会出现低血糖休克

B. 用泼尼松治疗哮喘的患者同服苯巴比妥会使哮喘次数增加

C. 雷尼替丁与华法林合用会增强抗凝血作用

D. 普鲁卡因与琥珀胆碱合用会加重呼吸肌的抑制作用

E. 氯霉素与双香豆素合用会延长出血时间或发生出血

56. 下列两药合用会影响药物排泄的是

A. 丙磺舒与青霉素合用

B. 利尿药呋塞米与依他尼酸合用

C. 阿司匹林与甲氨蝶呤合用

D. 双香豆素与氯磺丙脲合用

E. 阿司匹林与碳酸氢钠合用

57. 下列药物属于药酶诱导剂的是

A. 苯巴比妥 　　B. 雷尼替丁 　　C. 苯妥英钠

D. 卡马西平 　　E. 利福平

58. 下列药物属于药酶抑制剂的是

A. 氯霉素 　　B. 西咪替丁 　　C. 异烟肼

D. 红霉素 　　E. 苯妥英钠

59. 下列属于药物效应的协同作用的是

A. 抵消作用 　　B. 脱敏作用 　　C. 增敏作用

D. 增强作用 　　E. 相加作用

60. 下列属于相加作用的是

A. 阿司匹林与对乙酰氨基酚合用

B. β 受体阻断药阿替洛尔与利尿药氢氯噻嗪合用

C. 阿司匹林与可待因片合用

D. 庆大霉素与卡那霉素合用

E. 磺胺甲噁唑与甲氧苄啶合用

61. 下列属于增强作用的是
    A. 磺胺甲噁唑与甲氧苄啶合用
    B. 普鲁卡因与肾上腺素
    C. 克拉霉素、奥美拉唑与阿莫西林合用
    D. 可卡因与肾上腺素合用
    E. 呋塞米与奎尼丁合用

62. 因为药物协同作用而产生毒性的是
    A. 庆大霉素与链霉素合用
    B. 呋塞米与地高辛合用
    C. 庆大霉素与呋塞米合用
    D. 氯化钾与螺内酯合用
    E. 甲氨蝶呤与复方磺胺甲噁唑合用

63. 下列药物合用会产生生理性拮抗的是
    A. 组胺和肾上腺素合用
    B. 单胺氧化酶抑制剂与拟肾上腺素药麻黄碱合用
    C. 三环类抗抑郁药与去甲肾上腺素合用
    D. β 受体拮抗药普萘洛尔与异丙肾上腺素合用
    E. 华法林与维生素 K 合用

64. 下列药物合用会产生拮抗的是
    A. 华法林 + 维生素 K
    B. 甘珀酸 + 螺内酯
    C. 地西泮 + 咖啡因
    D. 氯丙嗪 + 左旋多巴
    E. 普鲁卡因 + 肾上腺素

65. 药物相互作用的预测方法包括
    A. 体外筛选
    B. 根据体外代谢数据预测
    C. 根据患者个体的药物相互作用预测
    D. 采用对照组预测
    E. 采用安慰剂预测

66. 在影响药物作用的因素中，下列属于机体方面因素的是
    A. 生理因素   B. 精神因素   C. 疾病因素
    D. 遗传因素   E. 习惯与环境

67. 在影响药物作用的因素中，下列属于药物方面因素的是
    A. 时辰因素   B. 药物剂量   C. 给药时间
    D. 疗程   E. 剂型与给药途径

68. 属于受体信号转导第二信使的有
    A. 环磷酸腺苷（cAMP）   B. 环磷酸鸟苷（cGMP）   C. 钙离子（Ca^{2+}）

D. 一氧化氮（NO）　　　　E. 乙酰胆碱（Ach）

69. 药物的协同作用包括

A. 增敏作用　　　　B. 脱敏作用　　　　C. 增强作用

D. 相加作用　　　　E. 拮抗作用

第八章　药品不良反应与药物滥用监控

A 型题（最佳选择题，每题的备选答案中只有一个最佳答案）

1. 以下有关"特异质反应"的叙述中，最正确的是
   A. 发生率较高
   B. 是先天性代谢紊乱表现的特殊形式
   C. 与剂量相关
   D. 潜伏期较长
   E. 由抗原抗体的相互作用引起

2. "应用广谱四环素进行抗菌治疗，导致二重感染"属于
   A. 副作用　　　　　　　B. 继发性反应　　　　　　C. 毒性反应
   D. 后遗效应　　　　　　E. 特异性反应

3. 不属于 A 型不良反应的是
   A. 副作用　　　　　　　B. 毒性反应　　　　　　　C. 后遗效应
   D. 首剂效应　　　　　　E. 过敏反应

4. 属于 B 型不良反应的是
   A. 停药综合征　　　　　B. 特异质反应　　　　　　C. 后遗效应
   D. 首剂效应　　　　　　E. 继发反应

5. 关于 B 型不良反应的说法，不正确的是
   A. 与药物常规药理作用无关的异常反应
   B. 与剂量不相关
   C. 与用药者体质有关
   D. 一般容易预测
   E. 发生率较低，死亡率较高

6. 关于 C 型不良反应的说法，正确的是
   A. 与药品本身药理作用无关的异常反应
   B. 与药物常规药理作用无关的异常反应
   C. 由于药物的药理作用增强而引起的不良反应
   D. 一般容易预测
   E. 具有剂量相关性

7. 下列属于 B 型不良反应的是
   A. 普萘洛尔引起的心脏传导阻滞
   B. 抗胆碱药引起的口干

C. 青霉素引起的过敏性休克

D. 非那西丁和间质性肾炎

E. 抗疟药和视觉毒性

8. 在药物按正常用法用量使用时，出现的与治疗目的无关的不适反应，一般反应较轻微，多数可以恢复的是

  A. 副作用   B. 毒性作用   C. 后遗效应

  D. 首剂效应   E. 停药反应

9. 一些患者在初服某种药物时，由于机体对药物作用尚未适应而引起不可耐受的强烈反应是

  A. 变态反应   B. 特异质反应   C. 后遗效应

  D. 首剂效应   E. 特殊毒性

10. 服用沙利度胺的妊娠妇女容易导致胎儿畸形，此不良反应属于

  A. 毒性作用   B. 特异质反应   C. 首剂效应

  D. 继发性反应   E. 特殊毒性

11. 长期服用可乐定降压后突然停药，次日血压可剧烈回升，此不良反应属于

  A. 过敏反应   B. 特异质反应   C. 首剂效应

  D. 继发性反应   E. 停药反应

12. 假性胆碱酯酶缺乏者，应用琥珀胆碱后，由于延长了肌肉松弛作用而常出现呼吸暂停反应，此不良反应属于

  A. 过敏反应   B. 特异质反应   C. 毒性作用

  D. 继发性反应   E. 特殊毒性

13. 若长期应用广谱抗生素（如四环素）可引起葡萄球菌伪膜性肠炎的二重感染，此不良反应属于

  A. 副作用   B. 特异质反应   C. 毒性作用

  D. 继发性反应   E. 首剂效应

14. 服用阿托品解除胃肠痉挛时引起口干、心悸等，此不良反应属于

  A. 副作用   B. 后遗效应   C. 毒性作用

  D. 停药反应   E. 首剂效应

15. 在药品不良反应新的分类方法中，家族性反应属于

  A. A 类反应   B. B 类反应   C. C 类反应

  D. E 类反应   E. F 类反应

16. 在药品不良反应新的分类方法中，撤药反应属于

  A. B 类反应   B. C 类反应   C. D 类反应

  D. E 类反应   E. F 类反应

17. 在药品不良反应新的分类方法中，G 类又称为

  A. 基因毒性反应   B. 未分类反应   C. 过敏反应

  D. 撤药反应   E. 扩大反应

18. 在药品不良反应新的分类方法中，C 类又称为

    A. 基因毒性反应   B. 微生物反应   C. 化学反应

    D. 撤药反应   E. 家族性反应

19. 下列药品不良反应发生的原因中，药物方面的因素有

    A. 给药途径   B. 联合用药   C. 种族差别

    D. 个体差异   E. 药物的剂量与剂型

20. 下列药品不良反应发生的原因中，不属于机体方面因素的是

    A. 种族差别   B. 药物作用的选择性   C. 年龄

    D. 个体差异   E. 用药者的病理状况

21. 按照药品不良反应新的分类方法，抗生素引起的二重感染属于

    A. B 类反应   B. C 类反应   C. D 类反应

    D. E 类反应   E. F 类反应

22. 在药品不良反应因果关系评定依据中，得到如下数据：用药及反应发生时间顺序合理；停药以后反应停止，或迅速减轻或好转；再次使用，反应再现，并可能明显加重；同时有文献资料佐证；并已排除原患疾病等其他混杂因素影响，应判定为

    A. 肯定   B. 很可能   C. 可能

    D. 待评价   E. 无法评价

23. 在药品不良反应因果关系评定依据中，报表缺项太多，因果关系难以定论，资料又无法补充，应判定为

    A. 肯定   B. 可能   C. 可能无关

    D. 待评价   E. 无法评价

24. 药物警戒和药品不良反应检测，共同关注的是

    A. 药物与食物的相互作用

    B. 药物误用

    C. 药物滥用

    D. 合格药品不良反应

    E. 药物用于无充分科学依据并未经核准的适应证

25. 药源性疾病一般不包括

    A. 药物在正常用法、用量情况下所产生的不良反应

    B. 由于超量使用药物而引起的疾病

    C. 由于误服使用药物而引起的疾病

    D. 由于错用以及不正常使用药物而引起的疾病

    E. 由于药物过量导致的急性中毒

26. 新生儿服氯霉素后，可致"灰婴综合征"是机体易感因素中的哪种因素

    A. 乙酰化代谢异常

    B. 葡萄糖 – 6 – 磷酸脱氢酶缺陷

    C. 红细胞生化异常

    D. 性别

E. 年龄

27. 在药品不良反应的因果关系评定依据中，如果再次使用，反应再现，并可能明显加重，则最应判定为
    A. 肯定   B. 很可能   C. 可能无关
    D. 待评价   E. 无法评价

28. 原则上若怀疑出现的病症是由药物所致，首先应采取哪种措施
    A. 首先应停止应用所有药物，终止致病药物继续损害机体，并采取及时的抢救措施
    B. 加强认识，慎重用药
    C. 加强管理，认真贯彻《药品管理法》，加强药品的监督管理，是预防药源性疾病的法律措施
    D. 加强临床药品学服务
    E. 加强医药科普教育

29. 药物流行病学研究的对象是
    A. 药物适应证   B. 疾病   C. 药物不良反应
    D. 人群   E. 药品经济

30. 下列不属于阿片类药物依赖性治疗方法的是
    A. 美沙酮替代治疗   B. 可乐定治疗   C. 东莨菪碱综合治疗
    D. 昂丹司琼抑制觅药   E. 心理干预

31. 不属于精神活性物质的是
    A. 精神药品   B. 酒精   C. 放射性药品
    D. 烟草   E. 麻醉药品

32. 属于精神药品的是
    A. 吗啡   B. 可待因   C. 可卡因
    D. 大麻   E. 氯胺酮

33. 药源性疾病是因药品不良反应发生程度较严重或持续时间过长引起，下列关于药源性疾病的防治，不恰当的是
    A. 依据病情的药物适应证，正确选用药物
    B. 根据对象个体差异，建立合理给药方案
    C. 监督患者用药行为，及时调整给药方案和处理不良反应
    D. 慎重使用新药，实行个体化给药
    E. 尽量联合用药

34. 以下有关"药源性疾病防治的基本原则"的叙述中，不正确的是
    A. 对所用药物均实施血药浓度检测
    B. 加强 ADR 的检测报告
    C. 一旦发现药源性疾病，及时停药
    D. 大力普及药源性疾病的防治知识
    E. 严格掌握药物的适应证和禁忌证，选用药物要权衡利弊

35. 药物流行病学是临床药学与流行病学两个学科相互渗透、延伸发展起来的新的医学研究领域，主要任务不包括
    A. 新药临床实验前药效学研究的设计
    B. 药品上市前临床试验的设计
    C. 上市后药品有效性再评价
    D. 上市后药品不良反应或非预期作用的监测
    E. 国家基本药物的遴选

36. 下列哪个物质是被广为滥用的致幻剂
    A. 可待因　　　　　　　　B. 海洛因　　　　　　　　C. 甲基苯丙胺
    D. 氯胺酮　　　　　　　　E. 苯巴比妥

37. 下列药物中能引起血管神经性水肿的是
    A. 地高辛　　　　　　　　B. 别嘌醇　　　　　　　　C. 利多卡因
    D. 卡托普利　　　　　　　E. 胺碘酮

38. 连续反复地应用精神活性物质，有时机体可表现为对其反应增强，此为
    A. 依赖性　　　　　　　　B. 耐药性　　　　　　　　C. 耐受性
    D. 强化作用　　　　　　　E. 药物敏化

39. 抗肿瘤药物在杀死肿瘤细胞的同时，也能杀伤宿主功能活跃的正常细胞，是因为
    A. 药物作用的选择性　　　B. 药物的附加剂　　　　　C. 药物的剂量和剂型
    D. 药理作用的延伸　　　　E. 药物的质量

40. 暴露于某种药物的基础上研究药源性疾病的是
    A. 病例对照研究　　　　　B. 病例报告　　　　　　　C. 生态学研究
    D. 队列研究　　　　　　　E. 实验性研究

41. 药物不良反应的英文缩写为
    A. UADR　　　　　　　　B. ADE　　　　　　　　　C. ADR
    D. TDM　　　　　　　　　E. SAE

42. 磺胺类药、氯霉素等所致的是
    A. Ⅰ型变态反应　　　　　B. Ⅱ型溶细胞反应　　　　C. Ⅲ型免疫复合物反应
    D. 迟发型Ⅳ型变态反应　　E. 特异质反应

43. 氯贝丁酯中的对氯苯酚是发生皮炎的原因，属于
    A. 药物作用的选择性　　　B. 药物的附加剂　　　　　C. 用药时间
    D. 药理作用的延伸　　　　E. 药物的质量

44. 最早发现严重事件的最有效途径是
    A. 病例对照研究　　　　　B. 病例报告　　　　　　　C. 生态学研究
    D. 横断面调查　　　　　　E. 实验性研究

45. 评价药物疗效和生物制品预防效果的根本方法是
    A. 病例对照研究　　　　　B. 病例报告　　　　　　　C. 生态学研究
    D. 横断面调查　　　　　　E. 随机对照试验

46. 依据新分类方法，药品不良反应按不同反应的英文名称首字母分为 A～H 和 U 九

类。其中 A 类不良反应是指

A. 促进微生物生长引起的不良反应

B. 家族遗传缺陷引起的不良反应

C. 取决于药物或赋形剂的化学性质引起的不良反应

D. 特定给药方式引起的不良反应

E. 药物对人体呈剂量相关的不良反应

47. 应用地西泮催眠，次晨出现的乏力、困倦等反应属于

A. 变态反应　　　　　B. 特异质反应　　　　　C. 毒性反应

D. 副反应　　　　　E. 后遗效应

B 型题（配伍选择题，备选答案在前，试题在后，每题若干组。每组均对应同一组备选答案）

[1~3]

A. 过敏反应　　　　　B. 首剂效应　　　　　C. 副作用

D. 后遗效应　　　　　E. 特异质反应

1. 患者在初次服用哌唑嗪时，由于机体对药物作用尚未适应而引起不可耐受的强烈反应，该反应是

2. 服用地西泮催眠，次晨出现乏力、倦怠等"宿醉"现象，该不良反应是

3. 服用阿托品治疗胃肠绞痛，出现口干等症状，该不良反应是

[4~7]

A. 副作用　　　　　B. 毒性反应　　　　　C. 变态反应

D. 后遗效应　　　　　E. 特异质反应

4. 药物在治疗量时引起的与治疗目的无关的不适反应是

5. 药物剂量过大或体内蓄积过多时发生的危害机体的反应是

6 药物引起的与免疫反应有关的生理功能障碍或组织损伤是

7. 药物引起的与遗传异常有关的不良反应是

[8~10]

A. 年龄　　　　　B. 药物因素　　　　　C. 给药方法

D. 性别　　　　　E. 用药者的病理状况

8. 一般来说，对于药品的不良反应，女性较男性更为敏感

9. 儿童和老人慎用影响水、盐代谢及酸碱平衡的药物

10. 一般人对阿司匹林的过敏反应不常见，但慢性支气管炎患者对其过敏反应发生率却高很多

[11~12]

A. 副作用

B. 继发反应

C. 首剂效应

D. 致畸、致癌、致突变等

E. 特异性反应

11. 按药理作用的关系分型的 B 型 ADR 为

12. 按药理作用的关系分型的 C 型 ADR 为

[13 ~ 14]

    A. 肯定   B. 很可能   C. 可能

    D. 条件   E. 可疑

13. 用药以来的时间顺序是合理的，该反应与已知的药品不良反应相符合，停药后反应停止，重新用药，反应再现，可判定此不良事件与药物之间的因果关系是

14. 用药以来的时间顺序合理，该反应与已知的药品不良反应相符合，停药后反应停止，无法用患者疾病来合理地解释，此不良事件与药物之间的因果关系是

[15 ~ 18]

    A. 药物的附加剂   B. 药物的质量   C. 药物作用延伸

    D. 用药时间   E. 药物作用的选择性

15. 抗恶性肿瘤药物，在杀死肿瘤细胞的同时，也杀伤宿主功能活跃的正常细胞，属于

16. 胶囊染料常会引起固定性皮疹，属于

17. 长期大剂量使用糖皮质激素，能使毛细血管出血，皮肤、黏膜出现红斑、瘀点，出现肾上腺皮质功能亢进，属于

18. 氨苄西林中的蛋白质是发生药疹的原因，属于

[19 ~ 21]

    A. 病例报告   B. 病例交叉研究   C. 病例对照研究

    D. 随机对照试验   E. 病例 – 时间 – 对照研究

19. 属于描述性研究的是

20. 属于分析性研究的是

21. 属于实验性研究的是

[22 ~ 24]

    A. 致幻剂   B. 阿片类   C. 可卡因类

    D. 中枢兴奋药   E. 大麻类

22. 可待因属于

23. 甲基苯丙胺属于

24. 氯胺酮属于

[25 ~ 28]

    A. Ⅰ型变态反应   B. Ⅱ型溶细胞反应   C. Ⅲ型免疫复合物反应

    D. Ⅳ型变态反应   E. 特异质反应

25. 过敏性休克、外源性支气管哮喘、麻疹、血管神经性水肿、食物过敏属于

26. 溶血性贫血、粒细胞减少症、血小板减少性紫癜、输血反应属于

27. 血清病、类风湿性关节炎、内源性支气管哮喘属于

28. 接触性皮炎、药热、移植性排斥反应属于

[29~30]

    A. 描述性研究   B. 分析性研究   C. 实验性研究

    D. 队列研究   E. 病例对照研究

29. 药物流行病学研究的起点是

30. 可以是前瞻性研究，也可以是回顾性研究的是

[31~34]

    A. 葡萄糖–6–磷酸脱氢酶缺陷

    B. 红细胞生化异常

    C. 性别

    D. 年龄

    E. 乙酰化代谢异常

31. 磺胺二甲基嘧啶导致不良反应的原因是

32. 易引起药源性氧化性溶血性贫血的原因是

33. 止痛药引起高铁血红蛋白血症的原因是

34. 两岁以下的幼儿对吗啡特别敏感的原因是

[35~37]

    A. 替代疗法   B. 慢弱类镇静催眠药   C. 5–HT$_3$ 受体阻断药

    D. 终身美沙酮替代治疗   E. 东莨菪碱综合戒毒法

35. 预防复吸采用

36. 可卡因和苯丙胺类依赖性的治疗采用

37. 镇静催眠药产生依赖性的治疗采用

[38~40]

    A. B 类   B. E 类   C. F 类

    D. H 类   E. U 类

38. 别名为撤药反应的是

39. 别名为过敏反应的是

40. 别名为微生物反应的是

[41~43]

    A. 精神依赖   B. 药物耐受性   C. 交叉依赖性

    D. 身体依赖   E. 药物强化作用

41. 滥用药物导致奖赏系统反复、非生理性刺激所致的特殊精神状态

42. 滥用阿片类药物产生药物戒断综合征的药理反应

43. 人体在重复用药条件下形成的一种对药物的反应性逐渐减弱的状态

[44~46]

    A. 药源性急性胃溃疡   B. 药源性肝病   C. 药源性耳聋

    D. 药源性心血管损害   E. 药源性血管神经性水肿

44. 地高辛易引起

45. 庆大霉素易引起

46. 利福平易引起

C 型题（综合分析选择题。每题的备选答案中只有一个最佳答案）

[1~3]

患者，男性，65 岁，患有高血压，应用 β 受体阻断药普萘洛尔降压，治疗一段时间后，自觉病情好转，遂立即停药，之后出现了血压升高等反跳回升现象，原有病情加重的情形。

1. 普萘洛尔属于
    A. 芳氧丙醇胺类 β 受体阻断剂
    B. 芳乙醇胺类 β 受体阻断剂
    C. 芳氧丙醇胺类 α 受体阻断剂
    D. 1，4 - 二氢吡啶类 β 受体阻断剂
    E. 1，4 - 二氢吡啶类 α 受体阻断剂

2. 根据药品不良反应的性质分类，这种情况属于
    A. 后遗效应　　　　　　B. 继发性反应　　　　　　C. 急性毒性
    D. 停药反应　　　　　　E. 特异质反应

3. 普萘洛尔会引起心脏传导阻滞，根据药物不良反应的传统分类，这种情况属于
    A. A 型不良反应　　　　B. B 型不良反应　　　　　C. C 型不良反应
    D. 过敏反应　　　　　　E. 特异质反应

X 型题（多项选择题。每题的备选答案中有 2 个或 2 个以上正确答案。少选或多选均不得分）

1. 下列属于世界卫生组织关于药品不良反应的分类的是
    A. 不良反应　　　　　　B. 不良事件　　　　　　C. 严重不良事件
    D. 非预期不良反应（UADR）E. 信号

2. 下列属于药品不良反应因果关系评定依据的是
    A. 时间相关性　　　　　B. 文献合理性　　　　　C. 撤药结果
    D. 再次用药结果　　　　E. 影响因素甄别

3. 药物警戒的工作内容是
    A. 药品不良反应监测工作
    B. 用药失误或缺乏疗效的报告
    C. 药物相关死亡率的评价
    D. 急性与慢性中毒病例报告
    E. 药物滥用与误用

4. 引起药源性心血管系统损害的药物是
    A. 地高辛　　　　　　　B. 胺碘酮　　　　　　　C. 新斯的明
    D. 奎尼丁　　　　　　　E. 利多卡因

5. 能够引起药源性耳聋与听力障碍的药物是
    A. 庆大霉素　　　　　　B. 布洛芬　　　　　　　C. 卡托普利
    D. 万古霉素　　　　　　E. 四环素

6. 药物流行病学的研究范畴有

A. 药物利用研究

B. 药物有利作用研究

C. 药物经济学研究

D. 药物相关事件和决定因素的分析

E. 药物安全性研究

7. 药物流行病学的描述性研究方法包括

A. 病例报告　　　　　　B. 横断面调查　　　　　　C. 生态学研究

D. 队列研究　　　　　　E. 病例对照研究

8. 下列属于麻醉药品的是

A. 可待因　　　　　　B. 三唑仑　　　　　　C. 美沙酮

D. 印度大麻　　　　　E. 氯胺酮

9. 吸食海洛因后会产生高度依赖性，下列治疗方法有效的是

A. 美沙酮替代治疗

B. 可乐定治疗

C. 东莨菪碱综合戒毒法

D. 预防复吸

E. 使用 5 - HT$_3$ 受体阻断药昂丹司琼治疗

10. 下列能够诱发药源性疾病的因素有

A. 不合理用药

B. 乙酰化代谢异常

C. 葡萄糖 - 6 - 磷酸脱氢酶缺陷

D. 红细胞生化异常

E. 性别

11. 下列属于药物不良事件的有

A. 药品不良反应　　　　B. 药品标准缺陷　　　　C. 药物质量问题

D. 用药失误　　　　　　E. 药物滥用

12. 以下属于副作用的是

A. 阿托品解除胃肠痉挛时引起口干、心悸、便秘

B. 巴比妥类药物引起中枢神经系统过度抑制

C. 哌唑嗪按常规剂量开始治疗常可致血压骤降

D. 麻黄碱引起失眠

E. 服用苯二氮䓬类镇静催眠药物后，次晨仍感乏力、困倦

13. 药物警戒的目的是

A. 评价药物的有效性

B. 规范与用药相关的问题

C. 教育告知患者相关的安全问题

D. 促进安全合理的使用药物

E. 加强不良反应的监控

14. 药品不良反应的宏观评价包括

    A. 信号出现期　　　　　　B. 信号加强期　　　　　　C. 信号检测期

    D. 信号评价期　　　　　　E. 信号减弱期

15. 药物警戒贯穿于药物发展到应用的全过程，包括

    A. 上市前的临床研究　　　B. 药物的研究设计　　　　C. 上市后的临床监测

    D. 动物毒理学实验　　　　E. 药物的药效研究

16. 药物产生毒性反应的原因有

    A. 用药剂量过大　　　　　B. 机体内缺少某种关键酶　　C. 机体有遗传性疾病

    D. 用药时间过长　　　　　E. 机体对药物过于敏感

17. 药物警戒的主要内容

    A. 早期发现未知药品的不良反应及其相互作用

    B. 发现已知药品的不良反应的增长趋势

    C. 分析药品不良反应的风险因素和可能的机制

    D. 对风险、效益评价进行定量分析，发布相关信息，促进药品监督管理和指导临床用药

    E. 国家基本药物的遴选

18. 药物依赖性的治疗原则包括

    A. 控制戒断症状　　　　　B. 预防复吸　　　　　　　C. 回归社会

    D. 消除戒断症状　　　　　E. 心理教育

19. 国际药物滥用管制措施包括

    A. 改进药品管制系统

    B. 在合理用药目标下，使麻醉药品与精神药品的供需达到平衡

    C. 减少对非法药品的需求

    D. 断绝非法来源的药物供应

    E. 减少药物的非法贩运

20. 下列药物可导致药源性肝损害的是

    A. 多西环素

    B. 辛伐他汀

    C. 磺胺甲噁唑 – 甲氧苄啶

    D. 阿莫西林 – 克拉维酸

    E. 异烟肼 – 利福平

21. 根据 Karch 和 Lasagna 评定方法，药品不良反应因果关系评定可以分为

    A. 肯定　　　　　　　　　B. 很可能　　　　　　　　C. 可能

    D. 条件　　　　　　　　　E. 可疑

22. 药物警戒的最终目标是

    A. 为合理、安全地使用药品

    B. 对已上市药品进行风险/效益评价和交流

C. 对患者进行培训、教育，及时反馈相关信息

D. 发现未知药品的不良反应

E. 发现已知药品的不良反应的增长趋势

23. 药源性疾病包括

A. 药物在正常用法、用量情况下所产生的不良反应

B. 由于超量使用药物而引起的疾病

C. 由于误服药物而引起的疾病

D. 由于错用以及不正常使用药物而引起的疾病

E. 药物过量导致的急性中毒

第九章　药物的体内动力学过程

A 型题（最佳选择题，每题的备选答案中只有一个最佳答案）

1. 关于房室模型的概念不正确的是
   A. 房室模型理论是通过建立一个数学模型来模拟机体
   B. 单室模型是指药物进入体内后能迅速在血液与各组织脏器之间达到动态平衡
   C. 房室模型中的房室数一般不宜多于 3 个
   D. 房室概念具有生理学和解剖学的意义
   E. 房室模型中的房室划分是依据药物在体内各组织或器官的转运速率而确定的

2. 下列有关药物表观分布容积的叙述中，叙述正确的是
   A. 表观分布容积大，表明药物在血浆中的浓度小
   B. 表观分布容积表示药物在体内分布的实际容积
   C. 表观分布容积不可能超过体液量
   D. 表观分布容积的单位是升/小时
   E. 表观分布容积具有生理学意义

3. 最常用的药物动力学模型是
   A. 生理药物动力学模型　　　B. 非线性药物动力学模型　　C. 统计矩模型
   D. 隔室模型　　　　　　　　E. 药动－药效链式模型

4. 关于清除率的概念，错误的叙述是
   A. 清除率是指机体或机体的某一部位在单位时间内清除掉的含药血浆体积
   B. 清除率的表达式是 $Cl = (-dX/dt)/C = kX/C$
   C. 清除率的表达式是 $Cl = kV$
   D. 清除率包括了速度与容积两个要素，在研究生理模型时是不可缺少的参数
   E. 清除率没有明确的生理学意义

5. 关于表观分布容积正确的描述是
   A. 体内含药物的真实容积
   B. 体内药量与血药浓度的比值
   C. 有生理学意义
   D. 个体血容量
   E. 给药剂量与 t 时间血药浓度的比值

6. 静脉注射某药 60mg，若初始血药浓度为 $15\mu g/mL$，其表观分布容积 V 为
   A. 20L　　　　　　　　　　B. 4mL　　　　　　　　　　C. 30L
   D. 4L　　　　　　　　　　E. 15L

7. 关于生物半衰期的叙述，错误的是

A. 肾功能、肝功能低下者，药物生物半衰期延长

B. 体内药量或血药浓度下降一半所需要的时间

C. 正常人的生物半衰期基本相似

D. 药物的生物半衰期可以衡量药物消除速度的快慢

E. 具有相似药理作用或结构类似的药物，其生物半衰期相差不大

8. 关于生物半衰期的叙述正确的是

A. 随血药浓度的下降而缩短

B. 随血药浓度的下降而延长

C. 正常人对某一药物的生物半衰期基本相似

D. 与病理状况无关

E. 生物半衰期与药物消除速度成正比

9. 单室模型药物恒速静脉滴注给药，达稳态血药浓度75%所需要的滴注给药时间是

A. 1 个半衰期   B. 2 个半衰期   C. 3 个半衰期

D. 4 个半衰期   E. 5 个半衰期

10. 测得利多卡因的生物半衰期为 3.0h，则它的消除速率常数为

A. $1.5h^{-1}$ B. $1.0h^{-1}$ C. $0.46h^{-1}$

D. $0.23h^{-1}$ E. $0.15h^{-1}$

11. 某药在体内属于一级速度消除过程，其消除速度常数 $k = 0.095\ h^{-1}$，则该药半衰期为

A. 8.0h   B. 7.3h   C. 5.5h

D. 4.0h   E. 3.7h

12. 关于线性药物动力学的说法，错误的是

A. 单室模型静脉注射给药，$\lg C$ 对 t 作图，得到直线的斜率为负值

B. 单室模型静脉滴注给药，在滴注开始时可以静注一个负荷剂量，使血药浓度迅速达到或接近稳态浓度

C. 单室模型口服给药，在血药浓度达峰瞬间，吸收速度等于消除速度

D. 多剂量给药，血药浓度波动与药物半衰期、给药间隔时间有关

E. 多剂量给药，相同给药间隔下，半衰期短的药物容易蓄积

13. 关于单室静脉滴注给药的错误表述是

A. k_0 是零级滴注速度

B. 稳态血药浓度 C_{ss} 与滴注速度 k_0 成正比

C. 稳态时体内药量或血药浓度恒定不变

D. 欲滴注达稳态浓度的99%，需滴注 3.32 个半衰期

E. 静滴前同时静注一个 k_0/k 的负荷剂量，可使血药浓度一开始就达稳态

14. 欲使血药浓度迅速达到稳态，可采取的给药方式是

A. 单次静脉注射给药

B. 单次口服给药

C. 多次静脉注射给药

D. 多次口服给药

E. 首先静脉注射一个负荷剂量，然后恒速静脉滴注

15. 单室模型，单剂量口服给药后的血药浓度变化规律

A. $X = X_0 \cdot e^{-kt} + \dfrac{k_0}{k} \left(1 - e^{-kt}\right)$

B. $X = X_0 \cdot e^{-kt}$

C. $X_0 = C_{ss} \cdot V$

D. $\lg C = -\dfrac{kt}{2.303} + \lg \dfrac{k_a F X_0}{V \left(k_a - k\right)}$

E. $X_c = -\dfrac{X_0 \left(\alpha + k_{21}\right)}{\alpha - \beta} e^{-\alpha t} + \dfrac{X_0 \left(k_{21} - \beta\right)}{\alpha - \beta}$

16. 静脉注射某模型药物，每 10 小时给药 1 次，已知该药 $V = 10$ L，$X_0 = 500$ mg，$k = 0.1 \text{h}^{-1}$，其平均稳态血药浓度是

A. 5mg/L　　　　　　　　B. 50mg/L　　　　　　　　C. 500mg/L

D. 5000mg/L　　　　　　E. 50000mg/L

17. 双室模型药物血药常浓度与时间的关系式中消除速度常数是

A. k_{10}　　　　　　　　B. α　　　　　　　　C. β

D. R　　　　　　　　　E. T_{tag}

18. 表示波动度的是

A. $t_{max} = \dfrac{2.303}{k_a - k} \cdot \lg \dfrac{k_a}{k}$

B. $r = \dfrac{1 - e^{-nk_i\tau}}{1 - e^{-k_i\tau}}$

C. $DF = \dfrac{C_{max} - C_{min}}{\bar{C}} \times 100\%$

D. $C_{max} = \dfrac{F X_0}{V} e^{-kt_{max}}$

E. $AIC = N \cdot \ln R_e + 2P$

19. 表示平均稳态血药浓度的是

A. k_0　　　　　B. $C_{ss} = \dfrac{k_0}{kV}$　　　　　C. $X_u^{\infty} = \dfrac{k_e X_0}{k}$

D. $\bar{C}_{ss} = \dfrac{\int_0^{\tau} C_{ss} dt}{\tau}$　　　　　E. $f_{ss} = 1 - e^{-kt}$

20. 单室模型，多剂量静脉注射给药后的稳态最大血药浓度公式是

A. $\left(C_{\infty}\right)_{max} = \dfrac{X_0}{V} \left(\dfrac{1}{1 - e^{-k\tau}}\right)$

B. $\left(C_{\infty}\right)_{min} = \dfrac{X_0}{V} \left(\dfrac{1}{1 - e^{-k\tau}}\right) \cdot e^{-k\tau}$

C. $\lg (X_u^\infty - X_u) = \lg \dfrac{k_e X_0}{k} - \dfrac{kt}{2.303}$

D. $\lg \dfrac{\Delta X_u}{\Delta t} = \lg k_e X_0 - \dfrac{kt}{2.303}$

E. $-\dfrac{dC}{dt} = \dfrac{V_m \cdot C}{k_m + C}$

21. 关于非线性药物动力学特点的说法，正确的是

    A. 消除呈现一级动力学特征

    B. AUC 与剂量成正比

    C. 剂量增加，消除半衰期延长

    D. 平均稳态血药浓度与剂量成正比

    E. 剂量增加，消除速率常数恒定不变

22. Michaelis – Menten 方程式为

    A. $-\dfrac{dC}{dt} = \dfrac{V_m \cdot C}{k_m + C}$ B. $r = \dfrac{1 - e^{-nk_i\tau}}{1 - e^{-k_i\tau}}$ C. $C_{ss} = \dfrac{k_0}{kV}$

    D. $C_n = \dfrac{X_0 (1 - e^{-nk\tau})}{V (1 - e^{-k\tau})} \cdot e^{-kt}$ E. $\lg \dfrac{\Delta X_u}{\Delta t} = \lg k_e X_0 - \dfrac{kt}{2.303}$

23. 不同企业生产的同一种药物的不同制剂，处方和生产工艺可能不同，评价不同制剂间的吸收速度和程度是否一致，可采取的评价方式是

    A. 生物等效性试验

    B. 微生物限度检查法

    C. 血浆蛋白结合率测定法

    D. 平均停留时间比较法

    E. 稳定性试验

24. 以静脉注射为标准参比制剂求得的生物利用度是

    A. 绝对生物利用度   B. 相对生物利用度   C. 静脉生物利用度

    D. 生物利用度   E. 参比生物利用度

25. 人体生物利用度测定中采集血样的时间至少应为

    A. 1~2 个 $t_{1/2}$ B. 3~5 个 $t_{1/2}$ C. 5~7 个 $t_{1/2}$

    D. 7~9 个 $t_{1/2}$ E. 10 个 $t_{1/2}$

26. 下列有关生物利用度的描述，正确的是

    A. 饭后服用维生素 B_2 将使生物利用度降低

    B. 无定形药物的生物利用度大于稳定型的生物利用度

    C. 药物微粉化后都能增加生物利用度

    D. 药物脂溶性越大，生物利用度越差

    E. 药物水溶性越大，生物利用度越好

B 型题（配伍选择题，备选答案在前，试题在后，每题若干组。每组均对应同一组备选答案）

[1~4]

    A. Cl B. $t_{1/2}$ C. β

    D. V E. AUC

1. 生物半衰期

2. 曲线下的面积

3. 表观分布容积

4. 清除率

[5~8]

    A. 肠肝循环   B. 生物利用度   C. 生物半衰期

    D. 表观分布容积   E. 单室模型

5. 药物在体内消除一半的时间

6. 药物在体内各组织器官中迅速分布并迅速达到动态分布平衡

7. 药物随胆汁进入小肠后被小肠重新吸收的现象

8. 体内药量 X 与血药浓度 C 的比值

[9~12]

    A. $Cl = kV$ B. $t_{1/2} = 0.693/k$ C. MRT

    D. $V = X_0/C_0$ E. AUC

9. 生物半衰期

10. 曲线下的面积

11. 表观分布容积

12. 清除率

[13~14]

    A. 清除率   B. 速率常数   C. 生物半衰期

    D. 绝对生物利用度   E. 相对生物利用度

13. 同一药物相同剂量的试验制剂 AUC 与参比制剂 AUC 的比值称为

14. 单位用"体积/时间"表示的药动学参数是

[15~16]

    A. 药物消除速率常数

    B. 药物消除半衰期

    C. 药物在体内的达峰时间

    D. 药物在体内的峰浓度

    E. 药物在体内的平均滞留时间

15. C_{max} 是指

16. MRT 是指

[17~19]

    A. 0.2303   B. 0.3465   C. 2.0

D. 3.072   E. 8.42

给某患者静脉注射一单室模型药物,剂量为100.0mg,测得不同时刻血药浓度的数据如下表。已知外推出浓度为11.88μg/mL。

t（h）	1.0	2.0	3.0	4.0	5.0	6.0
C（μg/mL）	8.40	5.94	4.20	2.97	2.10	1.48

17. 该药物的半衰期（单位 h）是

18. 该药物的消除速率常数（单位 h^{-1}）是

19. 该药物的表现分布容积（单位 L）是

[20～22]

    A. 清除率   B. 表观分布容积   C. 双室模型

    D. 单室模型   E. 多室模型

20. 反映肾功能的一个指标的是

21. 具有明确的生理学意义的是

22. 反映药物消除的快慢的是

[23～26]

    A. $F = \dfrac{(AUC_{0\to\infty})_{po}}{(AUC_{0\to\infty})_{iv}}$

    B. $C = \dfrac{k_a FX_0}{V(k_a - k)} \cdot (e^{-kt} - e^{-k_a t})$

    C. $C = \dfrac{k_0}{KV} \cdot (1 - e^{-kt})$

    D. $C = C_0 \cdot e^{-kt}$

    E. $C_n = C_0 \cdot \dfrac{1 - e^{-nk\tau}}{1 - e^{-k\tau}} \cdot e^{-kt}$

23. 表示单室模型,单剂量静脉滴注给药后的血药浓度变化规律的是

24. 表示单室模型,单剂量口服给药后的血药浓度变化规律的是

25. 表示单室模型,多剂量静脉注射给药后的血药浓度变化规律的是

26. 表示某口服制剂的绝对生物利用度的是

[27～28]

    A. $C = \dfrac{k_0}{KV} \cdot (1 - e^{-kt})$

    B. $\lg C' = -\dfrac{k}{2.303} \cdot t' + \lg \dfrac{k_0}{Vk}$

    C. $\lg C' = -\dfrac{k}{2.303} \cdot t' + \lg \dfrac{k_0(1 - e^{-kt})}{Vk}$

    D. $\lg C' = -\dfrac{k}{2.303} \cdot t' + \lg C_0$

    E. $\lg X = -\dfrac{k}{2.303} \cdot t + \lg X_0$

27. 单室模型静脉滴注给药的血药浓度随时间变化的关系式是

28. 单室模型静脉注射给药的体内药量随时间变化的关系式是

［29~31］

A.　$MRT = \dfrac{AUMC}{AUC}$ 　　　B.　$C_{ss} = \dfrac{k_0}{kV}$ 　　　C.　$f_{ss} = 1 - e^{-kt}$

D.　$C = \dfrac{k_0}{kV}(1 - e^{-kt})$ 　　　E.　$\dfrac{dX_u}{dt} = k_e X_0 e^{-kt}$

29. 单室模型静脉滴注给药过程中，血药浓度与时间的计算公式是

30. 单室模型静脉滴注给药过程中，稳态血药浓度的计算公式是

31. 药物在体内的平均滞留时间的计算公式是

［32~35］

A. 单室单剂量血管外给药 $C - t$ 关系式

B. 单室单剂量静脉滴注给药 $C - t$ 关系式

C. 单室单剂量静脉注射给药 $C - t$ 关系式

D. 单室多剂量静脉注射给药 $C - t$ 关系式

E. 多剂量函数

32. $C = C_0 e^{-kt}$

33. $C = \dfrac{k_a F X_0}{V(k_a - k)} \cdot (e^{-kt} - e^{-k_a t})$

34. $r = \dfrac{1 - e^{-nk_i \tau}}{1 - e^{-k_i \tau}}$

35. $C = \dfrac{k_0}{kV}(1 - e^{-kt})$

［36~37］

A. $C_n = \dfrac{X_0(1 - e^{-nk\tau})}{V(1 - e^{-k\tau})} \cdot e^{-kt}$

B. $C_n = \dfrac{k_a F X_0}{V(k_a - k)} \left(\dfrac{1 - e^{-nk\tau}}{1 - e^{-k\tau}} \cdot e^{-kt} - \dfrac{1 - e^{-nk\tau}}{1 - e^{-k\tau}} \cdot e^{-k_a t} \right)$

C. $r = \dfrac{1 - e^{-nk_i \tau}}{1 - e^{-k_i \tau}}$

D. $C_n = A \left(\dfrac{1 - e^{-n\alpha\tau}}{1 - e^{-\alpha\tau}} \right) \cdot e^{-\alpha t} - B \left(\dfrac{1 - e^{-n\beta\tau}}{1 - e^{-\beta\tau}} \right) \cdot e^{-\beta t}$

E. $r = \dfrac{1}{1 - e^{-k\tau}}$

36. 单室模型重复静脉注射给药的蓄积系数是

37. 单室模型血管外重复给药，血药浓度与时间的关系式是

［38~41］

A. 血药浓度变化率 　　　B. 蓄积系数 　　　C. 多剂量函数

D. MRT 　　　E. TDM

38. 稳态最小血药浓度与第一次给药后的最小血药浓度的比值

39. 表示血药浓度的波动程度

40. 一阶矩

41. 治疗药物监测

[42 ~ 45]

A. 波动度   B. 相对生物利用度   C. 绝对生物利用度

D. 脆碎度   E. 絮凝度

42. 评价非包衣片在运输过程中，互相碰撞、摩擦损失情况的限量指标是

43. 评价混悬剂质量的参数是

44. 缓（控）释制剂重复多次给药后，峰浓度和谷浓度之差与平均稳态血药浓度的比值称为

45. 血管外给药的 AUC 与静脉注射给药的 AUC 的比值称为

C 型题（综合分析选择题。每题的备选答案中只有一个最佳答案）

[1 ~ 3]

注射用美洛西林/舒巴坦，规格 1.25g（美洛西林 1.0g，舒巴坦 0.25g）。成人静脉注射，符合单室模型。美洛西林表观分布容积 $V = 0.5L/kg$。

1. 体重 60kg 的患者用此药进行呼吸系统感染治疗，希望美洛西林/舒巴坦可达到 0.05g/L，需给美洛西林/舒巴坦的负荷剂量为

A. 1.25g（1 瓶）   B. 2.5g（2 瓶）   C. 3.75g（3 瓶）

D. 5.0g（4 瓶）   E. 6.25g（5 瓶）

2. 关于复方制剂美洛西林钠/舒巴坦的说法，正确的是

A. 美洛西林为"自杀性"β 内酰胺酶抑制剂

B. 舒巴坦是氨苄西林经改造而来，抗菌作用强

C. 舒巴坦可增强美洛西林对 β 内酰胺酶的稳定性

D. 美洛西林具有甲氧肟基，对 β 内酰胺酶具有高稳定作用

E. 舒巴坦属于碳青霉烯类抗生素

3. 注射用美洛西林钠/舒巴坦的质量要求不包括

A. 无异物   B. 无菌   C. 无热原、细菌内毒素

D. 粉末细度与结晶度适宜   E. 等渗或略偏高渗

[4 ~ 5]

为达到安全有效的治疗目的，根据患者的具体情况和药物的药效学与药动学特点而拟定的药物治疗计划称给药方案。

4. 给药方案不包括

A. 剂量   B. 给药间隔时间   C. 给药方法

D. 疗程   E. 疾病诊断

5. 不属于影响给药方案的因素是

A. 药物的药理活性   B. 药物的药动学特性   C. 药物的色泽

D. 患者的年龄   E. 患者的病理状况

X型题（多项选择题。每题的备选答案中有 2 个或 2 个以上正确答案。少选或多选均不得分）

1. 关于隔室模型的概念正确的有
   A. 同一药物在不同研究中可能采用不同的房室模型
   B. 一室模型是指药物在机体内迅速分布，成为动态平衡的均一体
   C. 是最常用的动力学模型
   D. 一室模型中药物在各个器官和组织中的浓度均相等
   E. 隔室概念比较抽象，有生理学和解剖学的直观性

2. 关于双室模型正确的叙述有
   A. 双室模型是将机体看成药物分布速率不同的两个单元组成的体系
   B. 中央室是由血液和血流非常丰富的组织、器官组成
   C. 周边室是由血液供应不丰富的组织、器官组成
   D. 药物在中央室和周边室之间不存在交换与分配
   E. 血液中的药物向周边室分布慢

3. 生物半衰期是指
   A. 药物吸收一半所需的时间
   B. 药效下降一半所需的时间
   C. 血药浓度下降一半所需的时间
   D. 体内药量减少一半所需的时间
   E. 药物与血浆蛋白结合一半所需的时间

4. 下列有关药物表观分布容积的叙述中，叙述正确的是
   A. 表观分布容积大，表明药物在血浆中浓度小
   B. 表观分布容积表明药物在体内分布的实际容积
   C. 表观分布容积有可能超过体液量
   D. 表观分布容积的单位是升或升/千克
   E. 表观分布容积具有明确的生理学意义

5. 关于药物动力学中用"速度法"从尿排泄数据求算药物动力学的有关参数的正确描述是
   A. 至少有一部分药物从肾排泄而消除
   B. 须采用中间时间 t 中来计算
   C. 必须收集全部尿量（7 个半衰期，不得有损失）
   D. 误差因素比较敏感，试验数据波动大
   E. 所需时间比"亏量法"短

6. 影响达峰时间 t_{max} 的药物动力学参数有
   A. k B. V C. X_0
   D. F E. k_a

7. 非线性动力学中两个最基本的参数是
   A. K B. V C. Cl

D. K_m E. V_m

8. 关于生物利用度的测定方法，叙述正确的有

   A. 采用双周期随机交叉试验设计

   B. 洗净期为药物的 3~5 个半衰期

   C. 整个采样时间至少 7 个半衰期

   D. 多剂量给药计划要连续测定 3 天的峰浓度

   E. 所用剂量不得超过临床最大剂量

9. 用于表达生物利用度的参数有

   A. AUC B. Cl C. t_{max}

   D. k E. C_{max}

10. 给药方案个体化方法有

   A. 比例法   B. 拟合度法   C. 一点法

   D. 重复一点法   E. 亏量法

11. 给药方案设计的一般原则应包括

   A. 安全范围广的药物不需要严格的给药方案

   B. 对于治疗指数小的药物，需要制定个体化给药方案

   C. 对于表现出非线性动力学特征的药物，需要制定个体化给药方案

   D. 给药方案设计和调整，常需要进行血药浓度监测

   E. 给药方案设计和调整，需要在临床治疗以前进行

第十章　药品质量与药品标准

A 型题（最佳选择题，每题的备选答案中只有一个最佳答案）

1. 关于《中国药典》，最正确的说法是
   A. 一部药物分析的书
   B. 收载所有药物的法典
   C. 一部药物词典
   D. 我国制定的药品标准的法典
   E. 我国中草药的法典

2. 在 2015 年版《中国药典》中，通用的测定方法收载在
   A. 目录部分　　　　B. 凡例部分　　　　C. 正文部分
   D. 通则部分　　　　E. 索引部分

3. 对《中国药典》中所用名词（例：试药、计量单位、温度等）做出解释的属药典哪一部分内容
   A. 附录　　　　　　B. 凡例　　　　　　C. 制剂通则
   D. 正文　　　　　　E. 一般鉴别试验

4. 《中国药典》收载药品的中文名称为
   A. 商品名　　　　　B. 法定名　　　　　C. 化学名
   D. 英译名　　　　　E. 学名

5. 药品中文名称的命名应按照
   A. 《中国药典》规定　　B. 中国药品法定名称　　C. 中国药品通用名称
   D. 中国药品专用名称　　E. 国际非专利药品名

6. 药物的英文名应尽量采用世界卫生组织制定的
   A. ChP　　　　　　B. INN　　　　　　C. CADN
   D. BNF　　　　　　E. BHP

7. 在《中国药典》中，通用的测定方法收载在
   A. 目录部分　　　　B. 凡例部分　　　　C. 正文部分
   D. 附录部分　　　　E. 索引部分

8. JP 与 USP 的正文内容均不包括
   A. 作用与用途　　　B. 性状　　　　　　C. 参与标准
   D. 贮藏　　　　　　E. 确认试验

9. 药品质量标准中不属于性状项下的内容为
   A. 熔点　　　　　　B. 吸收系数　　　　C. 溶解性
   D. 外观、臭、味　　E. 不溶性微粒

10.《中国药典》采用符号 cm^{-1} 表示的计量单位名称是

    A. 长度   B. 体积   C. 波数

    D. 黏度   E. 密度

11.《中国药典》采用的法定计量单位名称与符号中，密度为

    A. mm   B. mL   C. Pa

    D. cm^{-1} E. kg/m^3

12. $3 < n \leqslant 300$ 时，取样的件数应为

    A. 每件取样   B. 10   C. 50

    D. $n^{1/2} + 1$ E. $(n^{1/2}) / 2 + 10$

13. 药物纯度合格是指

    A. 对患者无害

    B. 绝对不存在杂质

    C. 符合分析纯度的规定

    D. 含量符合药典的规定

    E. 不超过该药物杂质限量的规定

14. 某药厂生产的维生素 C 要外销到英国，其质量的控制应根据

    A.《卫生部药品质量标准》B.《中华人民共和国药典》   C. 国际药典

    D. BP   E. USP

15. 按《中国药典》精密量取 50mL 某溶液时，宜选用

    A. 50mL 量筒   B. 50mL 移液管   C. 50mL 滴定管

    D. 50mL 量瓶   E. 100mL 量筒

16. 测定旋光度时的测定温度为

    A. 15℃   B. 20℃   C. 25℃

    D. 30℃   E. 35℃

17.《中国药典》规定"熔点"系指

    A. 固体初熔时的温度

    B. 固体全熔时的温度

    C. 供试品在毛细管中收缩时的温度

    D. 固体熔化时自初熔至全熔时的一段温度

    E. 供试品在毛细管中开始局部液化时的温度

18. 关于熔点的说法，正确的是

    A. 液体药物的物理性质

    B. 不加供试品的情况下，按样品测定方法，同法操作

    C. 用对照品代替样品同法操作

    D. 用作药物的鉴别，也可反映药物的纯度

    E. 可用于药物的鉴别、检查和含量测定

19.《中国药典》收载的熔点测定方法有几种？测定易粉碎固体药品的熔点应采用哪一法

A. 2 种，第一法　　　　　B. 4 种，第二法　　　　C. 3 种，第一法

D. 4 种，第一法　　　　　E. 3 种，第二法

20. 关于内服液体制剂标签的叙述，正确的是

    A. 药瓶标签为白底蓝字或黑字

    B. 药瓶标签为蓝底红字或黄字

    C. 药瓶标签为蓝底红字或黑字

    D. 药瓶标签为白底红字或黄字

    E. 药瓶标签为红底蓝字或黑字

21.《中国药典》规定，贮藏项下的"冷处"是指

    A. 不超过 20℃　　　　B. 避光并不超过 20℃　　　　C. 0 ~ 5℃

    D. 2 ~ 10℃　　　　　E. 10 ~ 30℃

22.《中国药典》规定的"阴凉处"是指

    A. 放在阴暗处，温度不超过 2℃

    B. 放在阴暗处，温度不超过 10℃

    C. 避光、温度不超过 20℃

    D. 温度不超过 20℃

    E. 放在室温避光处

23. 对《中国药典》规定的项目与要求的理解，错误的是

    A. 如果注射剂规格为"1mL : 10mg"，是指每支装药量为 1mL，含有主药 10mg

    B. 如果片剂规格为"0.1g"，指的是每片中含有主药 0.1g

    C. 贮藏条件为"密闭"，是指将容器密闭，以防止尘土及异物进入

    D. 贮藏条件为"遮光"，是指用不透光的容器包装

    E. 贮藏条件为"在阴凉处保存"，是指保存温度不超过 10℃

24.《中国药典》规定，称取某药 2g 系指

    A. 称取的重量可为 1.5 ~ 2.5g

    B. 称取的重量可为 1.95 ~ 2.05g

    C. 称取的重量可为 1.95 ~ 2.005g

    D. 称取的重量可为 1.995 ~ 2.005g

    E. 称取的重量可为 1 ~ 3g

25.《中国药典》规定，称取"2.0g"是指称取

    A. 1.5 ~ 2.5g　　　　B. 1.95 ~ 2.05g　　　　C. 1.4 ~ 2.4g

    D. 1.995 ~ 2.005g　　　E. 1.94 ~ 2.06g

26.《中国药典》规定，称取"2.00g"系指

    A. 称取重量可为 1.5 ~ 2.5g

    B. 称取重量可为 1.95 ~ 2.05g

    C. 称取重量可为 1.995 ~ 2.005g

    D. 称取重量可为 1.9995 ~ 2.0005g

    E. 称取重量可为 1 ~ 3g

27. 药典规定取用量 "约" 若干时，系指取用量不得超过规定量的

A. ±0.1%   B. ±1%   C. ±5%

D. ±10%   E. ±2%

28. 中国药典规定取用量为 "约" 1g 时，系指取用量是

A. 0.9～1.1g   B. 0.90g   C. 1.10g

D. 1.0g   E. 0.6g

29. 原料药含量百分数如未规定上限，系指不超过

A. 100.1%   B. 101.0%   C. 100.0%

D. 100%   E. 110.0%

30. 《中国药典》规定 "精密称定" 时，系指重量应准确至所取重量的

A. 百分之一   B. 千分之一   C. 万分之一

D. 百分之十   E. 千分之三

31. 测得值与真实值接近的程度称

A. 精密度   B. 准确度   C. 定量限

D. 相对误差   E. 偶然误差

32. 在测定条件有小的变动时，测定结果不受其影响的承受程度应是

A. 专属性   B. 耐用性   C. 准确度

D. 检测限   E. 重现性

33. 专属性是指

A. 有其他组分共存时，不用标准对照可准确测得被测物含量的能力

B. 表示工作环境对分析方法的影响

C. 有其他组分共存时，该法对供试物能准确测定的最低值

D. 有其他组分共存时，该法对供试物能准确测定的最高值

E. 有其他组分共存时，分析方法能准确地测出被测组分的特性

34. 回收率属于药物分析方法验证指标中的

A. 精密度   B. 准确度   C. 检测限

D. 定量   E. 线性与范围

35. 含量限度是指

A. 测得药物的最高量

B. 用规定的检测法测得药品中有效物质含量的限度

C. 测得药物的含量

D. 用法定方法测得药物含量的限度

E. 用规定的检测方法测得药物的准确含量

36. 化学分析法测定药物含量的特点是

A. 专属性强

B. 方便、快速

C. 称为含量测定或效价测定

D. 精密度高、准确度好

E. 与药物作用强度有很好的相关性

37. 滴定分析中，一般利用指示剂的突变来判断化学计量点的到达，在指示剂变色时停止滴定，这一点为

    A. 化学计量点   B. 滴定分析   C. 滴定终点

    D. 滴定等当点   E. 滴定误差

38. 滴定分析中，滴定反应进行完全的一点称为

    A. 等当点   B. 滴定分析   C. 化学计量点

    D. 滴定终点   E. 滴定误差

39. 非水碱量法采用的指示剂是

    A. 酚酞   B. 溴酚蓝   C. 淀粉

    D. 结晶紫   E. 酚红

40. 《中国药典》所收载的亚硝酸钠滴定法中指示终点的方法是

    A. 电位法   B. 永停法   C. 外指示剂法

    D. 内指示剂法   E. 自身指示剂法

41. 铈量法中常用的滴定剂是

    A. 碘   B. 高氯酸   C. 硫酸铈

    D. 亚硝酸钠   E. 硫代硫酸钠

42. 红外光谱图中，$1650 \sim 1900 cm^{-1}$ 处具有强吸收峰的基团是

    A. 甲基   B. 羰基   C. 羟基

    D. 氰基   E. 苯环

43. 根据 Lambert – Beer 定律，吸收度与浓度和光路长度之间的正确关系式是

    A. $A = -\lg T = -\lg I_0/I = Ec$

    B. $A = -\lg T = -\lg I_0/I = cl$

    C. $A = \lg T = -\lg I/I_0 = cl$

    D. $A = \lg T = -\lg I_0/I = Ecl$

    E. $A = -\lg T = -\lg I/I_0 = Ecl$

44. 检验记录作为实验的第一手资料

    A. 应保存一年

    B. 应妥善保存以备查

    C. 待检验报告发出后可销毁

    D. 待复合无误后可自行处理

    E. 在必要时应作适当修改

45. "药品检验报告书"必须有

    A. 送检人签名和送检日期

    B. 检验者、送检者签名

    C. 送检单位公章

    D. 详细的实验记录

    E. 检验者、复核者签名和负责人签名或盖章

46. 临床上，治疗药物检测常用的生物样品是
    A. 全血　　　　　　　　B. 血浆　　　　　　　　C. 唾液
    D. 尿液　　　　　　　　E. 粪便

47. 高效液相中流动相极性大于固定相的称为
    A. RP – HPLC　　　　　B. HPTLC　　　　　　　C. NP – HPLC
    D. LLPC　　　　　　　E. HPCE

48. 放射免疫法与荧光免疫法的区别在于
    A. 抗体不同　　　　　　B. 亲和力不同　　　　　C. 标准抗原不同
    D. 标记物不同　　　　　E. 原理不同

49. 表示生物样品测定方法准确度的是
    A. 检测限　　　　　　　B. 定量限　　　　　　　C. 精密度
    D. 线性范围　　　　　　E. 回收率

50. 在色谱定量分析中，采用内标法的目的是
    A. 提高灵敏度　　　　　B. 改善分离度　　　　　C. 改善精密度
    D. 增加稳定性　　　　　E. 增加选择性

51. 表示生物介质中药物最低可测度的是
    A. 检测限　　　　　　　B. 定量限　　　　　　　C. 线性范围
    D. 最低检测浓度　　　　E. 可信限

52. 一般在进行全项检验后，按质量标准出具检验报告，其"检验项目"项下应依次列出
    A. 【性状】、【鉴别】、【检查】、【含量测定】
    B. 【性状】、【检查】、【鉴别】、【含量测定】
    C. 【含量测定】、【性状】、【鉴别】、【检查】
    D. 【检查】、【含量测定】、【性状】、【鉴别】
    E. 【鉴别】、【性状】、【检查】、【含量测定】

53. 非无菌药品被某些微生物污染后可能导致其活性降低，所以多数非无菌制剂需进行微生物限度检查。常用于药品微生物限度检查的方法是
    A. 平皿法　　　　　　　B. 铈量法　　　　　　　C. 碘量法
    D. 色谱法　　　　　　　E. 比色法

54. 《中国药典》对药品质量标准中含量（效价）限度的说法，错误的是
    A. 原料药的含量限度是指有效物质所占的百分比
    B. 制剂含量限度一般用含量占标示量的百分率表示
    C. 制剂效价限度一般用效价占标示量的百分率表示
    D. 抗生素效价限度一般用重量单位（mg）表示
    E. 原料药含量测定的百分比一般是指重量百分比

55. 临床治疗药物监测的前提是体内药物浓度的准确测定，在体内药物浓度测定中，如果抗凝剂、防腐剂可能与被监测的药物发生作用，并对药物浓度的测定产生干扰，则检测样品宜选择

  A. 汗液　　　　　　　B. 尿液　　　　　　　C. 全血

  D. 血浆　　　　　　　E. 血清

56. 某药物采用高效液相色谱法检测，药物响应信号强度随时间变化的色谱图及参数如下，其中可用于该药物含量测定的参数是

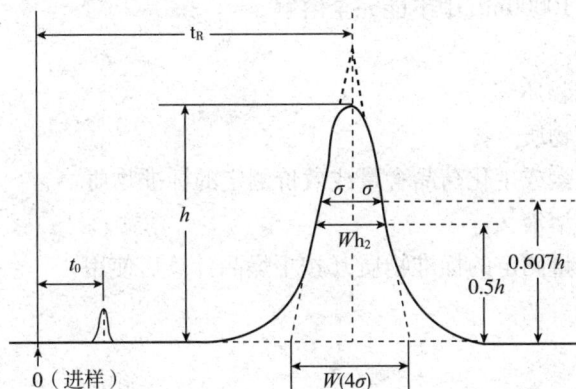

  A. t_0　　　　　　　　B. t_R　　　　　　　C. W

  D. h　　　　　　　　E. σ

B 型题（配伍选择题，备选答案在前，试题在后，每题若干组。每组均对应同一组备选答案）

  [1~2]

   A. BP　　　　　　　B. USP　　　　　　　C. Ch. P

   D. EP　　　　　　　E. LF

  1.《美国药典》的缩写是

  2.《欧洲药典》的缩写是

  [3~5]

   A. 1.5~2.5g　　　　B. ±10%　　　　　C. 1.95~2.05g

   D. 百分之一　　　　E. 千分之一

  3.《中国药典》规定"称定"时，指称取重量应准确至所取重量的

  4. 取用量为"约"若干时，指该量不得超过规定量的

  5. 称取"2g"指称取重量可为

  [6~10]

   A. kPa　　　　　　B. Pa·s　　　　　C. mm^2/s

   D. cm^{-1}　　　　　E. μm

  6. 波数

  7. 压力

  8. 运动黏度

  9. 动力黏度

  10. 长度

[11～12]
　　A. 极易溶解　　　　　　B. 易溶　　　　　　　C. 极微溶解
　　D. 几乎不溶或不溶　　　E. 微溶
11. 溶质 1g（mL）能在溶剂不到 1mL 中溶解
12. 溶质 1g（mL）在溶剂 10000mL 中不能完全溶解

[13～14]
　　A. 用作色谱测定的内标物质
　　B. 配制标准溶液的标准物质
　　C. 用于生物检定、抗生素或生化药品含量或效价测定的标准物质
　　D. 浓度准确已知的标准溶液
　　E. 用于鉴别、检查、含量测定的标准物质（按干燥品计算后使用）
13. 标准品
14. 对照品

[15～19]
　　A. 有效性检查　　　　　B. 均一性检查　　　　　C. 纯度检查
　　D. 安全性检查　　　　　E. 测定含量
15. 含氟有机药物"含氟量"的检查
16. 片剂含量均匀度检查是
17. 药品中杂质的检查是
18. 原料药中重金属的检查是
19. 注射液中热原的检查是

[20～24]
　　A. 百分吸收系数　　　　B. 比旋度　　　　　　　C. 折光率
　　D. 熔点　　　　　　　　E. 沸点
20. $[\alpha]_D^t$ 表示
21. n_D^t 表示
22. $E_{1cm}^{1\%}$ 表示
23. mp 表示
24. bp 表示

[25～28]
　　A. 色谱定性分析　　　　B. 柱效计算　　　　　　C. 色谱定量分析
　　D. 色谱分离度　　　　　E. 色谱峰对称性
25. 两峰保留时间与半峰宽
26. 峰面积
27. 半峰宽
28. 保留时间

[29～33]
　　A. 结晶紫　　　　　　　B. 碘化钾－淀粉　　　　C. 荧光黄

    D. 酚酞   E. 邻二氮菲

下列各指示液分别与哪些滴定方法相对应

29. 亚硝酸钠法

30. 吸附指示剂法

31. 非水碱量法

32. 酸碱滴定法

33. 铈量法

[34~36]

    A. 高氯酸滴定液   B. 亚硝酸钠滴定液   C. 氢氧化钠滴定液

    D. 硫酸铈滴定液   E. 硝酸银滴定液

以下药物含量测定所使用的滴定液是

34. 盐酸普鲁卡因

35. 苯巴比妥

36. 地西泮

C 型题（综合分析选择题。每题的备选答案中只有一个最佳答案）

[1~3]

    某药厂生产的一批左氧氟沙星片，规格为 0.1g，批号 20141002，共 1600 盒，有效期 2 年。于 2015 年 2 月 10 日进行销售发货，发货前进行检验。

1. 该检验类型属于

    A. 出厂检验   B. 委托检验   C. 抽查检验

    D. 复核检验   E. 进口药品检验

2. 该药品的有效期至

    A. 2016 年 10 月 1 日   B. 2016 年 10 月 2 日   C. 2016 年 10 月 3 日

    D. 2016 年 9 月 30 日   E. 2016 年 11 月 1 日

3. 检查前应进行取样，取样量为

    A. 40   B. 31   C. 30

    D. 26   E. 21

[4~7]

    体内药物分析旨在通过各种分析手段，了解药物在体内的数量与质量变化，获得药物动力学的各种参数、药物在体内的生物转化、代谢方式和途径等信息。

4. 不属于体内药物分析特点的是

    A. 干扰杂质多

    B. 对分析方法的灵敏度和专属性要求不高

    C. 样品量少

    D. 要求较快提供结果（临床用药监护、中毒解救等）

    E. 要有可以进行复杂样品分析的设备

5. 不属于影响液 – 液提取因素的是

    A. 水相 pH   B. 提取溶剂   C. 离子强度

D. 有机相和水相体积　　　E. 药物的剂型

6. 利用 HPLC 检测体内样品，常用检测器表述错误的是

A. 紫外检测器最常用，用于具有 π–π 共轭及 N–π 共轭结构的化合物

B. 光电二极管阵列检测器 DAD，多用于无紫外吸收的化合物

C. 荧光检测器 FD，用于能产生荧光或其衍生物能发荧光的物质

D. 电化学检测器，适用于具有氧化还原性质的化合物的检测

E. 蒸发光散射检测器 ELSD，主要用于糖类、高分子化合物、高级脂肪酸、氨基酸等无紫外吸收的化合物

7. 不属于内标选择原则的是

A. 内标物的保留时间应与待测物 t_R 值相差尽可能大

B. 内标与被测物为同系物

C. 内标与被测物结构相似

D. 内标与被测物理化性质相似

E. 内标与被测物相差一个化学元素

X 型题（多项选择题。每题的备选答案中有 2 个或 2 个以上正确答案。少选或多选均不得分）

1. 药品标准正文内容，除收载有名称、结构式、分子式、分子量与性状外，还载有

A. 鉴别　　　　　　　B. 检查　　　　　　　C. 含量测定

D. 药动学参数　　　　E. 不良反应

2. 《中国药典》规定的标准品是指

A. 用于鉴别、检查、含量测定的标准物质

B. 除另有规定外，均按干燥品（或无水物）进行计算后使用

C. 用于抗生素效价测定的标准物质

D. 用于生化药品中含量测定的标准物质

E. 由国务院药品监督管理部门指定的单位制备、标定和供应

3. 制定药品质量标准应遵循以下原则

A. 必须坚持质量第一的原则

B. 制定质量标准要有针对性

C. 检验方法的选择，应根据"准确、灵敏、简便、快速"的原则

D. 制定质量标准要有广泛性

E. 质量标准中限度的规定，在保证药品质量的前提下，根据生产所能达到的实际水平来制定

4. 美国药典

A. 缩写是 USP

B. USP 与 NF 合并出版

C. USP–NF 的基本内容包括凡例、通则和标准正文

D. USP 收载有原料药和剂型的标准

E. NF 收载药用辅料的标准与 NF 合并出版

5.《中国药典》的基本结构包括

    A. 凡例   B. 正文   C. 附录

    D. 目录   E. 索引

6. 对照品系指

    A. 自行制备、精制、标定后使用的标准物质

    B. 由国务院药品监督管理部门指定的单位制备、标定和供应

    C. 按效价单位（或 μg）计

    D. 均按干燥品（或无水物）进行计算后使用

    E. 均应附有使用说明书、质量要求、使用有效期和装量等

7. 标准品系指

    A. 用于生物检定的标准物质

    B. 用于抗生素含量或效价测定的标准物质

    C. 用于生化药品的质量或效价测定的标准物质

    D. 用于校正检定仪器性能的标准物质

    E. 用于鉴别、杂质检查的标准物质

8. 药品质量标准分析方法验证指标包括

    A. 准确度与精密度   B. 线性与范围   C. 专属性

    D. 检测限   E. 定量限

9. 在药物分析中，精密度是表示该法的

    A. 正确性

    B. 重现性

    C. 专属性

    D. 一组测量值彼此符合的程度

    E. 测量值与真值接近的程度

10. 药品质量标准的主要内容有

    A. 贮藏   B. 类别   C. 含量测定

    D. 鉴别、检查   E. 名称、性状

11. 在药品检验中化学鉴别法有

    A. 颜色反应   B. 沉淀反应   C. 气体生成反应

    D. 焰火反应   E. 红外光谱

12. 药物的熔点

    A. 能鉴别药物的真伪   B. 反映药物的黏度   C. 是物理常数

    D. 是化学常数   E. 反映药物的纯度

13. 下列酸碱指示剂中在酸性区域变色的有

    A. 溴甲酚绿   B. 甲基橙   C. 甲基红

    D. 酚酞   E. 百里酚酞

14. 可用非水碱量法测定含量的药物有

    A. 地西泮   B. 肾上腺素   C. 硫酸阿托品

D. 水杨酸二乙胺 E. 马来酸氯苯那敏

15. 氧化还原法中常用的滴定液是

A. 碘滴定液 B. 硫酸铈滴定液 C. EDTA 滴定液

D. 亚硝酸钠滴定液 E. 硝酸银滴定液

16. 下列属于氧化还原滴定法的是

A. 碘量法 B. 溴量法 C. 铈量法

D. 铬酸钾法 E. 亚硝酸钠滴定法

17. 亚硝酸钠滴定法中，可用于指示终点的方法有

A. 自身指示剂法 B. 酸碱指示剂法 C. 永停法

D. 外指示剂法 E. 内指示剂法

18. 采用亚硝酸钠法测定含量的药物有

A. 苯巴比妥 B. 盐酸丁卡因 C. 苯佐卡因

D. 醋氨苯砜 E. 盐酸去氧肾上腺素

19. 属于药品监督管理行政机构的有

A. 国家食品药品监督管理局（SFDA）

B. 中国食品药品检定研究院

C. 省、自治区、直辖市食品药品监督管理局

D. 地区、市食品药品监督管理局

E. 县、县级市食品药品监督管理局

20. 药品质量监督检验的类型有

A. 抽查性检验和委托检验 B. 注册检验 C. 国家检验

D. 进口检验 E. 复验

21. 药品质量标准分析方法验证内容

A. 准确度

B. 精密度（包括重复性、中间精密度和重现性）

C. 专属性

D. 检测限和定量限

E. 线性范围和耐用性

22. 药品检验报告是对药品质量作出的技术鉴定，规范的检验报告应做到

A. 依据准确，数据无误

B. 结论明确，文字简洁

C. 书写清晰，格式规范

D. 每份检验报告可填写同厂家、同品种、同检验项目的三批次样品数据

E. 每份检验报告可填写同厂家、不同品种、同检验项目的三批次样品数据

23. 检验原始记录是出具检验报告的依据，是对实际操作的真实记录，是进行技术总结和科学研究的原始资料。为保证药品检验工作的科学性和规范化，检验原始记录必须做到

A. 完整 B. 真实 C. 不得涂改

D. 检验人签名　　　　　　E. 送检人签名

24. 检验人员在检验前，应注意检验样品的标签（标识或说明书）与所填检验卡（表）的内容是否相符，并逐一填写、核对以下信息
    A. 检品的编号、品名和规格
    B. 检品的批号和有效期
    C. 检品的来源和检验目的
    D. 收样检验的日期
    E. 样品的数量（含检验数量、留样数量）

25. 以下为左氧氟沙星的部分报告书，其中合格的项目有

检验项目	标准	检验结果
液相色谱	主峰保留时间应与对照品的一致	主峰保留时间与对照品的一致
紫外光谱	应在 226.294nm 波长处有最大吸收，在 263nm 波长处有最小吸收	在 226.294nm 波长处有最大吸收，在 263nm 波长处有最小吸收
杂质 A	≤0.3%	0.3%
其他单杂	≤0.3%	0.2%
其他总杂	≤0.7%	0.8%
含量测定	标示量为 90.0% ~110.0%	110.1%

    A. 紫外光谱　　　　　　B. 杂质 A　　　　　　C. 其他单杂
    D. 其他总杂　　　　　　E. 含量测定

26. 属于体内药物分析方法学研究的稳定性试验内容有
    A. 长期贮存稳定性　　　B. 短期室温稳定性　　　C. 冷冻－解冻稳定性
    D. 贮备液稳定性　　　　E. 流动相稳定性

27. 影响血药浓度的因素有
    A. 机体因素
    B. 病理因素
    C. 遗传因素（代谢酶活性差异）
    D. 药物因素
    E. 环境因素

28. 体内药物检测常用的生物样本有
    A. 血液　　　　　　　　B. 尿液　　　　　　　　C. 唾液
    D. 粪便　　　　　　　　E. 病理组织

29. 关于非无菌药品的微生物限度标准正确表述的是
    A. 非无菌药品的微生物限度标准是基于药品的给药途径和对患者健康潜在的危害以及药品的特殊性而制定的
    B. 用于手术、严重烧伤、严重创伤的局部给药制剂应符合无菌检查法规定
    C. 在需氧菌总数、霉菌和酵母菌总数标准中 10^1 cfu 表示可接受的最大菌数为 20

D. 在需氧菌总数、霉菌和酵母菌总数标准中 10^2 cfu 表示可接受的最大菌数为 200

E. 在需氧菌总数、霉菌和酵母菌总数标准中 10^3 cfu 表示可接受的最大菌数为 2000

30. 临床治疗药物的药动学参数通常基于血药浓度的获得，常用的检测血药浓度的方法有

A. 红外分光光度法（IR）

B. 薄层色谱法（TLC）

C. 酶免疫法（ELISA）

D. 高效液相色谱法（HPLC）

E. 液相色谱 – 质谱联用法（LC – MS）

31. 关于生物利用度测定中分析方法的基本要求，叙述正确的是

A. 首选色谱法

B. 特异性要求能测定出原形药物和代谢产物的总含量即可

C. 检测限至少能检测出 3 ~ 5 个半衰期样品中的浓度

D. 绝对回收率要求在 90% ~ 100% 之间

E. 标准曲线应覆盖高浓度范围，低浓度范围可以外推

第十一章　常用药物的结构特征与作用

第一节　精神与中枢神经系统疾病用药

A 型题（最佳选择题，每题的备选答案中只有一个最佳答案）

1. 精神病患者在服用盐酸氯丙嗪后，若在日光强烈照射下易发生光过敏反应。产生光过敏反应的原因是
   A. 氯丙嗪分子中的吩噻嗪环遇光被氧化后，与体内蛋白质发生反应
   B. 氯丙嗪分子中的硫原子遇光被氧化成亚砜，与体内蛋白质发生反应
   C. 氯丙嗪分子中的 2 – 氯键遇光分解产生自由基，与体内蛋白质发生反应
   D. 氯丙嗪分子中的侧链碳原子遇光被氧化成羰基，与体内蛋白质发生反应
   E. 氯丙嗪分子中的侧链氮原子遇光被氧化成 N 氧化物后，与体内蛋白质发生反应

2. 源于地西泮活性代谢产物的药物是
   A. 依替唑仑　　　　　B. 三唑仑　　　　　C. 艾司唑仑
   D. 奥沙西泮　　　　　E. 硝西泮

3. 下列药物中，哪一个药物为阿片受体拮抗剂
   A. 盐酸曲马多　　　　B. 羟考酮　　　　　C. 盐酸哌替啶
   D. 盐酸纳洛酮　　　　E. 酒石酸布托啡诺

4. 含有乙内酰脲结构，具有"饱和代谢动力学"特点，能使代谢酶饱和的抗癫痫药是
   A. 苯巴比妥　　　　　B. 苯妥英钠　　　　C. 卡马西平
   D. 戊巴比妥　　　　　E. 硫喷妥钠

5. 下列关于利培酮描述错误的是
   A. 运用拼合原理设计得到
   B. 为一种非经典的抗精神病药物
   C. 体内代谢生成帕利哌酮有活性
   D. 为三环类药物
   E. 含有苯并异噁唑结构

6. 奋乃静在空气中或日光下放置会渐变为红色，分子中不稳定的结构部分为
   A. 羟基　　　　　　　B. 哌嗪环　　　　　C. 侧链部分
   D. 苯环　　　　　　　E. 吩噻嗪环

7. 巴比妥类药物决定药物作用时间长短的因素是

A. 5 位取代基   B. 嘧啶环   C. 内酰胺键

D. 1 位的 N   E. 2 位的羰基

8. 下列哪个药物为 5 - 羟色胺重摄取抑制剂

 A. 氟西汀   B. 阿米替林   C. 舒必利

 D. 卡马西平   E. 阿普唑仑

9. 卡马西平属于哪一类抗癫痫药物

 A. 丁二酰亚胺类

 B. 巴比妥类

 C. 二苯并氮杂䓬类

 D. 苯二氮䓬类

 E. 丁酰苯类

10. 在 1，4 - 苯二氮䓬类结构的 1，2 位并入三唑环，生物活性明显增强，原因是

 A. 药物对代谢的稳定性增加

 B. 药物对受体的亲和力增加

 C. 药物的极性增大

 D. 药物的亲水性增大

 E. 药物对代谢的稳定性及对受体的亲和力均增大

11. 盐酸阿米替林的作用机制为

 A. 单胺氧化酶抑制剂

 B. 5 - 羟色胺重摄取抑制剂

 C. 去甲肾上腺素重摄取抑制剂

 D. 多巴胺受体阻断剂

 E. 5 - 羟色胺受体阻断剂

12. 下列含有 4 - 苯胺基哌啶结构的镇痛药是

 A. 哌替啶   B. 纳洛酮   C. 曲马多

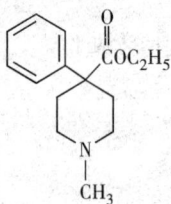 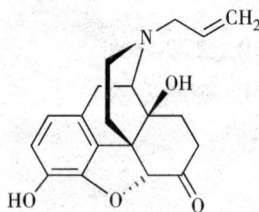 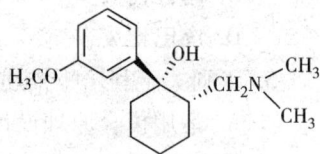

 D. 枸橼酸芬太尼 E. 盐酸美沙酮

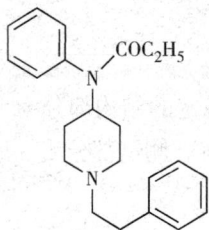 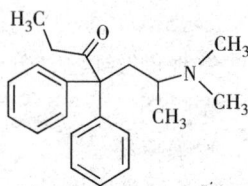

13. 含有咪唑并吡啶结构，为非苯二氮䓬类镇静催眠药的是

A. 唑吡坦　　　　　　　　　B. 佐匹克隆　　　　　　　　　C. 地西泮

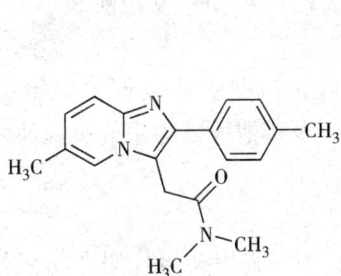　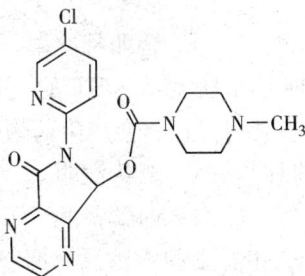　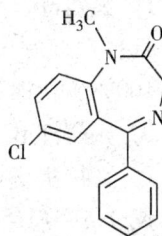

D. 艾司唑仑　　　　　　　　E. 苯巴比妥

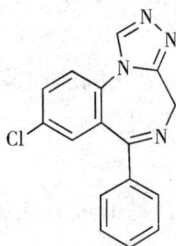　　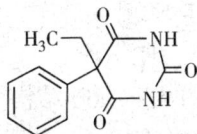

14. 下列巴比妥类药物中起效快、作用时间最短的是

A. 苯巴比妥　　　　　　B. 戊巴比妥　　　　　　C. 司可巴比妥

D. 硫喷妥　　　　　　　E. 巴比妥酸

15. 下列通过运用拼合原理设计的非经典的抗精神病药物是

A. 地西泮　　　　　　　B. 艾司唑仑　　　　　　C. 利培酮

D. 氯丙嗪　　　　　　　E. 卡马西平

16. 在丙米嗪2位引入氯原子的二苯并氮杂䓬类抗抑郁药，具有起效快的特点，同时还能抗焦虑的是

A. 阿米替林　　　　　　　　B. 氯米帕明　　　　　　　　C. 地昔帕明

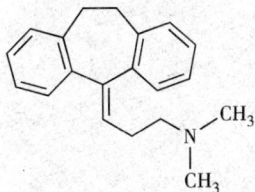　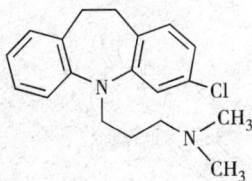　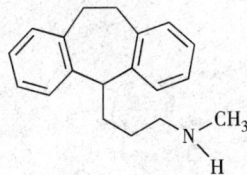

D. 氟西汀　　　　　　　　　E. 文拉法辛

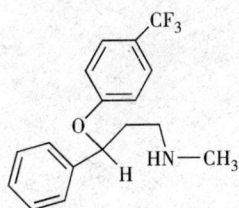　　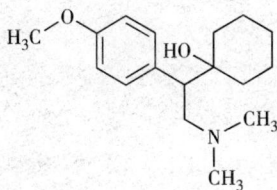

17. 具有两个几何异构体，Z 型异构体抑制 5 - 羟色胺重摄取的活性较强，E 型异构体抑制去甲肾上腺素重摄取的活性较优的药物是
    A. 阿米替林　　　　　　 B. 多塞平　　　　　　 C. 文拉法辛
    D. 氟西汀　　　　　　　 E. 舍曲林

18. 选择性抑制中枢神经系统对 5 - HT 的再吸收，口服吸收良好，生物利用度为 100%，代谢物的半衰期很长，会产生药物积蓄及排泄缓慢现象的抗抑郁药是
    A. 氟西汀 B. 舍曲林　　 C. 氯伏沙明
    D. 文拉法辛　　　　　　 E. 西酞普兰

19. 属于 5 - 羟色胺 - 去甲肾上腺素重摄取抑制剂，O - 去甲初级代谢产物在药理活性和功能上几乎和原药等价的是
    A. 帕罗西汀　　　　　　 B. 舍曲林　　　　　　 C. 氟伏沙明
    D. 文拉法辛　　　　　　 E. 艾司西酞普兰

20. 分子中有氨基酮结构，用于吗啡、海洛因等成瘾造成的戒断症状的治疗药物是
    A. 美沙酮　　　　　　　 B. 吗啡　　　　　　　 C. 芬太尼
    D. 哌替啶　　　　　　　 E. 纳洛酮

21. 在苯二氮䓬结构的 1，2 位并上三氮唑结构，其脂溶性增加，易通过血脑屏障，产生较强的镇定催眠作用的药物是
    A. 地西泮　　　　　　　 B. 奥沙西泮　　　　　 C. 氟西泮

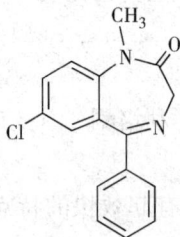 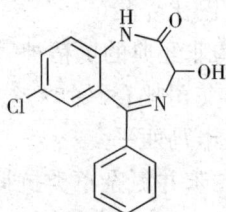 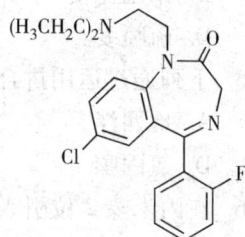

    D. 阿普唑仑　　　　　　 E. 氟地西泮

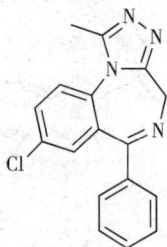 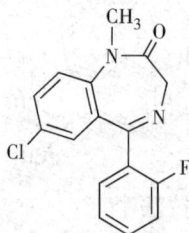

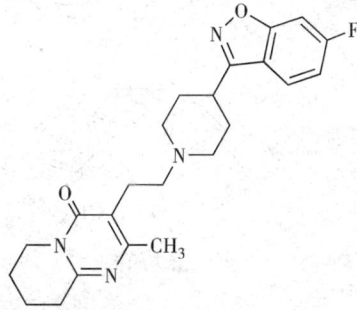

22. 非经典抗精神病药利培酮

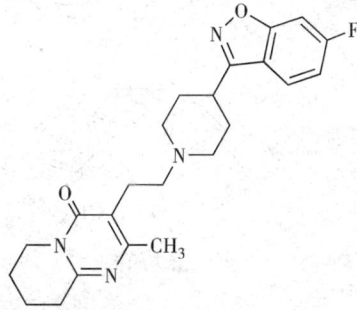 的活性代谢产物是

A. 氯氮平　　　　　　B. 氯噻平　　　　　　C. 齐拉西酮

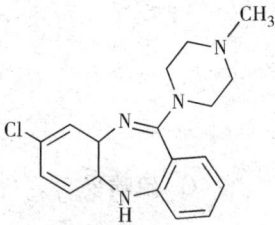

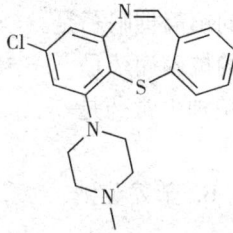

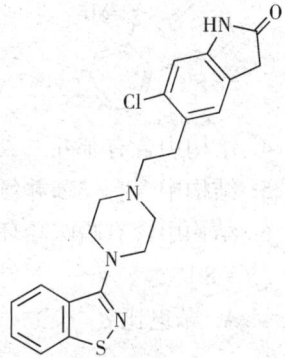

D. 帕利哌酮　　　　　　　　　　　　　　　　E. 阿莫沙平

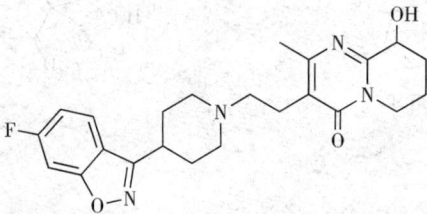

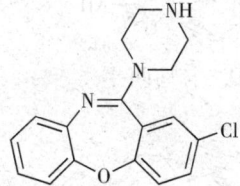

B 型题（配伍选择题，备选答案在前，试题在后，每题若干组。每组均对应同一组备选答案）

[1~3]

A. 氟西汀　　　　　　B. 艾司佐匹克隆　　　　　　C. 艾司唑仑

D. 齐拉西酮　　　　　　E. 美沙酮

1. 口服吸收好，生物利用度高，属于 5 - 羟色胺摄取抑制剂的抗抑郁药是

2. 因左旋体引起不良反应，而以右旋体上市，具有短效催眠作用的药物是

3. 可用于阿片类成瘾替代治疗的氨基酮类药物是

[4~6]

A. 地西泮　　　　　　B. 卡马西平　　　　　　C. 苯巴比妥

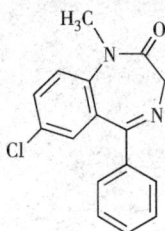 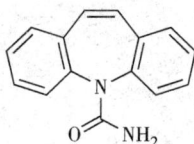 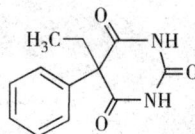

D. 苯妥英钠   E. 奋乃静

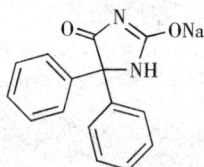 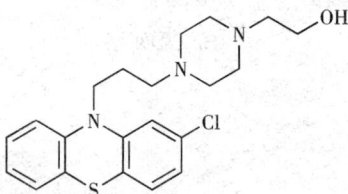

4. 结构中含有苯并二氮草环的镇静催眠药是

5. 结构中含有二苯并氮草环的抗癫痫药是

6. 结构中含有吩噻嗪环的抗精神失常药是

[7~8]

A. 苯巴比妥   B. 苯妥英钠   C. 硫喷妥

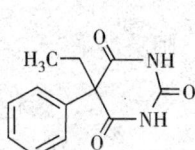 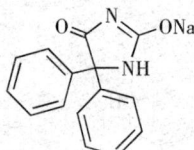 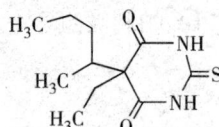

D. 卡马西平   E. 奥卡西平

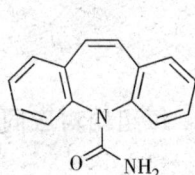 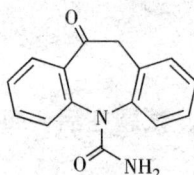

7. 含有环状丙二酰脲结构，在体内作用时间较长的抗癫痫药是

8. 含有乙内酰脲结构，具有"饱和代谢动力学"特点的抗癫痫药是

[9~11]

A. 瑞芬太尼   B. 苯妥英钠   C. 阿普唑仑

D. 卡马西平   E. 地西泮

9. 具有起效快，维持时间短，在体内迅速被非特异性酯酶代谢为羧酸衍生物的是

10. 在代谢过程中，主要代谢产物为环氧化物的是

11. 在代谢过程中，主要代谢产物为C3 – 羟基化合物的是

X 型题（多项选择题。每题的备选答案中有 2 个或 2 个以上正确答案。少选或多选均不得分）

1. 关于苯并二氮杂䓬类的镇静催眠药构效关系正确的是
   A. 苯并二氮杂䓬母核是必须基团
   B. 7 位引入吸电子取代基吸电子越强，作用越强
   C. 3 位引入羟基极性增加，毒性增加
   D. 5 位取代苯环的 2′ 位引入体积小的吸电子基团可使活性减弱
   E. 苯并二氮䓬的 1，2 位并上三（氮）唑环，活性显著增加

2. 下列含有两个手性中心的抗抑郁药物有
   A. 氟西汀　　　　　　　B. 舍曲林　　　　　　　C. 阿米替林
   D. 帕罗西汀　　　　　　E. 西酞普兰

3. 下列关于中枢性镇痛药曲马多的描述正确的是
   A. 为微弱的 μ 阿片受体激动剂
   B. 分子中有两个手性中心，临床用其外消旋体，镇痛作用得益于两者的协同性和互补性作用
   C. （＋）－曲马多主要抑制 5 – HT 重摄取
   D. （－）－曲马多是去甲肾上腺素重摄取抑制剂和肾上腺素能 α_2 受体激动剂
   E. 曲马多对呼吸抑制的作用强，成瘾性大

4. 根据吗啡及合成镇痛药的共同药效构象提出了吗啡受体活性部位模型，按照这个模型，主要结合点为
   A. 一个负离子部位
   B. 一个正离子部位
   C. 一个适合芳环的平坦区
   D. 一个与烃基链相适应的凹槽部位
   E. 一个与羟基相适应的凹槽部位

5. 下列哪些药物具有苯并二氮䓬母核
   A. 艾司唑仑　　　　　　B. 硝西泮　　　　　　　C. 卡马西平
   D. 地西泮　　　　　　　E. 阿米替林

6. 以下叙述哪些与氟西汀相符
   A. 为 5 – 羟色胺重摄取抑制剂
   B. 为去甲肾上腺素重摄取抑制剂
   C. 结构中含有手性碳原子
   D. 口服生物利用度高，代谢产物去甲氟西汀仍然具有活性
   E. 结构中含有三氟甲基

7. 以下哪些符合吩噻嗪类抗精神病药的构效关系
   A. 2 位被吸电子基团取代时活性增强
   B. 吩噻嗪侧链碱性氨基与环之间相隔 3 个碳原子为宜
   C. 10 位侧链末端的氮为叔胺，以哌嗪取代的侧链作用最强

    D. 吩噻嗪环10位氮原子换成碳原子，再通过双键与侧链相连，得到噻吨类抗精神病药

    E. 碱性侧链末端含伯醇基时，常与长链脂肪酸做成酯，可使作用时间延长

8. 下列用拼合原理设计合成的非经典抗精神病药物有

    A. 利培酮   B. 帕利哌酮   C. 氯氮平

    D. 阿莫沙平   E. 齐拉西酮

9. 下列抗抑郁药物中，代谢产物仍然具有抗抑郁活性的药物有

    A. 盐酸氟西汀

    B. 文拉法辛

    C. 舍曲林

    D. 盐酸帕罗西汀

    E. 盐酸阿米替林

10. 下列具有三环结构的药物有

    A. 氯丙嗪   B. 奋乃静

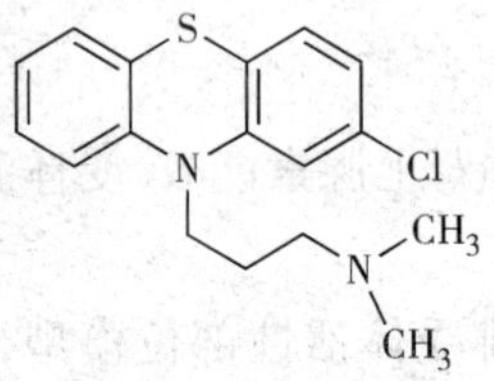

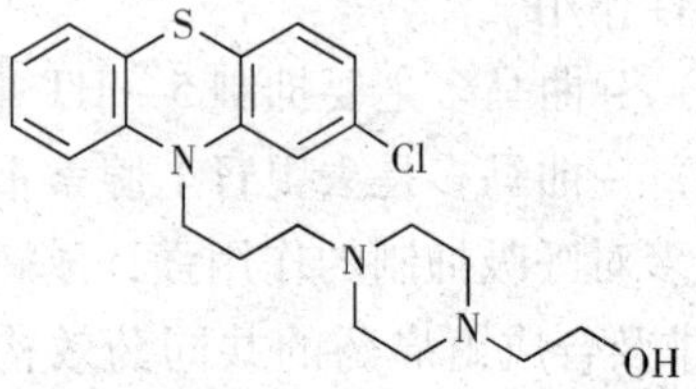

    C. 利培酮 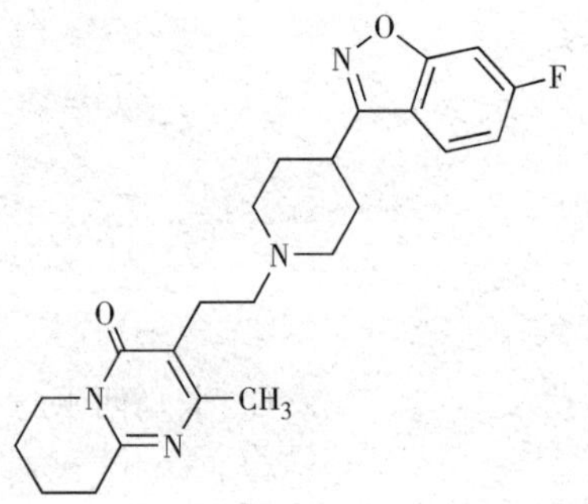   D. 阿米替林

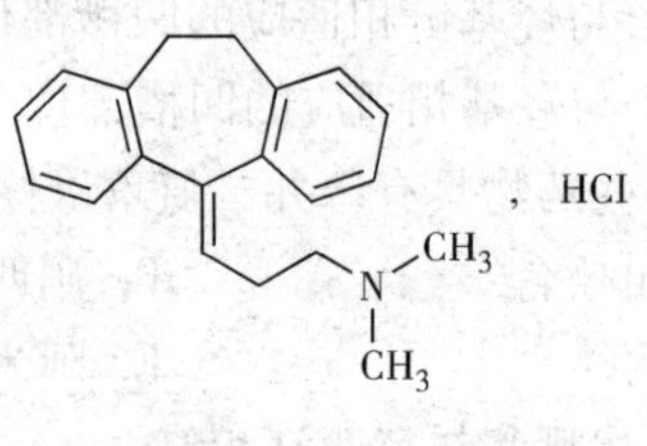

    E. 氟西汀

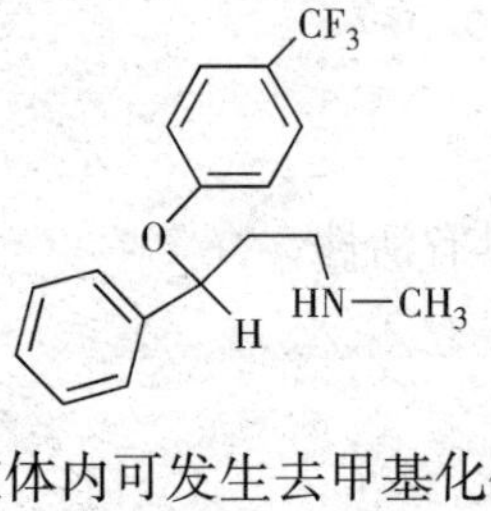

11. 在体内可发生去甲基化代谢，其代谢产物仍具有活性的抗抑郁药物有

    A. 阿米替林   B. 舍曲林   C. 文拉法辛

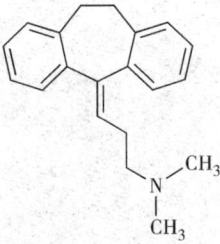

D. 艾司西酞普兰   E. 氟西汀

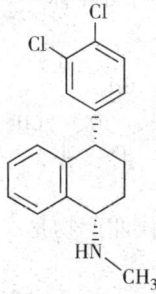

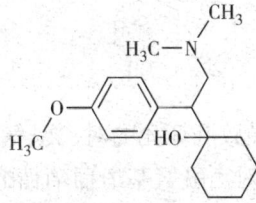

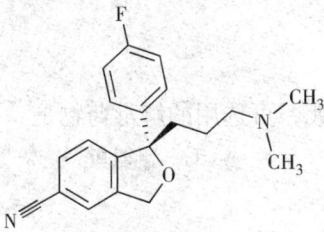

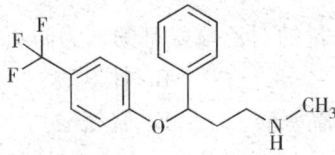

第二节 解热、镇痛、抗炎药及抗痛风药

A 型题（最佳选择题，每题的备选答案中只有一个最佳答案）

1. 关于对乙酰氨基酚的说法，错误的是
   A. 对乙酰氨基酚分子中含有酰胺键，正常贮存条件下易发生水解变质
   B. 对乙酰氨基酚在体内代谢可产生乙酰亚胺醌，引起肾毒性和肝毒性
   C. 大剂量服用对乙酰氨基酚引起中毒时，可用谷胱甘肽或乙酰半胱氨酸解毒
   D. 对乙酰氨基酚在体内主要与葡萄糖醛酸或硫酸结合，从肾脏排泄
   E. 可与阿司匹林合成前药

2. 通过抑制黄嘌呤氧化酶，减少尿酸生成的抗痛风药物是
   A. 秋水仙碱   B. 丙磺舒   C. 别嘌醇
   D. 苯溴马隆   E. 布洛芬

3. 含有芳基丙酸结构，有一个手性碳，R - 异构体在体内可转化为 S - 异构体的非甾体抗炎药是
   A. 双氯芬酸钠   B. 布洛芬   C. 塞来昔布

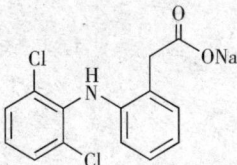

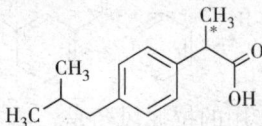

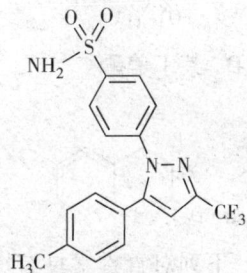

D. 美洛昔康　　　　　　　　E. 阿司匹林

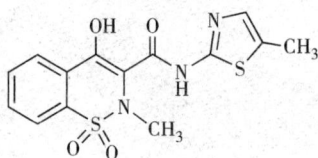 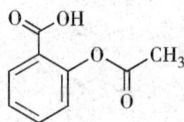

4. 可导致肝坏死的对乙酰氨基酚的代谢产物是

A. 对乙酰氨基酚葡萄糖醛酸酯

B. *N*-乙酰亚胺醌

C. 对乙酰氨基酚硫酸酯

D. 对氨基酚

E. 乙酸

5. 某男，误服大量的对乙酰氨基酚，为防止肝坏死，可选用的解毒药物是

A. 谷氨酸　　　　　　　B. 甘氨酸　　　　　　　C. 缬氨酸

D. *N*-乙酰半胱氨酸　　E. 胱氨酸

6. 下列哪种药物能像美洛昔康一样选择性抑制环氧合酶-2（COX-2）

A. 舒林酸　　　　　　　B. 布洛芬　　　　　　　C. 萘丁美酮

D. 吡罗昔康　　　　　　E. 萘普生

7. 下列哪个药物具有一定的抗肿瘤作用又具有抗痛风的活性

A. 秋水仙碱　　　　　　B. 丙磺舒　　　　　　　C. 双氯芬酸钠

D. 吡罗昔康　　　　　　E. 别嘌醇

8. 以下药物中，哪个药物对 COX-2 的抑制活性比 COX-1 的抑制活性强

A. 吡罗昔康　　　　　　B. 布洛芬　　　　　　　C. 吲哚美辛

D. 美洛昔康　　　　　　E. 舒林酸

9. 下列药物中，具有 1，2-苯并噻嗪结构的是

A. 美洛昔康　　　　　　B. 吲哚美辛　　　　　　C. 萘普生

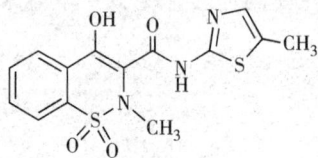 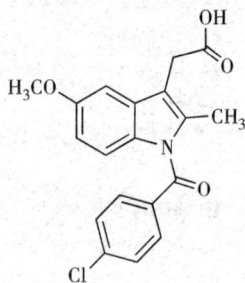 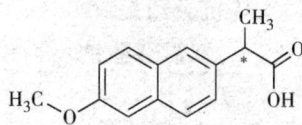

D. 萘丁美酮　　　　　　E. 酮洛芬

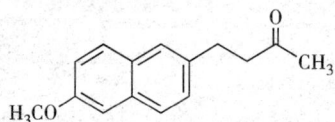 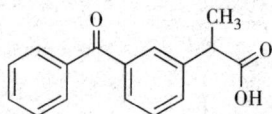

10. 下列对青霉素具有增效作用的抗痛风药是

  A. 舒林酸   B. 对乙酰氨基酚   C. 双氯芬酸

  D. 别嘌醇   E. 丙磺舒

11. 贝诺酯是由哪两种药物拼合而成的

  A. 阿司匹林和丙磺舒

  B. 阿司匹林和对乙酰氨基酚

  C. 布洛芬和对乙酰氨基酚

  D. 舒林酸和丙磺舒

  E. 阿莫西林和丙磺舒

12. 下列药物中被 FDA 要求在说明书上写出具有诱导心脏病发作副作用的相关风险提示的是

  A. 萘普生   B. 美洛昔康   C. 萘丁美酮

  D. 塞来昔布   E. 吡罗昔康

13. 具有如下结构的药物，临床上可用为

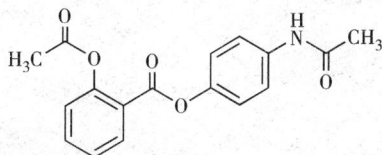

  A. 非甾体抗炎药   B. 抗高血压药   C. 抗精神病药

  D. 镇静催眠药   E. 抗癫痫药物

14. 下列选项中不符合阿司匹林性质的有

  A. 属于水杨酸类药物

  B. 分子中含有羧基而呈弱酸性，可以在 NaOH 或 Na_2CO_3 溶液中溶解

  C. 分子中具有酯键可水解

  D. 在空气中稳定

  E. 减少血小板血栓素 A2 的生成，起到抑制血小板凝聚和防止血栓形成的作用

B 型题（配伍选择题，备选答案在前，试题在后，每题若干组。每组均对应同一组备选答案）

  [1~3]

  A. 阿司匹林   B. 对乙酰氨基酚   C. 贝诺酯

  D. 双氯芬酸钠   E. 布洛芬

1. 为前药，相对的胃肠道反应小，在体内水解成原药的是

2. 除解热、镇痛、抗炎外，还具有抑制血小板凝聚作用，预防动脉血栓的药物是

3. R－异构体在体内可转化为 S－异构体，临床常用其外消旋体的药物是

  [4~6]

  A. 秋水仙碱   B. 丙磺舒   C. 别嘌醇

  D. 非布索坦   E. 苯溴马隆

4. 天然的具有抗肿瘤作用的抗痛风药是

5. 抑制尿酸盐在近曲小管的主动重吸收，增加尿酸的排泄而降低血中尿酸盐浓度的

抗痛风药是

6. 通过抑制肾小管对尿酸的重吸收，从而降低血中尿酸浓度的抗痛风药是

[7~9]

  A. 阿司匹林   B. 布洛芬   C. 萘丁美酮
  D. 萘普生   E. 吡罗昔康

7. 为前体药物的非甾体抗炎药是

8. 以S-构型的右旋体供药用的非甾体抗炎药是

9. 以外消旋体供药用的非甾体抗炎药是

[10~12]

  A. 双氯芬酸   B. 阿司匹林   C. 萘普生
  D. 舒林酸   E. 吡罗昔康

10. 利用电子等排原理，将吲哚美辛改造得到的非甾体抗炎药是

11. 结构中含有一个手性碳原子的药物是

12. 结构中不含羧基却具有酸性的药物是

[13~15]

  A. 磺胺甲噁唑   B. 丙磺舒   C. 氢氯噻嗪
  D. 塞来昔布   E. 罗非昔布

13. 含有磺酰胺基的非甾体抗炎药

14. 含有磺酰胺基的抗痛风药

15. 含有磺酰胺基的抗菌药

[16~18]

  A. 贝诺酯   B. 吲哚美辛

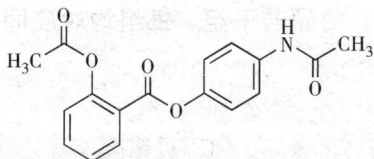

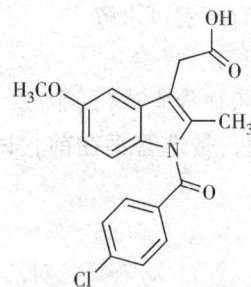

  C. 美洛昔康   D. 萘普生

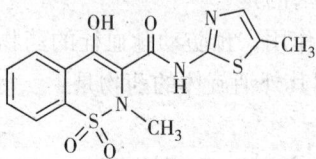

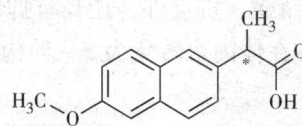

E. 丙磺舒

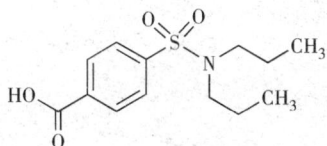

16. 含有 1，2 - 苯并噻嗪结构，选择作用于环氧化酶 - 2（COX - 2）的药物是

17. 为芳基丙酸类非甾体抗炎药的是

18. 为芳基乙酸类非甾体抗炎药的是

[19～20]

A. 舒林酸　　　　　　　B. 萘丁美酮　　　　　　　C. 塞来昔布

D. 吡罗昔康　　　　　　E. 别嘌醇

19. 属前体药物，转化为甲硫基化合物起效的是

20. 属前体药物，对环氧合酶 - 2 选择性抑制作用的是

[21～22]

A. 舒林酸　　　　　　　B. 塞来昔布　　　　　　　C. 吲哚美辛

D. 布洛芬　　　　　　　E. 双氯芬酸

21. 用于类风湿关节炎治疗的选择性环氧化酶 - 2（COX - 2）抑制剂是

22. 在体外无效，体内经还原代谢产生甲硫基化合物而显示生物活性的药物是

C 型题（综合分析选择题。每题的备选答案中只有一个最佳答案）

[1～3] 在药物结构中含有酯键，抑制环氧化酶（COX），影响前列腺素合成，具有解热、镇痛和抗炎作用，还有抑制血小板凝聚作用。

1. 根据结构特征和作用，该药是

A. 双氯芬酸　　　　　　B. 阿司匹林　　　　　　　C. 吡罗昔康

D. 塞来昔布　　　　　　E. 对乙酰氨基酚

2. 该药的主要不良反应是

A. 胃肠刺激　　　　　　B. 引起惊厥　　　　　　　C. 肾毒性

D. 肝毒性　　　　　　　E. 心脏毒性

3. 该药禁用于

A. 高血压　　　　　　　B. 心律失常　　　　　　　C. 肝炎

D. 胃溃疡　　　　　　　E. 冠心病

X 型题（多项选择题。每题的备选答案中有 2 个或 2 个以上正确答案。少选或多选均不得分）

1. 下列哪些药物的结构中含有手性碳原子

A. 双氯芬酸钠　　　　　B. 萘丁美酮　　　　　　　C. 布洛芬

D. 酮洛芬　　　　　　　E. 萘普生

2. 下列叙述中哪些与吲哚美辛相符

A. 抗炎活性强度与其乙酸基的酸性强度成正相关

B. 为芳基丙酸类非甾体抗炎药

C. 口服吸收迅速，与血浆蛋白高度结合

D. 大约 50% 被代谢为 5 位 O – 去甲基化的代谢物

E. 在室温下空气中稳定，但对光敏感

3. 关于阿司匹林下列哪些叙述是正确的

A. 属于水杨酸类解热、镇痛、抗炎药

B. 分子中具有酰胺键，可水解

C. 其分子中由于含有酚羟基，在空气中久置易被氧化变色

D. 为环氧化酶（COX）的不可逆抑制剂，可以阻断前列腺素生物合成

E. 可减少血小板血栓素 A2 的生成，起到抑制血小板凝聚和防止血栓形成的作用

4. 下列药物中，哪几个药物为前体药物

A. 舒林酸　　　　　　　B. 贝诺酯　　　　　　　C. 萘丁美酮

D. 吲哚美辛　　　　　　E. 酮洛芬

5. 下列药物中，属于芳基烷乙酸类非甾体抗炎药物的是

A. 吲哚美辛　　　　　　B. 舒林酸　　　　　　　C. 萘普生

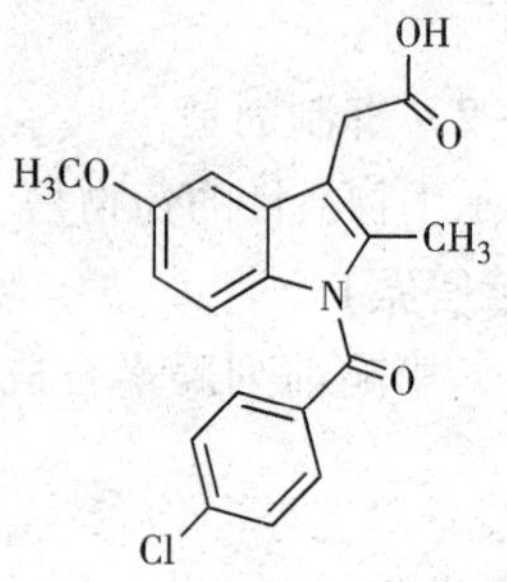

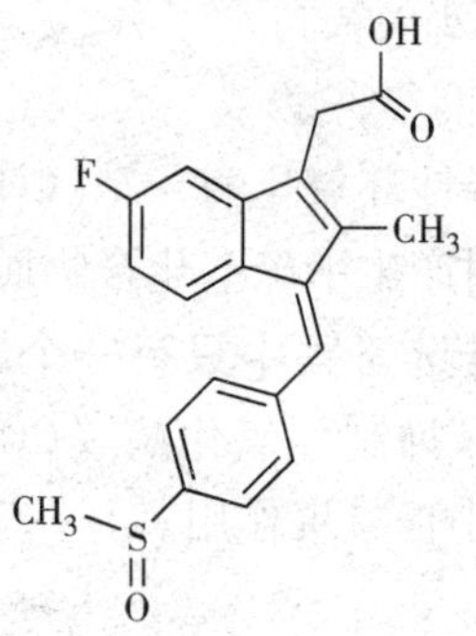

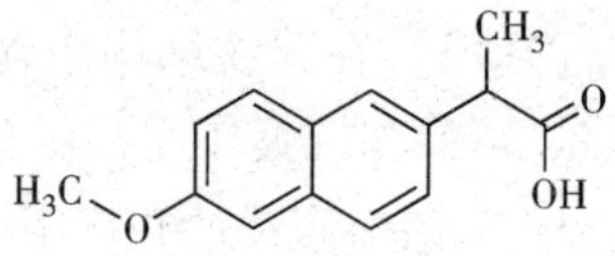

D. 双氯芬酸钠　　　　　E. 萘丁美酮

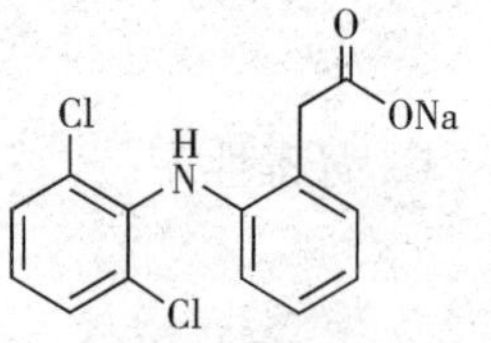

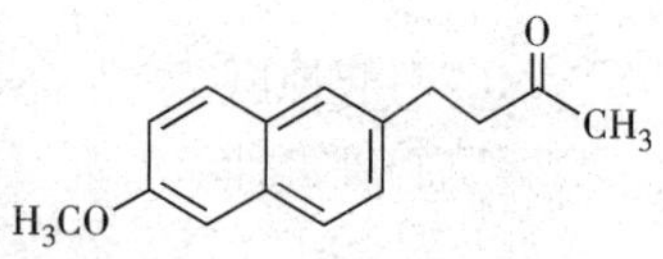

6. 下列药物选择作用于环氧合酶 – 2（COX – 2）的是

A. 萘普生　　　　　　　B. 美洛昔康　　　　　　C. 萘丁美酮

D. 塞来昔布　　　　　　E. 罗非昔布

7. 下列能通过抑制黄嘌呤氧化酶来抑制尿酸生成的抗痛风药有

A. 秋水仙碱　　　　　　B. 丙磺舒　　　　　　　C. 别嘌醇

D. 非布索坦　　　　　　E. 苯溴马隆

第三节 呼吸系统疾病用药

A 型题（最佳选择题，每题的备选答案中只有一个最佳答案）

1. 下列平喘药属于糖皮质激素的是

　　A. 沙美特罗　　　　　　B. 丙酸氟替卡松　　　　　　C. 孟鲁司特

　　D. 异丙托溴铵　　　　　E. 茶碱

2. 含有苯并吡喃的双色酮结构，在肺部的吸收为 8%，在肠道为 1%，常以气雾剂使用的抗哮喘药是

　　A. 普仑司特　　　　　　　　　　　　　　B. 曲尼司特

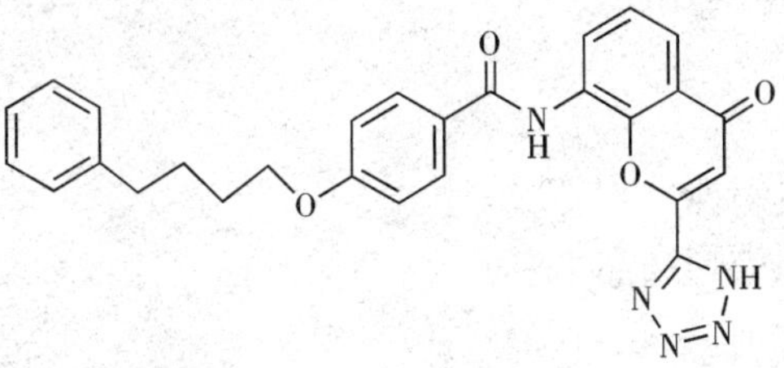

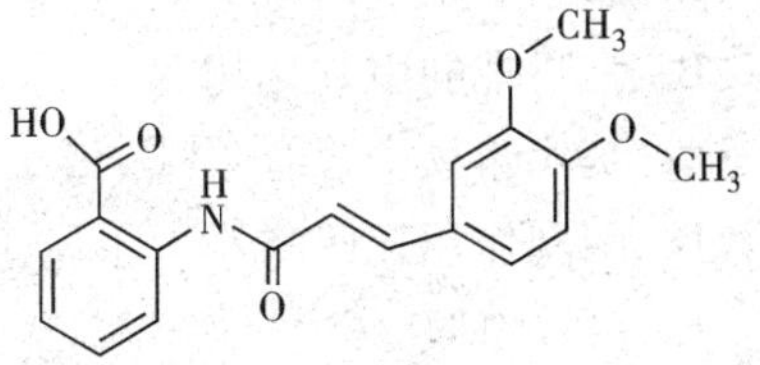

　　C. 色甘酸钠 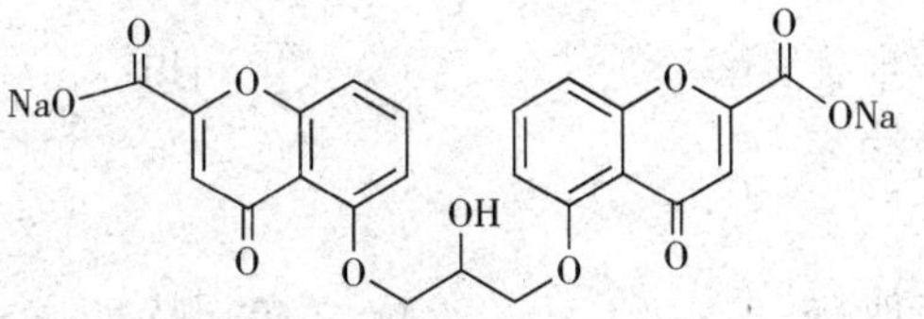　　　　　　　　　　　　　　D. 氨茶碱

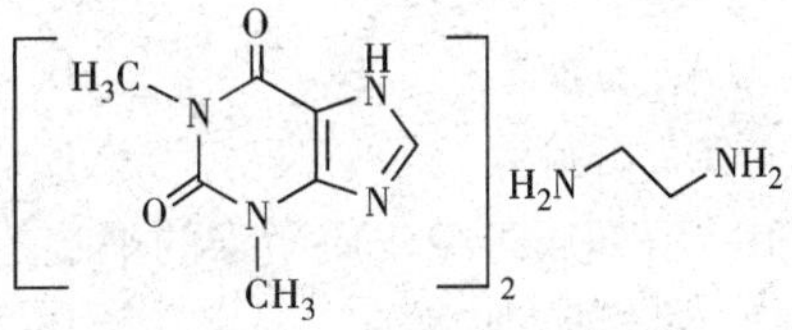

　　E. 齐留通

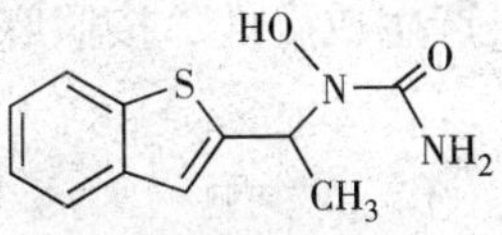

3. 可代替谷胱甘肽，用于对乙酰氨基酚中毒时解毒的药物是

　　A. 乙酰半胱氨酸　　　　B. 溴己新　　　　　　　　C. 羧甲司坦

　　D. 盐酸氨溴索　　　　　E. 可待因

4. 具有长链亲酯性取代基，为长效 β_2 受体激动剂的平喘药是

　　A. 沙丁胺醇　　　　　　B. 噻托溴铵　　　　　　　C. 孟鲁司特

　　D. 茶碱　　　　　　　　E. 沙美特罗

5. 分子结构中 17β – 硫代羧酸酯基水解成 17β – 羧酸后，药物活性丧失，也避免了产生皮质激素全身副作用的平喘药是

　　A. 氨茶碱　　　　　　　B. 孟鲁司特　　　　　　　C. 曲尼司特

　　D. 丙酸氟替卡松　　　　E. 醋酸氟轻松

6. 齐留通的作用机制是

　　A. 为磷酸二酯酶抑制剂

B. 通过抑制 5 - 脂氧酶减少体内白三烯的合成

C. 为特异性白三烯受体的拮抗剂

D. 为 M 胆碱受体拮抗剂

E. 为选择性的 β_2 受体激动剂

7. 下列有关茶碱的叙述不正确的是

A. 为磷酸二酯酶抑制剂

B. 作为平喘药

C. 有效血药浓度与中毒血药浓度相差不大

D. 口服易吸收，在肝中代谢，8 位氧化成羟基化物从尿中排泄

E. 茶碱临床主要用于中枢兴奋

8. 关于可待因叙述不正确的是

A. 属于中枢性的镇咳药

B. 为吗啡的甲基化物

C. 其代谢物中含有吗啡，会产生成瘾性

D. 因副作用比吗啡小，不属于特殊管理药品

E. 可以口服

9. 溴己新分子在体内发生环己烷羟基化、N - 去甲基的代谢，得到的活性代谢物开发得到的药物是

A. 氨溴索　　　　　　　B. 乙酰半胱氨酸　　　　　C. 羧甲司坦

D. 可待因　　　　　　　E. 右美沙芬

10. 下列属于糖皮质激素的平喘药是

A. 沙丁胺醇　　　　　　B. 特布他林　　　　　　　C. 孟鲁司特

D. 丙酸倍氯米松　　　　E. 茶碱

11. 为吗啡的 3 - 甲醚衍生物，体内 8% 可代谢为吗啡，可产生成瘾性，按照麻醉药品管理的是

A. 可待因　　　　　　　B. 右美沙芬　　　　　　　C. 美沙酮

D. 喷托维林　　　　　　E. 溴己新

12. 临床使用其右旋体发挥中枢性镇咳作用，其左旋对映体无镇咳作用，却有镇痛作用的是

A. 可待因　　　　　　　B. 右美沙芬　　　　　　　C. 哌替啶

D. 喷托维林　　　　　　E. 氨溴索

13. 为选择性白三烯受体的拮抗剂，口服吸收完全，几乎完全被代谢，并全部从胆汁排泄的平喘药是

A. 沙丁胺醇　　　　　　B. 丙酸氟替卡松　　　　　C. 孟鲁司特

D. 齐留通　　　　　　　E. 氨茶碱

14. 将东莨菪碱季铵化，并将其托品酸改造为二噻酚羟基乙酸得到的外周 M 胆碱受体拮抗剂是

A. 噻托溴铵　　　　　　B. 异丙托溴铵　　　　　　C. 阿托品

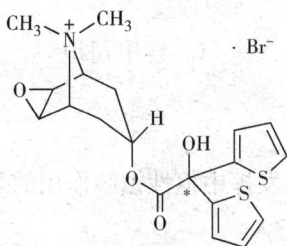 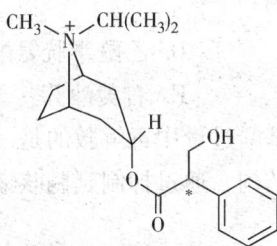 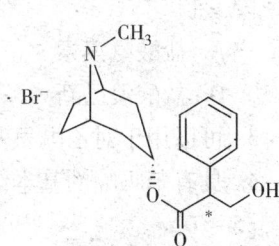

D. 氢溴酸山莨菪碱　　　　E. 丁溴东莨菪碱

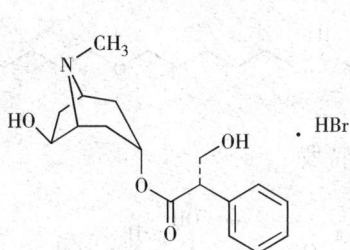 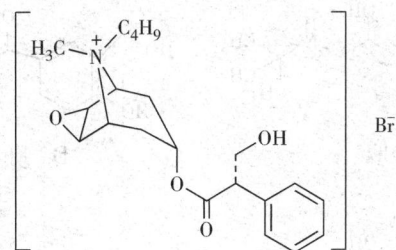

15. 茶碱的作用机制是

　　A. β_2 受体激动剂　　　　B. 白三烯受体的拮抗剂　　　　C. 肥大细胞的稳定剂

　　D. M 胆碱受体阻断剂　　　E. 磷酸二酯酶抑制剂

16. 属于糖皮质激素的平喘药是

　　A. 茶碱　　　　　　　　B. 布地奈德　　　　　　　C. 噻托溴铵

　　D. 孟鲁司特　　　　　　E. 沙丁胺醇

B 型题（配伍选择题，备选答案在前，试题在后，每题若干组。每组均对应同一组备选答案）

[1~2]

　　A. 氨溴索　　　　　　　　B. 羧甲司坦　　　　　　　C. 右美沙芬

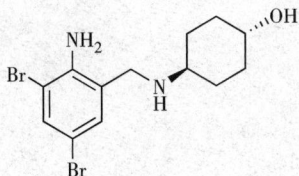 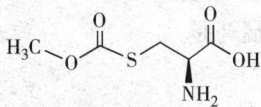 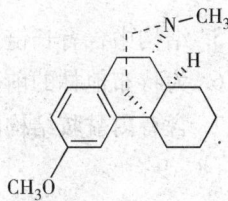

D. 磷酸苯丙哌林　　　　E. 磷酸可待因

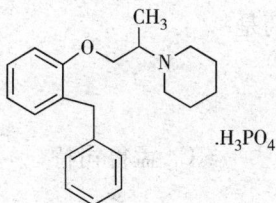 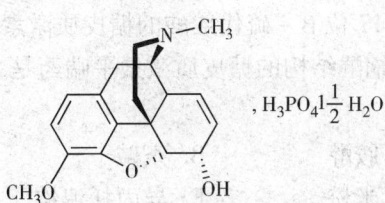

1. 含有半胱氨酸结构，可降低痰液黏滞性的祛痰药物是

2. 在体内有部分药物可代谢产生吗啡，被列入我国麻醉药品品种目录的镇咳药物是

[3~4]

    A. 盐酸氨溴索   B. 乙酰半胱氨酸   C. 羟甲司坦

    D. 盐酸溴己新   E. 右美沙芬

3. 可以用于对乙酰氨基酚过量中毒解救的是

4. 具有苯吗喃的基本结构，通过抑制延髓咳嗽中枢而发挥中枢性镇咳作用的是

[5~7]

    A. 沙丁胺醇   B. 沙美特罗

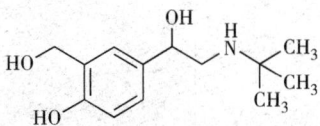 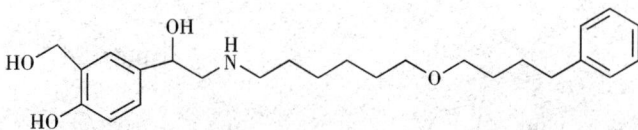

    C. 福莫特罗   D. 班布特罗

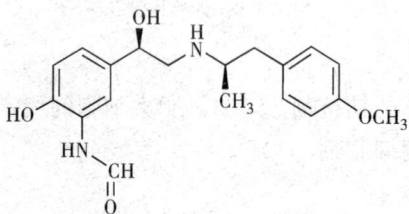 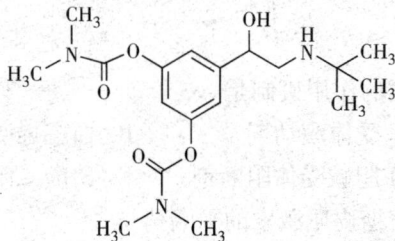

    E. 丙卡特罗

5. 结构中含有长链的苯丁氧己基的平喘药是

6. 为特布他林的前药的平喘药是

7. 含有内酰胺结构的平喘药是

[8~9]

    A. 丙酸倍氯米松   B. 丙酸氟替卡松   C. 布地奈德

    D. 苯丙酸诺龙   E. 醋酸氟轻松

8. 结构中含有 17 位 β-硫代羧酸的糖皮质激素平喘药是

9. 结构中含有缩醛结构的糖皮质激素平喘药是

[10~12]

    A. 硫酸沙丁胺醇   B. 茶碱   C. 孟鲁司特

    D. 丙酸倍氯米松   E. 异丙托溴铵

10. M 胆碱受体拮抗剂的平喘药是

11. 选择性白三烯受体的拮抗剂的平喘药是

12. 磷酸二酯酶抑制剂的平喘药是

[13～14]

    A. 硫酸沙丁胺醇   B. 扎鲁司特   C. 氨茶碱

    D. 齐留通   E. 异丙托溴铵

13. 为选择性白三烯受体的拮抗剂是

14. 为体内白三烯合成的抑制剂是

C 型题（综合分析选择题。每题的备选答案中只有一个最佳答案）

[1～3]

某患者，因哮喘就诊，医生开具处方为丙酸氟替卡松吸入气雾剂，建议使用 2 周。患者就激素药物丙酸氟替卡松的相关用途、全身性副作用以及吸入气雾剂的使用事项咨询药师。

1. 根据丙酸氟替卡松的结构与制剂特点，对患者咨询问题的科学解释为

    A. 丙酸氟替卡松没有糖皮质激素样作用

    B. 丙酸氟替卡松为有拮抗激素样作用的药物，能避免全身性激素样作用

    C. 丙酸氟替卡松体内不代谢，用药后很快从尿中排泄，避免了全身性激素样作用

    D. 丙酸氟替卡松结构中 16 位甲基易氧化失去活性，避免了全身性糖皮质激素样作用

    E. 丙酸氟替卡松结构中 17 位 β - 硫代羧酸酯具有活性，但在体内水解产生 β 羧酸后失去活性，避免了全身性糖皮质激素样作用

2. 下列关于丙酸氟替卡松吸入气雾剂的使用方法和注意事项，错误的是

    A. 使用前需摇匀储药罐，使药物充分混合

    B. 使用时用嘴唇包绕住吸入器口，缓慢吸气并同时按动气阀给药

    C. 丙酸氟替卡松吸入结束后不能漱口或刷牙

    D. 吸入气雾剂常用特殊的耐压给药装置，需避光、避热，防止爆炸

    E. 吸入气雾剂中常使用抛射剂，在常压下沸点低于室温，需安全保管

3. 丙酸氟替卡松作用的受体属于

    A. G 蛋白偶联受体

    B. 配体门控离子通道受体

    C. 酪氨酸激酶受体

    D. 细胞核激素受体

    E. 生长激素受体

X 型题（多项选择题。每题的备选答案中有 2 个或 2 个以上正确答案。少选或多选均不得分）

1. 硫酸沙丁胺醇符合下列哪些性质

    A. 口服有效

    B. 能选择性激动支气管平滑肌的 β_2 受体

    C. 分子中含儿茶酚结构

D. 分子中含有叔丁氨基

E. 临床上可用于支气管哮喘

2. 下列药物中属于 β₂ 受体激动剂的平喘药是

A. 硫酸沙丁胺醇   B. 沙美特罗   C. 福莫特罗

D. 盐酸班布特罗   E. 丙卡特罗

3. 下列药物属于选择性白三烯受体的拮抗剂是

A. 硫酸沙丁胺醇   B. 扎鲁司特   C. 孟鲁司特

D. 齐留通   E. 异丙托溴铵

4. 下列属于影响白三烯的药物是

A. 曲尼司特   B. 扎鲁司特   C. 孟鲁司特

D. 齐留通   E. 异丙托溴铵

5. 下列有关沙美特罗的叙述正确的是

A. 为 β₂ 受体阻断剂

B. 为长效的平喘药

C. 结构中含有长链的苯丁氧己基

D. 结构中含有儿茶酚胺结构

E. 易被 COMT、MAO 或硫酸酯酶代谢

6. 下列有关噻托溴铵的叙述正确的是

A. 为 M 胆碱受体阻断剂

B. 为 M 胆碱受体激动剂

C. 是季铵碱，脂溶性低，不能透过血脑屏障

D. 中枢副作用大

E. 结构中含有托品酸

7. 下列属于糖皮质激素的平喘药是

A. 丙酸倍氯米松   B. 丙酸氟替卡松   C. 布地奈德

D. 醋酸氢化可的松   E. 醋酸曲安奈德

8. 下列哪些药物属于磷酸二酯酶抑制剂的平喘药

A. 茶碱   B. 色甘酸钠   C. 氨茶碱

D. 二羟丙茶碱   E. 多索茶碱

9. 下列有关盐酸氨溴索描述正确的是

A. 为溴己新的活性代谢物

B. 为黏痰溶解剂

C. 有一定的镇咳作用

D. 结构中含有羟基化的环己基

E. 用于对乙酰氨基酚中毒的解毒

10. 下列有关乙酰半胱氨酸的描述正确的是

A. 分子中的巯基水溶液在空气中易氧化变质，应临用前配制

B. 可用作祛痰剂

C. 可用于对乙酰氨基酚过量中毒的解救

D. 与抗生素如两性霉素、氨苄西林有配伍禁忌

E. 作用在 pH7 时最弱，在酸性环境下作用最大

第四节　消化系统疾病用药

A 型题（最佳选择题，每题的备选答案中只有一个最佳答案）

1. 为莨菪生物碱类药物，天然品为左旋体（称 654 - 1），合成品为外消旋体（称 654 - 2），临床用于解痉的药物是

   A. 硫酸阿托品　　　　　B. 氢溴酸山莨菪碱　　　　C. 丁溴东莨菪碱

   D. 氢溴酸东莨菪碱　　　E. 溴丙胺太林

2. 为 S -（ - ）- 光学异构体，体内代谢慢，维持时间长的抗溃疡药物是

   A. 奥美拉唑　　　　　　B. 埃索美拉唑　　　　　　C. 兰索拉唑

   D. 泮托拉唑　　　　　　E. 雷贝拉唑钠

3. 奥美拉唑的作用机制是

   A. 组胺 H_1 受体拮抗剂

   B. 组胺 H_2 受体拮抗剂

   C. 质子泵抑制剂

   D. 胆碱酯酶抑制剂

   E. 磷酸二酯酶抑制剂

4. 具有苯甲酰胺类结构，结构与普鲁卡因胺类似，为中枢性和外周性多巴胺 D_2 受体拮抗剂，具有促动力作用和止吐作用的促动力药是

   A. 甲氧氯普胺　　　　　B. 多潘立酮　　　　　　　C. 西沙必利

   D. 莫沙必利　　　　　　E. 伊托必利

5. 不属于 H_2 受体拮抗剂结构类型的是

   A. 咪唑类　　　　　　　B. 呋喃类　　　　　　　　C. 噻唑类

   D. 哌啶甲苯类　　　　　E. 苯并咪唑类

6. 下列哪条叙述与奥美拉唑不符

   A. 结构中含有亚磺酰基

   B. 在酸溶液中稳定

   C. 体外无活性，为前体药物

   D. 为质子泵抑制剂

   E. 经酸催化重排为活性物质

7. 体外没有活性，进入体内后在酸催化下发生重排形成活性代谢物的药物是

   A. 法莫替丁　　　　　　B. 西咪替丁　　　　　　　C. 雷尼替丁

   D. 奥美拉唑　　　　　　E. 西替利嗪

8. 莨菪碱类药物的结构中具有哪些基团时其中枢作用最强

   A. 6 位上无 β 羟基，6，7 位上有氧桥

B. 6 位上无 β 羟基，6，7 位上无氧桥

C. 6 位上有 β 羟基，6，7 位上无氧桥

D. 6，7 位上有氧桥

E. 6，7 位上无氧桥

9. 有关莨菪类药物的叙述中，哪一条是错误的

A. 阿托品的结构中 6，7 位上无氧桥

B. 东莨菪碱的结构中 6，7 位上有氧桥

C. 山莨菪碱的结构中有 6β - 羟基

D. 中枢作用：东莨菪碱 > 阿托品 > 山莨菪碱

E. 中枢作用：阿托品 > 东莨菪碱 > 山莨菪碱

10. 阿托品在碱性水溶液中易被水解，这是因为化学结构中含有

A. 酰胺键　　　　　　B. 酯键　　　　　　　　　　C. 氨基

D. 环氧基　　　　　　E. 内酰胺键

11. 下列哪条性质与硫酸阿托品不符

A. 临床药用其左旋体

B. 在碱性溶液中易被水解，水解产物为莨菪醇和消旋莨菪酸

C. 可解除平滑肌痉挛，抑制腺体分泌，散大瞳孔

D. 可以通过血脑屏障

E. 对 M 受体有阻断作用

12. 结构中有含氧四原子链的 H_2 受体拮抗剂的是

A. 西咪替丁　　　　　　　　　　　　B. 法莫替丁

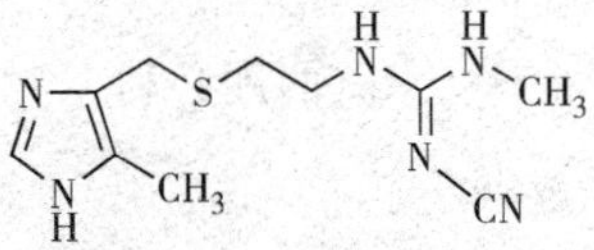

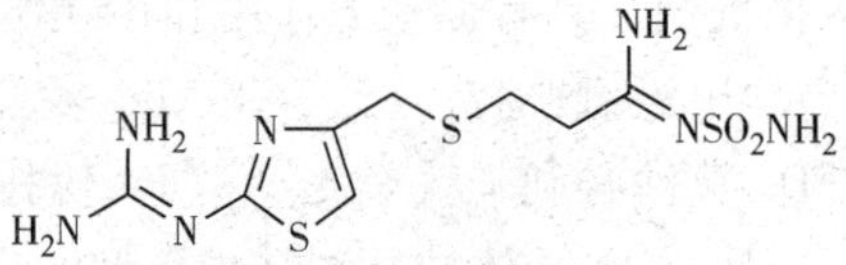

C. 罗沙替丁 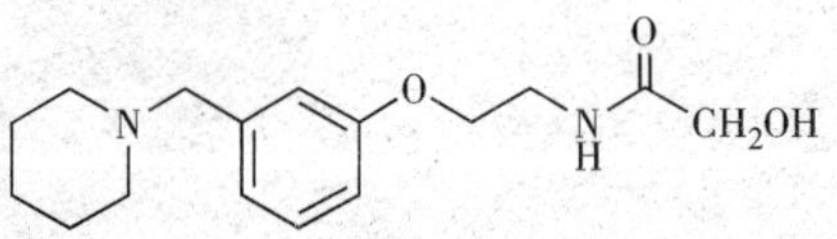　　　　　　　　　　　　D. 尼扎替丁

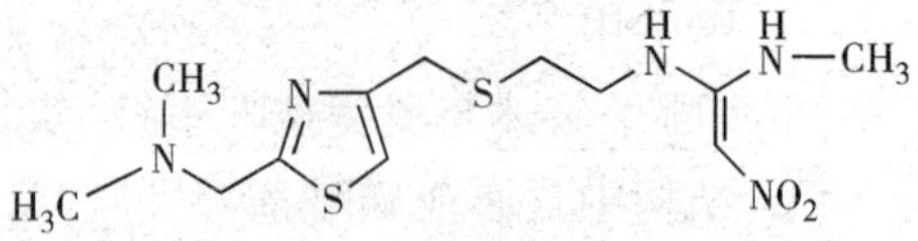

E. 雷尼替丁

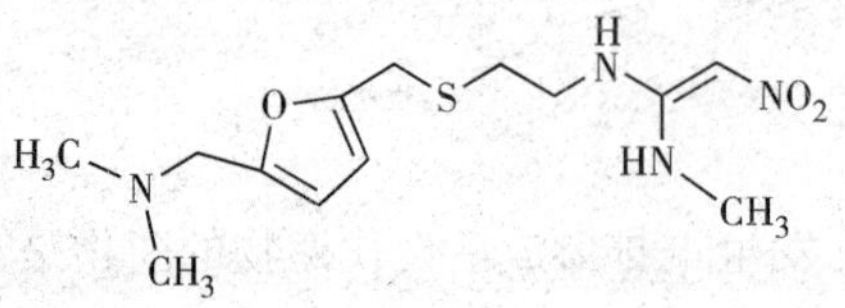

13. 下列药物中脂溶性大，是莨菪碱中中枢作用最强的 M 胆碱受体拮抗剂是

    A. 阿托品   B. 东莨菪碱   C. 山莨菪碱

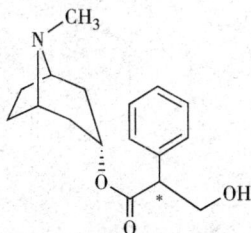

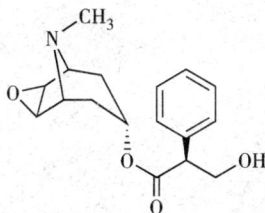

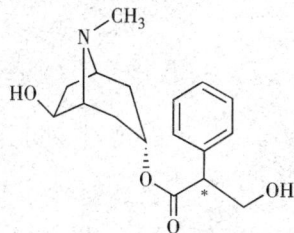

    D. 丁溴东莨菪碱   E. 后马托品

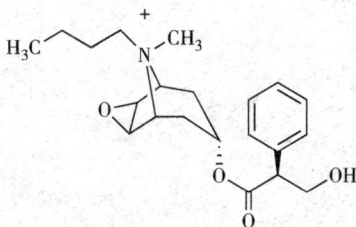

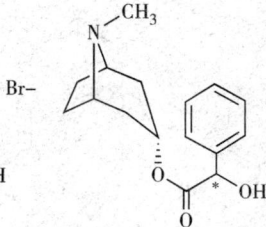

B 型题（配伍选择题，备选答案在前，试题在后，每题若干组。每组均对应同一组备选答案）

[1~3]

    A. 西咪替丁

    B. 雷尼替丁

    C. 多潘立酮

    D. 奥美拉唑

    E. 甲氧氯普胺

1. 为质子泵（H^+，K^+ – ATP）抑制剂的是

2. 含有咪唑环的 H_2 受体拮抗剂是

3. 含有苯并咪唑环的外周性多巴胺 D_2 受体拮抗剂的胃动力药是

[4~6]

    A. 6 位有羟基，6，7 位无氧桥

    B. 6 位有羟基，6，7 位有氧桥

    C. 6 位无羟基，6，7 位无氧桥

    D. 6 位无羟基，6，7 位有氧桥

    E. 6，7 位均为羟基

4. 东莨菪碱结构中含有

5. 山莨菪碱结构中含有

6. 阿托品结构中含有

[7~9]

A. 阿托品 B. 东莨菪碱 C. 山莨菪碱

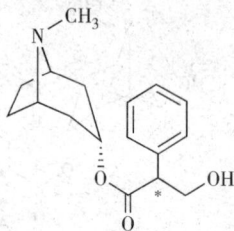 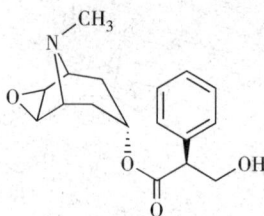 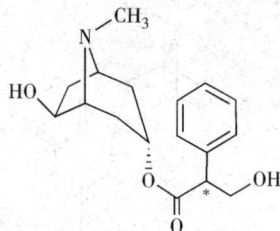

D. 丁溴东莨菪碱 E. 后马托品

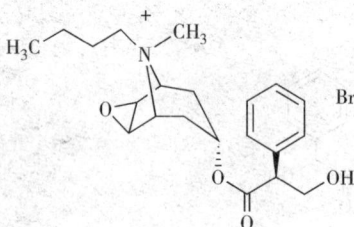 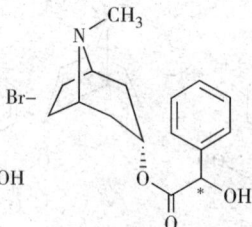

7. 托品烷分子中含有环氧基，对中枢具有较强作用的药物是

8. 托品烷分子中含有羟基，难以透过血脑屏障的药物是

9. 托品烷分子中含有季铵结构，中枢作用较弱的药物是

[10~11]

A. 埃索美拉唑 B. 雷贝拉唑 C. 泮托拉唑
D. 奥美拉唑 E. 兰索拉唑

10. 以单一光学异构体上市的不可逆质子泵抑制剂是

11. 在体内右旋体会单向转化为左旋体的质子泵抑制剂是

X 型题（多项选择题。每题的备选答案中有 2 个或 2 个以上正确答案。**少选或多选均不得分**）

1. 下列属于 H_2 受体拮抗剂具有的药效团是
   A. 有碱性的芳环结构
   B. 有苯并咪唑结构
   C. 具有平面的极性基团
   D. 具有易曲绕的链或芳环系统
   E. 有亚磺酰基

2. 下列属于苯甲酰胺类衍生物的促胃肠动力药是
   A. 莫沙必利 B. 西沙必利 C. 甲氧氯普胺
   D. 伊托必利 E. 多潘立酮

3. 关于莨菪生物碱类药物的说法，正确的是
   A. 6，7 位的氧桥可使中枢作用增加
   B. 6，7 位无氧桥时使中枢作用减弱
   C. 6 位上的羟基使中枢作用更弱

D. 阿托品的中枢作用比东莨菪碱强

E. 山莨菪碱的中枢作用比阿托品弱

4. 下列抗溃疡药物结构中含有硫原子连接的 H_2 受体拮抗剂有

A. 西咪替丁　　　　　　　　　　　　B. 法莫替丁

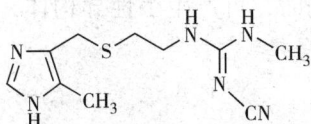 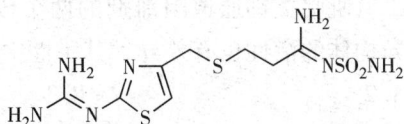

C. 罗沙替丁　　　　　　　　　　　　D. 尼扎替丁

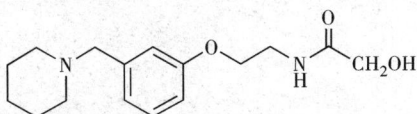 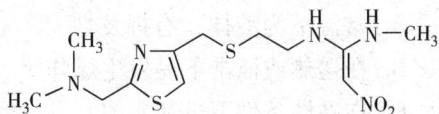

E. 雷尼替丁

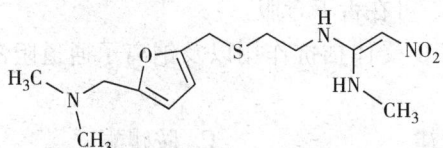

5. 结构中含有亚砜基团，具有光学活性的药物有

A. 兰索拉唑　　　　B. 西咪替丁　　　　C. 法莫替丁

D. 泮托拉唑　　　　E. 雷贝拉唑

6. 下列哪些叙述与阿托品相符

A. 治疗各种内脏绞痛

B. 为莨菪醇与莨菪酸结合形成的酯

C. 为抗 M 胆碱作用的药物

D. 临床使用的是外消旋体

E. 极性大，不能透过血脑屏障

第五节　循环系统疾病用药

A 型题（最佳选择题，每题的备选答案中只有一个最佳答案）

1. 属于 HMG－CoA 还原酶抑制剂，有内酯结构，属于前药，水解开环后有 3，5－二羟基戊酸的是

A. 普伐他汀　　　　　　B. 辛伐他汀　　　　　　C. 阿托伐他汀

D. 瑞舒伐他汀　　　　　E. 氟伐他汀

2. 二氢吡啶类钙通道阻滞剂药物通常以消旋体上市，但有一药物分别以消旋体和左旋体先后上市，且左旋体活性较优，该药物是

A. 氨氯地平　　　　　　B. 硝苯地平　　　　　　C. 非洛地平

D. 尼群地平　　　　　　E. 尼莫地平

3. 分子中含有巯基，对血管紧张素转化酶（ACE）可产生较强抑制作用的抗高血压药是

    A. 雷米普利   B. 马来酸依那普利   C. 福辛普利

    D. 赖诺普利   E. 卡托普利

4. 二氢吡啶类钙通道阻滞剂的两个羧酸酯结构不同时，可产生手性异构体，且手性异构体的活性也有差异，其手性中心的碳原子编号是

    A. 2   B. 3   C. 4

    D. 5   E. 6

5. 关于硝酸甘油性质和作用的说法，错误的是

    A. 常温下为液体，有挥发性

    B. 在遇热或撞击下易发生爆炸

    C. 在碱性条件下迅速水解

    D. 在体内不经代谢而排出

    E. 口腔黏膜吸收迅速，心绞痛发作时，可在舌下含服

6. 结构与 β 受体拮抗剂相似，同时具有 β 受体拮抗作用以及钠离子通道阻滞作用，主要用于室性心律失常的是

    A. 盐酸普罗帕酮   B 盐酸美西律   C. 胺碘酮

    D. 利多卡因   E. 奎尼丁

7. 结构中含有六元内酯环的血脂调节药物是

    A. 阿托伐他汀   B. 吉非罗齐   C. 非诺贝特

    D. 洛伐他汀   E. 氯贝丁酯

8. 具有苯乙醇胺结构，具 α_1、β_1 和 β_2 拮抗活性的药物是

    A. 普萘洛尔   B. 倍他洛尔   C. 美托洛尔

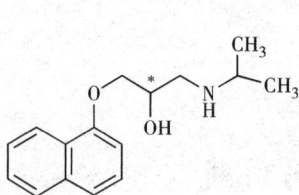 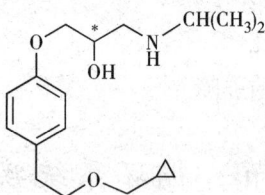 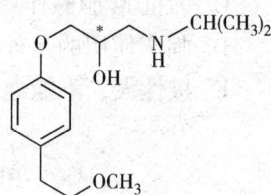

    D. 比索洛尔   E. 拉贝洛尔

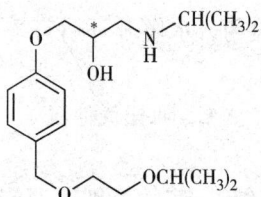 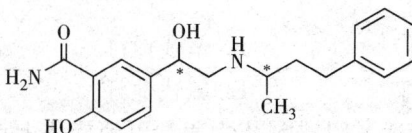

9. 下列药物中，具有局部麻醉作用的抗心律失常药物是

    A. 奎尼丁   B. 普萘洛尔   C. 普罗帕酮

    D. 美西律   E. 胺碘酮

10. 关于普萘洛尔的叙述不正确的是

    A. 属于芳氧丙醇胺类结构类型的药物

    B. 含有一个手性碳原子，活性 S（−）＞R（＋），临床用其外消旋体

    C. 游离碱的亲脂性较大，主要在肝脏代谢，因此肝损害患者慎用

    D. 中枢作用弱

    E. 对 β_1 受体和 β_2 受体均有阻断作用

11. 下列叙述与卡托普利的性质不符的是

    A. 为血管紧张素 Ⅱ 受体拮抗剂

    B. 为血管紧张素转化酶（ACE）抑制剂

    C. 会产生皮疹和味觉障碍

    D. 结构中含有巯基

    E. 分子中含有脯氨酸片段，也是产生药效的关键药效团

12. 下列叙述与依那普利不相符的是

    A. 结构中含有三个手性中心，均为 S 构型

    B. 为血管紧张素转化酶抑制剂

    C. 是一种前体药物

    D. 临床上可以治疗高血压

    E. 口服吸收差，只能静脉注射给药

13. 下列叙述与氯沙坦不相符的是

    A. 为血管紧张素 Ⅱ 受体拮抗剂

    B. 结构中含有四氮唑环

    C. 结构中含有联苯结构

    D. 羟甲基代谢氧化成甲酸衍生物，活性增强

    E. 与 ACE 抑制剂一样会产生干咳的副作用

14. 下列不具有手性中心的钙通道阻滞剂是

    A. 硝苯地平　　　　　B. 尼群地平　　　　　C. 盐酸维拉帕米

    D. 氨氯地平　　　　　E. 地尔硫䓬

15. 下列性质与地尔硫䓬不符合的是

    A. 分子中含有苯硫氮䓬母核结构

    B. 为钙通道阻滞剂，临床用于治疗冠心病中的各型心绞痛

    C. 2，3 位两个取代基为顺式

    D. 临床所用的是 2S、3S 异构体

    E. 口服吸收完全，几乎无首过效应

16. 羟甲基戊二酰辅酶 A 还原酶抑制剂可以

    A. 降低甘油三酯的水平

    B. 缓解心绞痛

    C. 增加钙离子的浓度

    D. 降低血压

E. 减少胆固醇的生物合成

17. 洛伐他汀的作用靶点是

    A. 血管紧张素转化酶

    B. β－肾上腺素受体

    C. 羟甲基戊二酰辅酶 A 还原酶

    D. 钙离子通道

    E. 钾离子通道

18. 结构中含有六元内酯环，只有经过代谢才表现出活性的血脂调节药物是

    A. 阿托伐他汀   B. 吉非贝齐   C. 非诺贝特

    D. 洛伐他汀   E. 氯贝丁酯

19. 下列与如下化学结构的药物不符的性质是

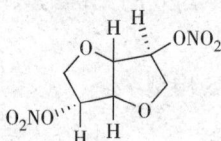

    A. 有稳定型和不稳定型两种晶型，药用为稳定型

    B. 遇强热会发生爆炸

    C. 脂溶性大，易透过血脑屏障，有头痛的不良作用

    D. 体内水解产物失去活性

    E. 为血管扩张药，用于缓解和预防心绞痛

20. 依那普利是对依那普利拉进行结构修饰得到的前体药物，其修饰位点是

    A. 对羧基进行成酯的修饰

    B. 对羟基进行成酯的修饰

    C. 对氨基进行成酰胺的修饰

    D. 对酸性基团进行成盐的修饰

    E. 对碱性基团进行成盐的修饰

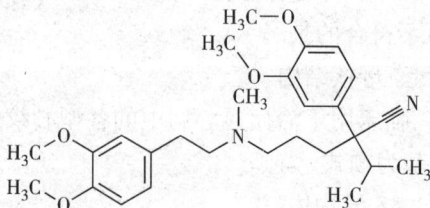

21. 关于维拉帕米   结构特征和作用的说法，错误的是

    A. 属于芳烷基胺类的钙通道阻滞剂

    B. 含有甲胺结构，易发生 N－脱甲基化代谢

    C. 具有碱性，易被强酸分解

    D. 结构中含有手性碳原子，现仍用外消旋体

    E. 通常口服给药，易被吸收

22. 下列关于依那普利的说法，正确的是

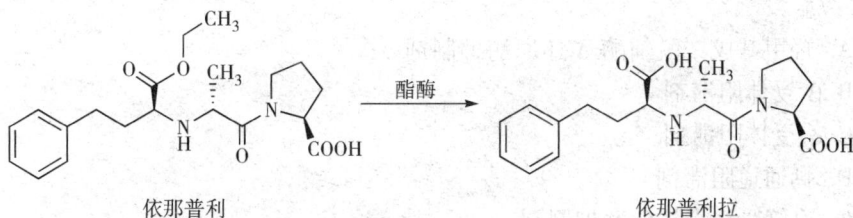

依那普利 → 依那普利拉

    A. 依那普利是含有苯丙氨酸结构的药物

    B. 依那普利分子中含有 4 个手性中心

    C. 口服吸收极差，只能静脉注射给药

    D. 依那普利结构中含有碱性的赖氨酸基团，是产生药效的关键

    E. 依那普利代谢为依那普利拉，具有抑制 ACE 作用

B 型题（配伍选择题，备选答案在前，试题在后，每题若干组。每组均对应同一组备选答案）

[1~4]

    A. 硝苯地平   B. 氨氯地平

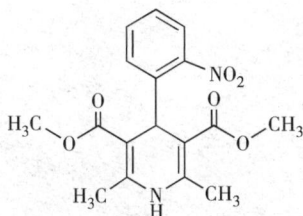   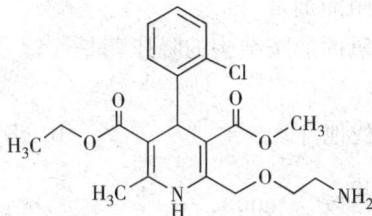

    C. 氟桂利嗪   D. 维拉帕米

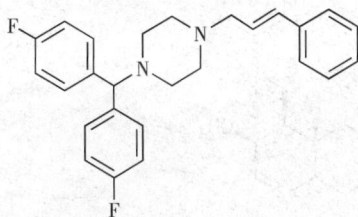   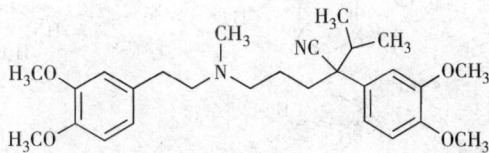

    E. 地尔硫䓬

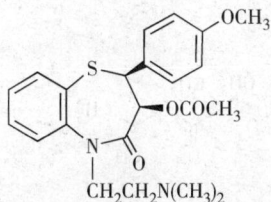

1. 含有 1 个手性碳的二氢吡啶类钙通道阻滞剂，用于高血压治疗的药物是

2. 含有 1 个手性碳的芳烷基胺类钙通道阻滞剂，用于室上性心动过速治疗的药物是

3. 含有 2 个手性碳的苯硫氮杂䓬类钙通道阻滞剂，用于冠心病治疗的药物是

4. 不含有手性碳的三苯哌嗪类钙通道阻滞剂，用于脑供血不足治疗的药物是

[5～7]

A. 羟甲基戊二酰辅酶 A 还原酶抑制剂

B. β₁受体阻滞剂

C. α₁受体阻滞剂

D. 钙通道阻滞剂

E. 血管紧张素转化酶抑制剂

5. 辛伐他汀为

6. 赖诺普利为

7. 美托洛尔为

[8～11]

A. 盐酸地尔硫草　　　　B. 硝苯地平　　　　　　C. 盐酸普萘洛尔

D. 硝酸异山梨酯　　　　E. 氨氯地平

8. 不含手性碳，具有二氢吡啶结构的钙通道阻滞剂是

9. 具有苯并硫氮杂草结构的抗心绞痛药是

10. 含有 1 个手性碳，具有二氢吡啶结构，且 2 位甲基被 2 - 氨基乙氧基甲基取代的钙通道阻滞剂是

11. 具有芳氧丙醇胺结构的降压药是

[12～15]

A. 瑞舒伐他汀　　　　　　　　　　　B. 洛伐他汀

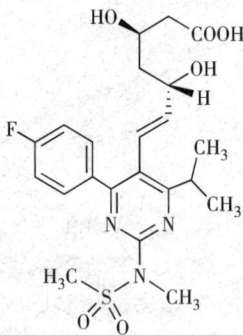 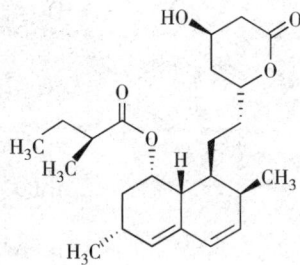

C. 吉非罗齐　　　　　　　　　　　　D. 非诺贝特

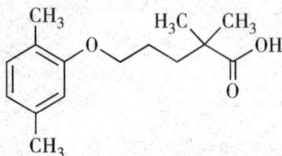 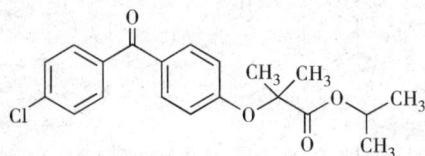

E. 氟伐他汀

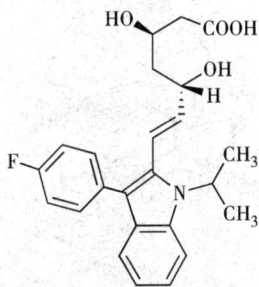

12. 含有氢化萘环骨架和羟基内酯结构的 HMG - CoA 还原酶抑制剂的调血脂药是

13. 含有嘧啶环骨架和 3, 5 - 二羟基戊酸活性结构的 HMG - CoA 还原酶抑制剂的调血脂药是

14. 为前药，在体内代谢后产生活性物质苯氧羧酸的调血脂药是

15. 含有芳氧羧酸结构的调血脂药是

[16 ~ 18]

   A. 氯贝丁酯 　　　　　　B. 洛伐他汀 　　　　　　C. 卡托普利
   D. 氯沙坦 　　　　　　　E. 硝苯地平

16. 竞争性抑制羟甲基戊二酰辅酶 A （HMG—CoA） 还原酶的药物是

17. 能够抑制血管紧张素转化酶（ACE）的药物是

18. 血管紧张素 Ⅱ （AⅡ） 受体拮抗剂是

[19 ~ 21]

   A. 卡托普利
   B. 乙酰半胱氨酸
   C. 巯嘌呤
   D. 甲氨蝶呤
   E. 马来酸依那普利

19. 结构中含有巯基的抗高血压药

20. 结构中含有巯基的抗肿瘤药

21. 结构中含有巯基的镇咳祛痰药

[22 ~ 24]

   A. 卡托普利 　　　　　　　　　　　　B. 雷米普利

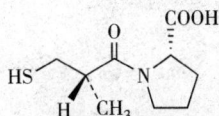

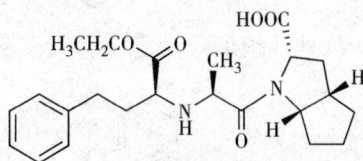

D. 赖诺普利   C. 福辛普利

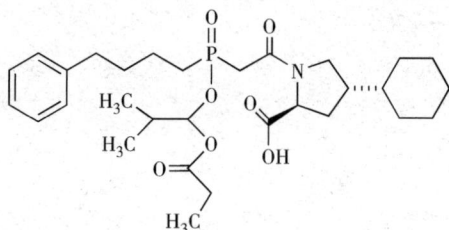

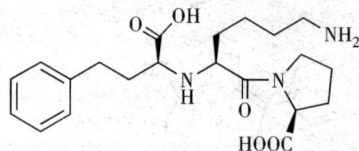

E. 依那普利

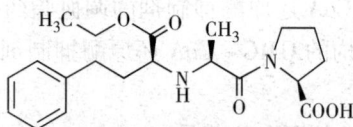

22. 含有磷酰结构的抗高血压药是

23. 含有碱性的赖氨酸基团残基的抗高血压药是

24. 含有苯丁酸乙酯基团的抗高血压药是

A. 替米沙坦   B. 厄贝沙坦

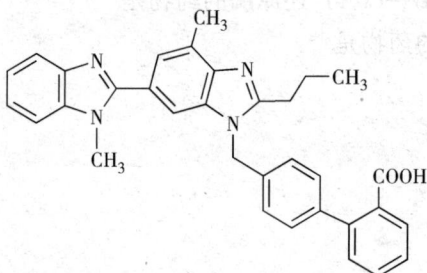

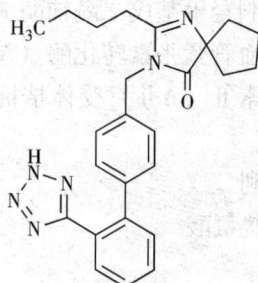

C. 氯沙坦   D. 缬沙坦

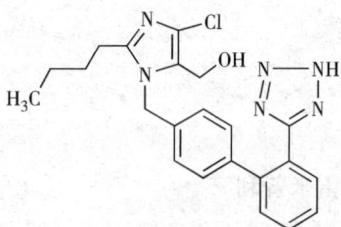

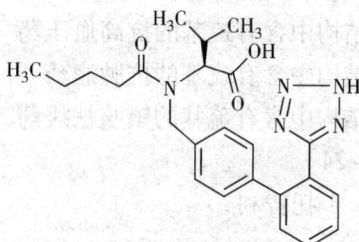

E. 坎地沙坦酯

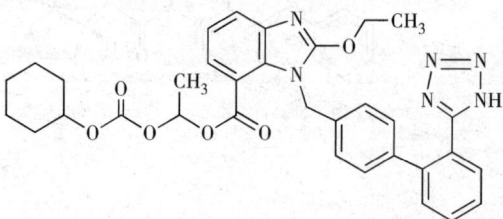

25. 不含咪唑环的血管紧张素Ⅱ受体拮抗剂类抗高血压药是

26. 属于螺环化合物的血管紧张素Ⅱ受体拮抗剂类抗高血压药是

27. 为前药的血管紧张素Ⅱ受体拮抗剂类抗高血压药是

28. 不含四氮唑环的血管紧张素Ⅱ受体拮抗剂类抗高血压药是

[29~31]

A. 奎尼丁　　　　　　B. 利多卡因　　　　　　C. 美西律

D. 普罗帕酮　　　　　E. 胺碘酮

29. 分子中存在手性碳原子，且 R－型和 S－型异构体在药效和药代动力学均有明显
差异的抗心律失常药物是

30. 结构中含有酰胺基团，基于局部麻醉药物改造得到的抗心律失常药物是

31. 分子内含有碘原子，结构与甲状腺素类似，可影响甲状腺素代谢的药物是

[32~35]

A. 瑞舒伐他汀　　　　B. 洛伐他汀　　　　　　C. 阿托伐他汀

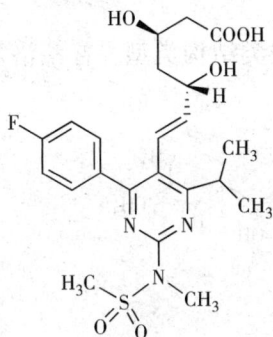 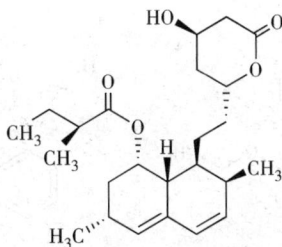 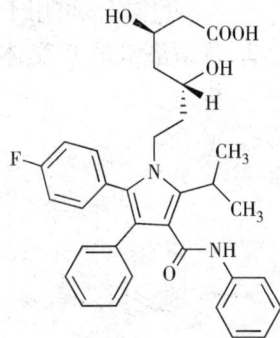

D. 普伐他汀　　　　　E. 氟伐他汀

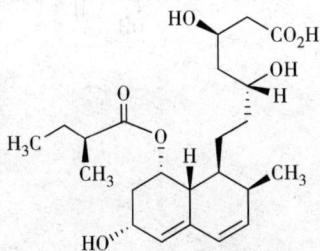 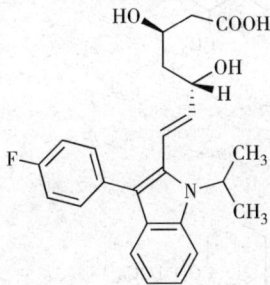

32. 分子内含有吡咯结构的为

33. 分子内含有嘧啶结构的为

34. 分子内含有吲哚结构的为

35. 为非前药，分子中含有多氢萘环结构的为

C 型题（综合分析选择题。每题的备选答案中只有一个最佳答案）

[1~3]

根据生理效应，肾上腺素受体分为 α 受体和 β 受体，α 受体分为 α_1、α_2 等亚型，β 受
体分为 β_1、β_2 等亚型。α_1 受体的功能主要为收缩血管平滑肌、增强心肌收缩力；α_2 受体

的功能主要为抑制心血管活动及抑制去甲肾上腺素、乙酰胆碱和胰岛素的释放，同时也具有收缩血管壁平滑肌的作用。β_1 受体的功能主要为增强心肌收缩力、加快心率等；$\beta2$ 受体的功能主要为松弛血管和支气管平滑肌。

1. 人体中，心房以 β_1 受体为主，但同时含有 1/4 的 β_2 受体；肺组织 β_1 和 β_2 之比为 3：7。根据 β 受体分布并结合受体作用情况，下列说法正确的是
   A. 非选择性 β 受体阻断药，具有较强的抑制心肌收缩力作用，同时具有引起支气管痉挛及哮喘的副作用
   B. 选择性 β_1 受体阻断药，具有较强的增强心肌收缩力作用，临床可用于强心和抗休克
   C. 选择性 β_2 受体阻断药，具有较强的抑制心肌收缩力作用，同时具有引起体位性低血压的副作用
   D. 选择性 β_1 受体激动药，具有较强扩张支气管作用，可用于平喘和改善微循环
   E. 选择性 β_2 受体激动药，比同时作用 α 和 β 受体的激动药具有更强的收缩外周血管作用，可用于抗休克

2. 普萘洛尔是 β 受体阻断药的代表，属于芳氧丙醇胺类结构类型。普萘洛尔的结构是

   A.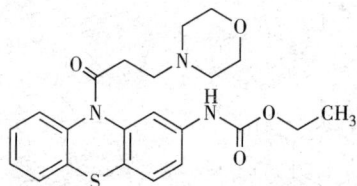

   B.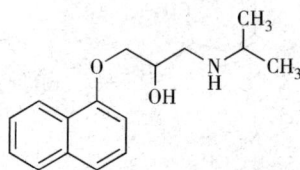

   C.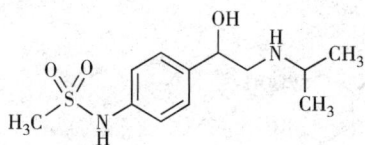

   D.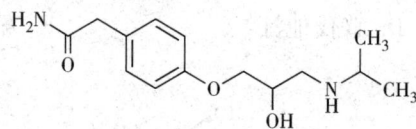

   E.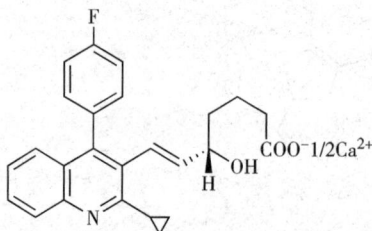

3. 胰岛细胞上的 β 受体属于 β_2 亚型，根据肾上腺素受体的功能分析，对于合并糖尿病的室上性心动过速患者，宜选用的抗心律失常药物类型是
   A. 选择性 β_1 受体阻断药
   B. 选择性 β_2 受体阻断药
   C. 非选择性 β 受体阻断药
   D. β_1 受体激动药

E. β₂受体激动药

X 型题（多项选择题。每题的备选答案中有 2 个或 2 个以上正确答案。少选或多选均不得分）

1. 结构中含有四氮唑环，为血管紧张素Ⅱ（AⅡ）受体拮抗剂的降压药是
   A. 氯沙坦　　　　　　　　B. 缬沙坦　　　　　　　　C. 厄贝沙坦
   D. 替米沙坦　　　　　　　E. 坎地沙坦酯

2. 某男，62 岁，患有高血压病，长期服用卡托普利，但近期出现干咳。下列药物中适合该患者的替代药物有
   A. 福辛普利　　　　　　　B. 马来酸依那普利　　　　C. 氯沙坦
   D. 赖诺普利　　　　　　　E. 缬沙坦

3. 2，6 位为甲基的二氢吡啶类钙通道阻滞剂有
   A. 硝苯地平　　　　　　　B. 尼群地平　　　　　　　C. 尼莫地平
   D. 氨氯地平　　　　　　　E. 盐酸维拉帕米

4. 下列药物属于前药的有哪些
   A. 卡托普利　　　　　　　B. 雷米普利　　　　　　　C. 福辛普利
   D. 赖诺普利　　　　　　　E. 依那普利

5. 下列钙通道阻滞剂中，存在手性中心的药物有
   A. 硝苯地平　　　　　　　B. 非洛地平　　　　　　　C. 尼群地平
   D. 地尔硫䓬　　　　　　　E. 氨氯地平

6. 结构中含有 δ -（六元）内酯环的药物有
   A. 普伐他汀　　　　　　　B. 洛伐他汀　　　　　　　C. 阿托伐他汀
   D. 氟伐他汀　　　　　　　E. 辛伐他汀

7. 下列哪些药物具有爆炸性，不宜以纯品形式放置或运输
   A. 硝酸甘油　　　　　　　B. 单硝酸异山梨酯　　　　C. 硝苯地平
   D. 硝酸异山梨酯　　　　　E. 戊四硝酯

8. 下列哪些化学结构类型具有钙通道阻滞作用
   A. 二氢吡啶类　　　　　　B. 芳烷基胺类　　　　　　C. 三苯哌嗪类
   D. 硝酸酯类　　　　　　　E. 苯硫氮䓬类

9. β 受体拮抗剂的临床用途包括
   A. 降低血压　　　　　　　B. 抗心力衰竭　　　　　　C. 抗心绞痛
   D. 抗心律失常　　　　　　E. 降血脂

10. 下列属于双羧基 ACE 抑制剂的药物是
    A. 卡托普利　　　　　　　B. 依那普利　　　　　　　C. 雷米普利
    D. 贝那普利　　　　　　　E. 福辛普利

11. 结构中含有 3，5 - 二羟基羧酸结构片断，能抑制体内胆固醇生物合成的药物是
    A. 吉非贝齐　　　　　　　B. 阿托伐他汀　　　　　　C. 普伐他汀
    D. 洛伐他汀　　　　　　　E. 氟伐他汀

第六节 内分泌系统疾病用药

A 型题（最佳选择题，每题的备选答案中只有一个最佳答案）

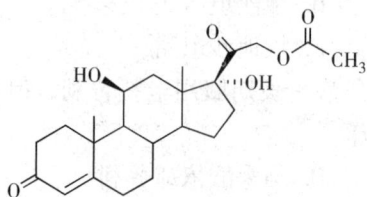

1. 醋酸氢化可的松（ ）的母核结构是
   A. 甾体
   B. 吩噻嗪环
   C. 二氢吡啶环
   D. 鸟嘌呤环
   E. 喹啉酮环

2. 为氨甲酰甲基苯甲酸的衍生物，分子中含有一个手性碳，S-异构体的活性大于 R-异构体，在体内代谢迅速，作为餐时血糖调节剂的降血糖药是
   A. 米格列奈
   B. 那格列奈

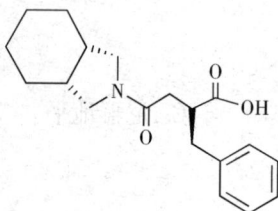

C. 吡格列酮

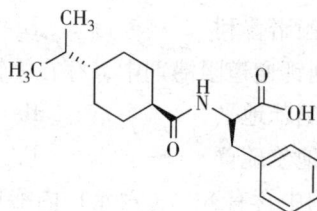

D. 瑞格列奈

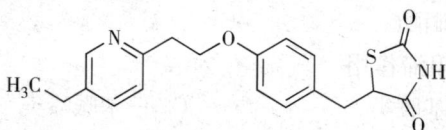

E. 格列吡嗪

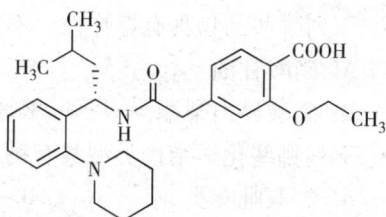

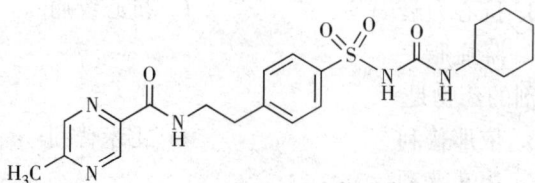

3. 为地塞米松的 16 位差向异构体，抗炎作用强于地塞米松的药物是
   A. 氢化可的松
   B. 倍他米松
   C. 曲安奈德
   D. 泼尼松龙
   E. 泼尼松

4. 苯丙酸诺龙临床上可作为

A. 雌激素类药物   B. 盐皮质激素类药物   C. 孕激素类药物

D. 糖皮质激素类药物   E. 同化激素类药物

5. 下列哪个药物为睾酮的长效衍生物

A. 苯丙酸诺龙   B. 丙酸睾酮   C. 非那雄胺

D. 氟他胺   E. 甲睾酮

6. 在睾酮的结构中去除 19 位甲基主要目的是

A. 可以口服

B. 增强雄激素的作用

C. 增强蛋白同化的作用，降低雄激素的作用

D. 增强脂溶性，使作用时间延长

E. 增加抗炎作用

7. 母核属于雌甾烷的蛋白同化激素药物是

A. 甲睾酮   B. 雌二醇   C. 达那唑

D. 丙酸睾酮   E. 苯丙酸诺龙

8. 在睾酮的 17α 位引入甲基而得到甲睾酮，主要目的是

A. 可以口服

B. 增强雄激素的作用

C. 增强蛋白同化的作用

D. 增强脂溶性，使作用时间延长

E. 降低雄激素的作用

9. 在对可的松进行结构修饰时，哪个位置引入双键可使抗炎作用增加

A. 5 位   B. 7 位   C. 11 位

D. 1 位   E. 9 位

10. 下列哪个药物不能口服

A. 雌二醇   B. 炔雌醇   C. 甲睾酮

D. 炔诺酮   E. 左炔诺孕酮

11. 在黄体酮结构中引入 11β、17α、21 位三羟基后得到的药物是

A. 氢化可的松   B. 泼尼松龙   C. 地塞米松

D. 炔诺酮   E. 甲睾酮

12. 在氢化可的松结构中引入 $\triangle^{1,2}$、$9\alpha-F$ 和 $16\alpha-CH_3$ 得到的强效、长效的糖皮质激素是

A. 氢化可的松   B. 泼尼松龙   C. 地塞米松

D. 曲安奈德   E. 倍他米松

13. 下列属于噻唑烷二酮类口服胰岛素增敏剂的是

A. 阿卡波糖   B. 二甲双胍   C. 罗格列酮

D. 瑞格列奈   E. 格列齐特

14. 根据磺酰脲类降糖药的构效关系，当脲上取代基为甲基环己基时，甲基阻碍环己烷上的羟基化反应，因此具有高效、长效的降血糖作用。下列降糖药中，具有上

述结构特征的是

A. 格列齐特

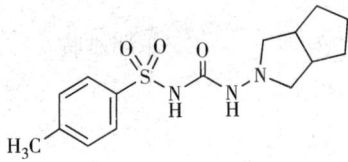

B. 格列本脲

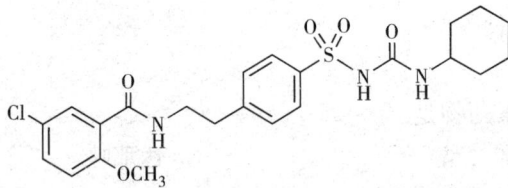

C. 格列喹酮

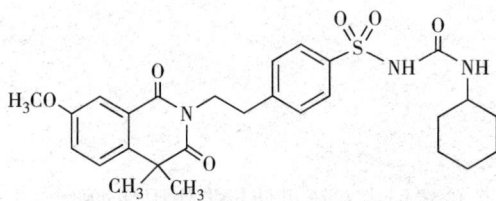

D. 格列吡嗪

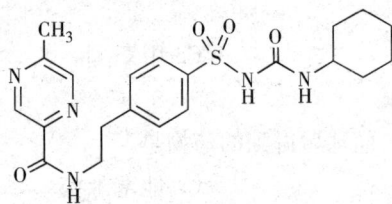

E. 格列美脲

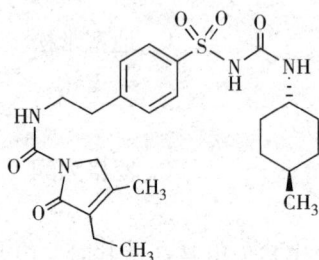

B 型题（配伍选择题，备选答案在前，试题在后，每题若干组。每组均对应同一组备选答案）

[1~2]

A.

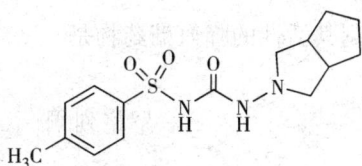

B.

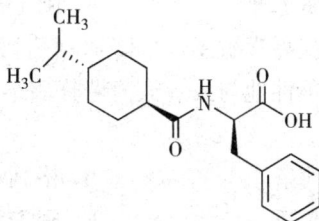

C.

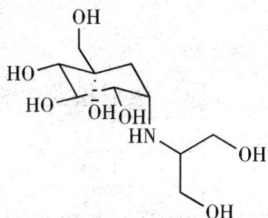

D.

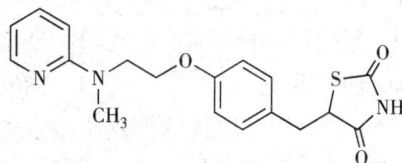

E.

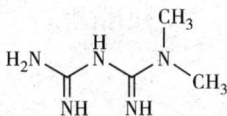

1. 为 D – 苯丙氨酸衍生物，被称为"餐时血糖调节剂"的药物是
2. 含双胍类结构母核，属于胰岛素增敏剂的口服降糖药物是

[3~4]

A. 炔雌醇　　　　　B. 雌二醇　　　　　C. 苯丙酸诺龙
D. 雌酮　　　　　　E. 炔诺酮

3. 结构为去 19 位甲基睾酮的衍生物，具有孕激素样作用的药物是
4. 结构为去 19 位甲基睾酮的衍生物，具有蛋白同化激素样作用的药物是

[5~7]

A. 那格列奈　　　　B. 二甲双胍　　　　C. 阿卡波糖
D. 格列吡嗪　　　　E. 吡格列酮

5. 属于磺酰脲类胰岛素分泌促进剂的降血糖药物是
6. 属于非磺酰脲类胰岛素分泌促进剂的降血糖药物是
7. 属于噻唑烷二酮类胰岛素增敏剂的降血糖药物是

[8~9]

A. 盐酸二甲双胍　　B. 阿卡波糖　　　　C. 马来酸罗格列酮
D. 伏格列波糖　　　　E. 米格列醇

8. 氨基糖类似物的 α – 葡萄糖苷酶抑制剂

9. 葡萄糖类似物的 α – 葡萄糖苷酶抑制剂

[10 ~ 11]

   A. 罗格列酮   B. 瑞格列奈   C. 格列本脲

   D. 甲苯磺丁脲   E. 阿卡波糖

10. 能增加胰岛素敏感性的降血糖药物是

11. 通过竞争性地与 α – 葡萄糖苷酶结合而抑制其活性的降血糖药物是

[12 ~ 13]

   A. 瑞格列奈   B. 格列本脲   C. 罗格列酮

   D. 二甲双胍   E. 阿卡波糖

12. 属非磺酰脲类促胰岛素分泌剂的药物是

13. 属非噻唑烷二酮类胰岛素增敏剂的药物是

[14 ~ 15]

   A. 氢化可的松   B. 地塞米松   C. 泼尼松龙

   D. 曲安西龙   E. 曲安奈德

14. 16α 位为甲基取代的糖皮质激素类药物是

15. C16 引入羟基并与 $C17\alpha$ – 羟基一道制成丙酮的缩酮的糖皮质激素类药物是

[16 ~ 17]

   A. 黄体酮   B. 达那唑   C. 炔诺酮

   D. 甲睾酮   E. 炔雌醇

16. 含有乙炔基的雌激素是

17. 含有乙炔基的孕激素是

[18 ~ 19]

   A. 可以口服

   B. 增强雄激素的作用

   C. 增强蛋白同化的作用

   D. 增强脂溶性，使作用时间延长

   E. 降低雄激素的作用

18. 在睾酮的 17α 位引入甲基而得到甲睾酮，主要目的是

19. 把睾酮的 17 – OH 酯化的主要目的是

[20 ~ 21]

   A. 将 17β – 羟基酯化或将 3 – 羟基酯化

   B. 将 17β – 羟基氧化为羰基

   C. 引入 17α – 甲基

   D. 在 16 位引入甲基

   E. 引入 17α – 乙炔基

20. 雌二醇口服无效，经哪种结构修饰可使口服有效

21. 为了延长作用时间，雌二醇可以经哪种结构修饰

[22～24]

　　A. 10 位没有角甲基，13 位有角甲基，17 位没有碳链取代

　　B. 10 位和 13 位都有角甲基，17 位有乙基取代

　　C. 10 位和 13 位都有角甲基，17 位没有碳链取代

　　D. 10 位没有角甲基，13 位有角甲基，17 位有乙基取代

　　E. 10 位有角甲基，13 位没有角甲基，17 位有乙基取代

22. 孕甾烷的结构特征

23. 雄甾烷的结构特征

24. 雌甾烷的结构特征

X 型题（多项选择题。每题的备选答案中有 2 个或 2 个以上正确答案。少选或多选均不得分）

1. 下列符合肾上腺皮质激素结构特点的是

　　A. 具有孕甾烷基本母核

　　B. 含有 $\triangle^4$ – 3，20 – 二酮

　　C. C – 21 位有羟基

　　D. 11 位和 17 位均具有含氧取代基时为糖皮质激素类化合物

　　E. 11 位和 17 位仅有其中之一或均没有含氧取代基时为盐皮质激素类化合物

2. 对骨质疏松症有治疗作用的药物是

　　A. 依替膦酸二钠　　　　　B. 阿仑膦酸钠　　　　　C. 阿法骨化醇

　　D. 骨化三醇　　　　　　　E. 利塞膦酸钠

3. 下列符合糖皮质激素类药物的构效关系的是

　　A. 21 位羟基的酯化可以提高脂溶性，提高药效并延长作用时间

　　B. 1，2 位引入双键可以增强抗炎活性

　　C. 9α 位引入氟原子可明显增加抗炎活性，钠潴留作用也增加

　　D. 6 位引入氟原子，抗炎及钠潴留作用均大幅度增加

　　E. 16 位引入羟基或甲基可减弱在 C – 9 位引入氟所致的钠潴留作用

4. 通过以下哪些途径可以增强糖皮质激素的抗炎作用

　　A. 去掉 10 位的角甲基　　　B. 9α 位引入氟原子　　　C. 6α 位引入氟原子

　　D. 16α 位引入甲基　　　　　E. 1，2 位引入双键

5. 下列药物中，哪些药物的 A 环含有 3 – 酮 – 4 – 烯的结构

　　A. 甲睾酮　　　　　　　　　　　　B. 雌二醇

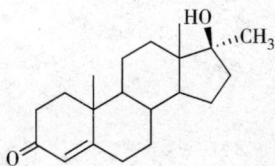
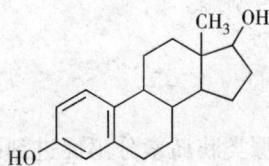

C. 黄体酮

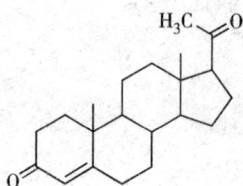

D. 苯丙酸诺龙

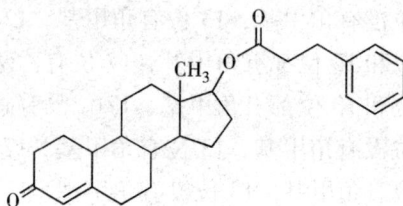

E. 地塞米松

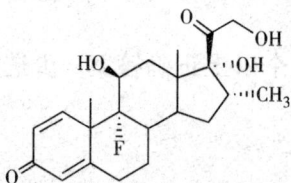

6. 下列药物中含有孕甾烷母核的药物是

A. 黄体酮

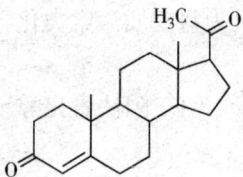

B. 苯丙酸诺龙

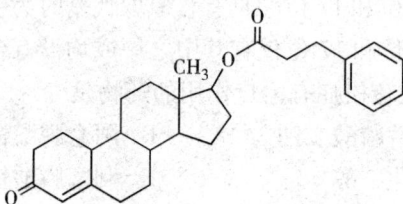

C. 氢化可的松

D. 醋酸甲地孕酮

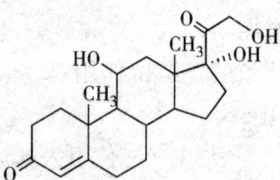

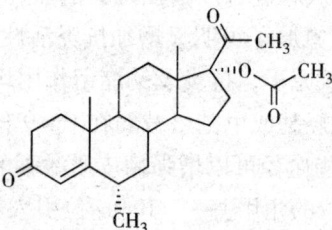

E. 甲睾酮

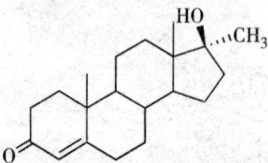

7. 下列药物属于磺酰脲类胰岛素分泌促进剂的是

A. 格列本脲　　　　B. 格列美脲　　　　C. 格列齐特

D. 瑞格列奈　　　　E. 甲苯磺丁脲

8. 下列属于胰岛素增敏剂的是
   - A. 盐酸二甲双胍
   - B. 阿卡波糖
   - C. 马来酸罗格列酮
   - D. 瑞格列特
   - E. 甲苯磺丁脲

9. 下列属于 α – 葡萄糖苷酶抑制剂的是
   - A. 米格列奈
   - B. 阿卡波糖
   - C. 马来酸罗格列酮
   - D. 伏格列波糖
   - E. 米格列醇

10. 下列有关瑞格列奈的描述正确的是
    - A. 为磺酰脲类胰岛素分泌促进剂
    - B. 为非磺酰脲类胰岛素分泌促进剂
    - C. 有一个手性碳原子，S（+）– 构型是 R（–）– 构型活性的 100 倍，药用 S（+）
    - D. 优势构象与格列本脲相似，这种优势构象是产生药效的基础
    - E. 被称为"膳食葡萄糖调节剂"

11. 通过对天然雌激素进行结构改造获得的作用时间长的雌激素类药物有
    - A. 雌三醇
    - B. 苯甲酸雌二醇
    - C. 尼尔雌醇
    - D. 炔雌醇
    - E. 炔诺酮

第七节 抗菌药物

A 型题（最佳选择题，每题的备选答案中只有一个最佳答案）

1. 关于复方制剂美洛西林钠与舒巴坦的说法，正确的是
   - A. 美洛西林为"自杀性"β – 内酰胺酶抑制剂
   - B. 舒巴坦是氨苄西林经改造而来，抗菌作用强
   - C. 舒巴坦可增强美洛西林对 β – 内酰胺酶的稳定性
   - D. 美洛西林具有甲氧肟基，对 β – 内酰胺酶具有高稳定作用
   - E. 舒巴坦属于碳青霉烯类抗生素

2. 在卡那霉素的分子中引入 L –（–）型氨基羟丁酰基侧链，所得到的药物对耐卡那霉素的金黄色葡萄球菌等有显著的抑制作用，该药物是
   - A. 克拉霉素
   - B. 硫酸奈替米星
   - C. 阿米卡星
   - D. 硫酸依替米星
   - E. 盐酸米诺环素

3. 口服后可以通过血脑屏障进入脑脊液中的三氮唑类抗真菌药物是
   - A. 酮康唑
   - B. 氟康唑
   - C. 硝酸咪康唑
   - D. 特比萘芬
   - E. 制霉菌素

4. 扩环后得到的含氮 15 元环的大环内酯类抗生素，在组织中浓度较高，具有独特药动学性质，吸收后转运到感染部位浓度比细胞外高 300 倍的是

    A. 罗红霉素   B. 克拉霉素   C. 琥乙红霉素

    D. 阿奇霉素   E. 红霉素

5. 四环素脱去 6 位甲基和 6 位羟基，同时在 7 位引入二甲氨基改造得到的抗菌药物是

    A. 米诺环素   B. 多西环素   C. 阿米卡星

    D. 美他环素   E. 阿奇霉素

6. 为 1 位与 8 位成环的喹啉羧酸类药物，有一个手性中心，左旋体活性大于右旋体的是

    A. 诺氟沙星   B. 环丙沙星   C. 氧氟沙星

    D. 洛美沙星   E. 莫西沙星

7. 结构中含有两个手性碳原子，仅有三个旋光异构体，药用右旋体的抗结核药是

    A. 异烟肼   B. 乙胺丁醇   C. 吡嗪酰胺

    D. 甲氧苄啶   E. 氟康唑

8. 应用异烟肼时产生肝毒性的主要原因是

    A. 代谢产生 N – 乙酰异烟肼，进一步水解产生乙酰肼

    B. 到体内与金属离子络合，形成螯合物

    C. 体内与 VB_6 结合

    D. 体内产生耐药性

    E. 体内与 DNA 等生物大分子结合

9. 青霉素类抗生素之间会发生强烈的交叉过敏反应，是因为

    A. 青霉素类在生物合成时带入残留的蛋白多肽类杂质

    B. 来自 β – 内酰胺环开环自身聚合生成的高分子聚合物

    C. 青霉素类能够产生共同的抗原决定簇青霉噻唑基

    D. 青霉素类能够产生共同的抗原决定簇头孢噻嗪基

    E. 青霉素类能够产生共同的以侧链为主的抗原决定簇

10. 常与西司他丁合用的药物是

    A. 克拉维酸   B. 舒巴坦钠   C. 氨曲南

    D. 硫霉素   E. 亚胺培南

11. 青霉素侧链引入吸电子基团是为了获得

    A. 耐酸的半合成青霉素

    B. 耐青霉素酶的半合成青霉素

    C. 广谱的半合成青霉素

    D. 过敏性低的半合成青霉素

    E. 高效的半合成青霉素

12. 下列药物中，哪个药物是 β – 内酰胺酶抑制剂

    A. 阿莫西林   B. 阿米卡星   C. 舒巴坦钠

    D. 头孢羟氨苄   E. 氨曲南

13. 具有碳青霉烯结构的非典型 β – 内酰胺类抗生素是

A. 舒巴坦

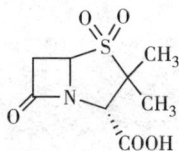

B. 克拉维酸

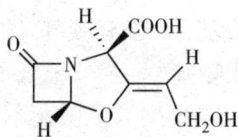

C. 克拉霉素

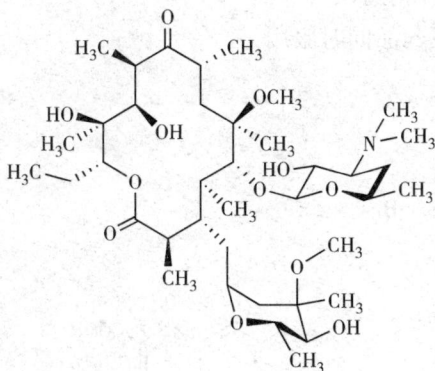

D. 氨曲南

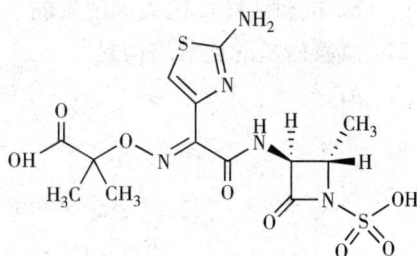

E. 亚胺培南

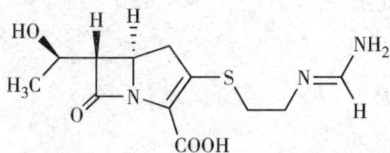

14. 下列哪个药物属于单环 β－内酰胺类抗生素
    A. 舒巴坦　　　　　　　　B. 氨曲南　　　　　　　　C. 克拉维酸
    D. 磷霉素　　　　　　　　E. 亚胺培南

15. 阿米卡星属于哪种结构类型的抗生素
    A. 大环内酯类　　　　　　B. 喹诺酮类　　　　　　　C. β－内酰胺类
    D. 四环素类　　　　　　　E. 氨基糖苷类

16. 对第八对脑神经有损害作用，可引起不可逆耳聋的药物是
    A. 大环内酯类抗生素　　　B. 四环素类抗生素　　　　C. 氨基糖苷类抗生素
    D. β－内酰胺类抗生素　　 E. 氯霉素类抗生素

17. 3 位为氯原子取代的头孢菌素为
    A. 头孢氨苄　　　　　　　B. 头孢呋辛　　　　　　　C. 头孢匹罗
    D. 头孢羟氨苄　　　　　　E. 头孢克洛

18. 含氮 15 元环的大环内酯类抗生素是
    A. 罗红霉素　　　　　　　B. 克拉霉素　　　　　　　C. 琥乙红霉素
    D. 阿奇霉素　　　　　　　E. 红霉素

19. 喹诺酮类抗菌药的结构中，以下哪个部分为抗菌活性所必需
    A. 1 位有乙基取代，2 位有羧基

    B. 2 位有羰基，3 位有羧基

    C. 5 位有氟

    D. 3 位有羧基，4 位有羰基

    E. 8 位有哌嗪基

20. 下列叙述与喹诺酮类抗菌药不相符的是

    A. 3 位羧基和 4 位羰基为抗菌活性所必需

    B. 作用靶点是 DNA 螺旋酶和拓扑异构酶Ⅳ

    C. 不宜和牛奶等含钙、铁的食物或药品同时服用

    D. 老人和儿童不宜多用

    E. 抗菌活性都比头孢菌素弱

21. 氧氟沙星的化学结构是

A.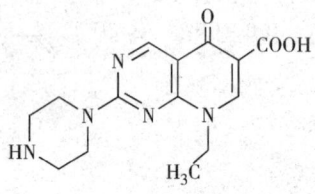   B.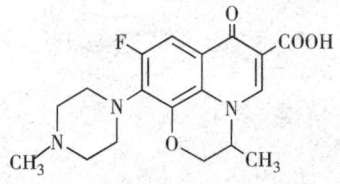

C.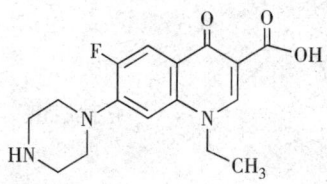   D.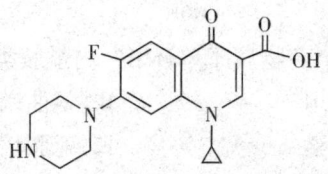

E.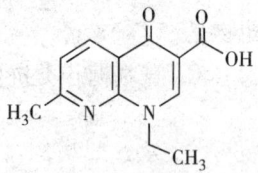

22. 磺胺类药物的作用机制是

    A. 干扰 DNA 的复制和转录

    B. 抑制环氧酶的活性，减少前列腺素的合成

    C. 抑制粘肽转肽酶的活性，阻碍细胞壁的合成

    D. 二氢叶酸还原酶抑制剂

    E. 二氢蝶酸合成酶抑制剂

23. 磺胺甲噁唑和甲氧苄啶合用增效的机制为
    A. 两者都作用于二氢蝶酸合成酶
    B. 两者都作用于二氢叶酸还原酶
    C. 前者作用于二氢蝶酸合成酶，后者作用于二氢叶酸还原酶
    D. 前者作用于二氢叶酸还原酶，后者作用于二氢蝶酸合成酶
    E. 两者都干扰细菌对叶酸的摄取

24. 复方新诺明是由哪两种药物组成的
    A. 磺胺甲噁唑和丙磺舒
    B. 磺胺甲噁唑和甲氧苄啶
    C. 阿莫西林和克拉维酸
    D. 诺氟沙星和甲氧苄啶
    E. 磺胺嘧啶和丙磺舒

25. 喹诺酮类抗菌药可与钙、镁、铁等金属离子形成螯合物，是因为分子中存在
    A. 7 位哌嗪基团   B. 6 位氟原子   C. 8 位甲氧基
    D. 1 位烃基   E. 3 位羧基和 4 位羰基

26. 对青霉素进行结构改造，提高其耐酶特点，所采用的化学改造方法是
    A. 6 位引入氨基
    B. 6 位引入空间位阻大的苯基异噁唑基
    C. 6 位引入苯氧基
    D. 6 位引入对羟基苯环
    E. 2 位羧酸成酯

27. 氨苄西林或阿莫西林的注射溶液，不能和磷酸盐类药物配伍使用，是因为
    A. 发生 β - 内酰胺开环，生成青霉胺
    B. 发生 β - 内酰胺开环，生成青霉醛酸
    C. 发生 β - 内酰胺开环，生成青霉醛
    D. 发生 β - 内酰胺开环，生成 2，5 - 吡嗪二酮
    E. 发生 β - 内酰胺开环，生成聚合产物

28. 口服后可以通过血脑屏障进入脑脊液中的三氮唑类抗真菌药物是
    A. 酮康唑   B. 氟康唑   C. 咪康唑
    D. 益康唑   E. 制霉菌素

B 型题（配伍选择题，备选答案在前，试题在后，每题若干组。每组均对应同一组备选答案）

[1 ~ 2]
    A. 氨曲南   B. 克拉维酸   C. 哌拉西林
    D. 亚胺培南   E. 他唑巴坦

1. 属于青霉烷砜类抗生素的是

2. 属于碳青霉烯类抗生素的是

[3~6]

    A. 丙磺舒　　　　　　　　B. 克拉维酸　　　　　　　　C. 舒巴坦钠

    D. 他唑巴坦　　　　　　　E. 甲氧苄啶

3. 天然来源的 β – 内酰胺酶抑制剂，临床上常与阿莫西林组成复方制剂的药物是

4. 因口服吸收差，可与氨苄西林以 1∶1 的形式以次甲基相连，得到舒他西林的药物是

5. 与青霉素合用，可降低青霉素的排泄速度，从而增强青霉素抗菌活性的药物是

6. 本身具有广谱抗菌作用，与磺胺类药物合用可显著增强抗菌作用的药物是

[7~9]

    A. 氨曲南　　　　　　　　　　　　　　　　B. 美罗培南

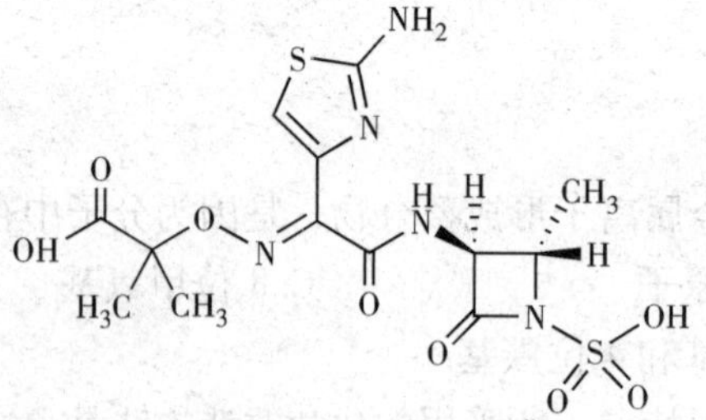

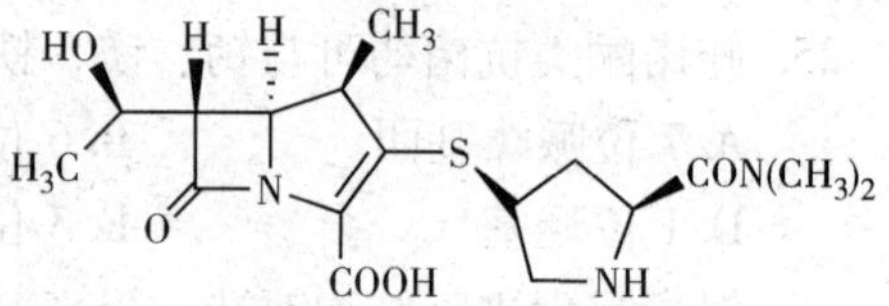

    C. 舒巴坦 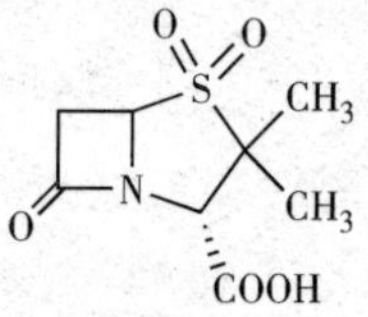　　　　　　　　　　　　　　　　D. 克拉维酸

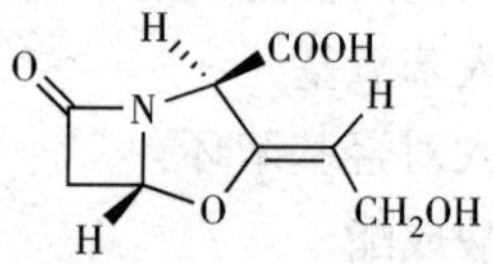

    E. 氨苄西林

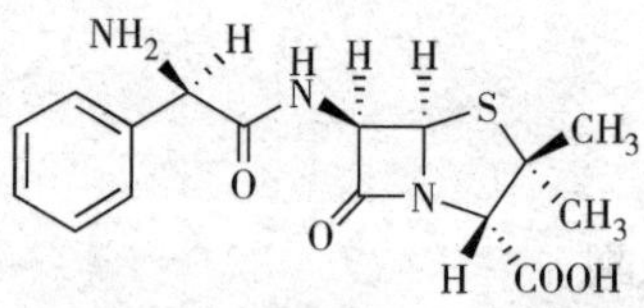

7. 属于碳青霉烯类的 β – 内酰胺类抗生素是

8. 属于氧青霉烷类的 β – 内酰胺类抗生素是

9. 属于青霉烷砜类的 β – 内酰胺类抗生素是

[10~13]

    A. 阿奇霉素　　　　　　　B. 罗红霉素　　　　　　　　C. 克拉霉素

    D. 琥乙红霉素　　　　　　E. 红霉素

10. 含氮原子的 15 元环大环内酯类抗生素是

11. 含肟结构片断的 14 元大环内酯类抗生素是

12. 含丁二酸单酯片断的 14 元大环内酯类抗生素是

13. 通过对红霉素 6 位进行甲基化得到的 14 元大环内酯类抗生素是

[14~16]

    A. 侧链引入吸电子基团

　　B. 侧链酰胺上引入体积较大的基团

　　C. 侧链酰胺上引入极性基团

　　D. β－内酰胺环的 6 位引入甲氧基

　　E. 把结构中的硫原子用氧原子置换

14. 耐酸的半合成青霉素设计思路是

15. 广谱的半合成青霉素设计思路是

16. 耐酶的半合成青霉素设计思路是

[17～18]

　　A. 扩大抗菌谱，提高抗菌活性

　　B. 增加对 β－内酰胺酶的稳定性

　　C. 对抗菌活性有较大影响

　　D. 明显改善抗菌活性和药物代谢动力学性质

　　E. 不引起交叉过敏反应

17. 头孢菌素 3 位取代基的改造，可以

18. 头孢菌素 7α－氢原子换成 α－甲氧基后，可以

[19～20]

　　A. 磺胺甲噁唑　　　　　B. 环丙沙星　　　　　C. 甲氧苄啶

　　D. 乙胺丁醇　　　　　E. 氟康唑

19. 为二氢叶酸还原酶抑制剂

20. 为二氢蝶酸合成酶抑制剂

[21～24]

　　A. 头孢氨苄　　　　　　　　　　B. 头孢克洛

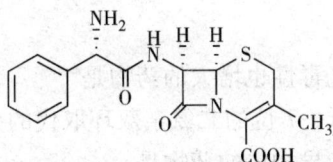 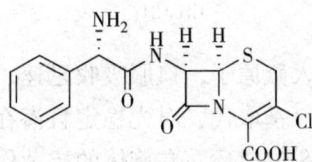

　　C. 头孢呋辛　　　　　　　　　　D. 头孢吡肟

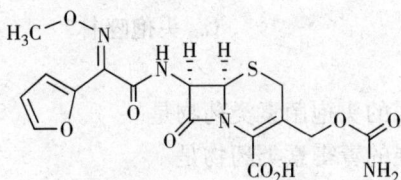 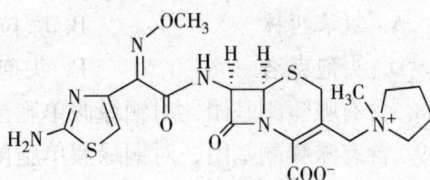

　　E. 头孢曲松

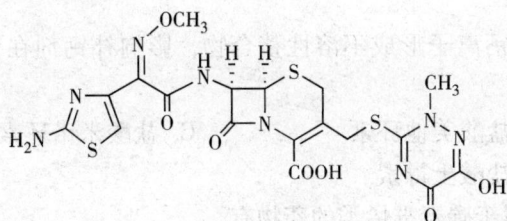

21. C-3 位为氯原子，亲脂性强，口服吸收好的药物是

22. C-3 位含有酸性较强的杂环，可通过血-脑屏障，用于脑部感染治疗的药物是

23. C-3 位含有季铵基团，能迅速穿透细菌细胞壁的药物是

24. C-3 位含有氨基甲酸酯基团的药物是

[25~28]

A. 环丙沙星

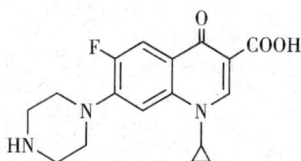

B. 莫西沙星

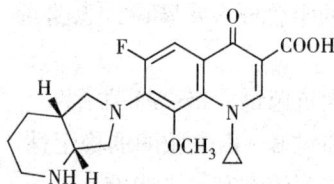

C. 洛美沙星

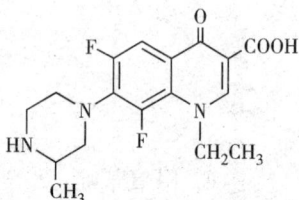

D. 氧氟沙星

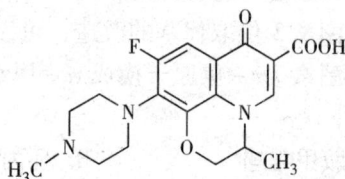

E. 诺氟沙星

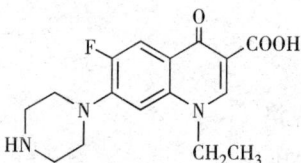

25. 8 位引入氟原子，口服吸收迅速、完全，但光毒性也增大的药物是

26. 8 位甲氧基取代，对光稳定且潜在光毒性很低，7 位的二氮杂双环取代的是

27. 1 位与 8 位成环，左旋体的抗菌作用大于右旋异构体的药物是

[28~29]

A. 氨苄西林　　　　　　B. 哌拉西林　　　　　　C. 头孢唑林

D. 头孢克洛　　　　　　E. 头孢哌酮

28. 含有哌嗪酮基团，对铜绿假单胞菌作用强的头孢菌素类药物是

29. 含有哌嗪酮基团，对铜绿假单胞菌作用强的青霉素类药物是

X 型题（多项选择题。每题的备选答案中有 2 个或 2 个以上正确答案。少选或多
　选均不得分）

1. 与补钙制剂同时使用时，会与钙离子形成不溶性螯合物，影响补钙剂在体内吸收
　的抗菌药物有

　　A. 盐酸多西环素　　　B. 盐酸美他环素　　　C. 盐酸米诺环素

　　D. 盐酸四环素　　　　E. 盐酸土霉素

2. 下列 β-内酰胺类抗生素中，属于碳青霉烯类的药物有

A. 阿莫西林　　　　　　　B. 法罗培南　　　　　　　C. 氨曲南

D. 亚胺培南　　　　　　　E. 美罗培南

3. 结构中含三氮唑环的抗真菌药物有

A. 伊曲康唑　　　　　　　B. 咪康唑　　　　　　　　C. 酮康唑

D. 氟康唑　　　　　　　　E. 伏立康唑

4. 下列哪些药物易发生聚合反应

A. 苯唑西林　　　　　　　B. 氨苄西林　　　　　　　C. 阿莫西林

D. 哌拉西林　　　　　　　E. 美洛西林

5. 下列结构改造哪些能产生耐 β - 内酰胺酶的半合成头孢菌素

A. 侧链中引入苯氧基

B. 侧链酰胺引入极性基团，如氨基

C. 侧链酰胺上引入体积较大的基团

D. 7α - 氢原子被 α - 甲氧基取代

E. C - 7 位的氨基上引入顺式的甲氧肟基酰基侧链

6. 细菌对氨基糖苷类抗生素易产生耐药性，是因其产生了哪些钝化酶

A. 磷酸转移酶　　　　　　B. 核苷转移酶　　　　　　C. β - 内酰胺酶

D. 乙酰转移酶　　　　　　E. 二氢叶酸还原酶

7. 下列药物中，哪些药物可作为抗菌增效剂

A. 克拉维酸　　　　　　　B. 舒巴坦　　　　　　　　C. 甲氧苄啶

D. 丙磺舒　　　　　　　　E. 氨曲南

8. 下列哪些药物会发生差向异构化

A. 金霉素　　　　　　　　B. 四环素　　　　　　　　C. 土霉素

D. 阿奇霉素　　　　　　　E. 阿莫西林

9. 某 8 岁男孩患细菌性上呼吸道感染，宜选用的药物有

A. 哌拉西林　　　　　　　B. 罗红霉素　　　　　　　C. 环丙沙星

D. 盐酸多西环素　　　　　E. 左氧氟沙星

10. 下列哪些药物为含有咪唑环结构的抗真菌药物

A. 益康唑　　　　　　　　B. 氟康唑　　　　　　　　C. 咪康唑

D. 酮康唑　　　　　　　　E. 伊曲康唑

第八节　抗病毒药

A 型题（最佳选择题，每题的备选答案中只有一个最佳答案）

1. 为神经氨酸酶（NA）抑制剂，可以治疗禽流感，对预防和治疗流感发挥作用的是

A. 奥司他韦　　　　　　　B. 齐多夫定　　　　　　　C. 金刚烷胺

D. 阿昔洛韦　　　　　　　E. 利巴韦林

2. 下列药物中哪个被推荐在临床上治疗艾滋病和与艾滋病有关的疾病

A. 阿昔洛韦　　　　　　　B. 利巴韦林　　　　　　　C. 齐多夫定

D. 特比萘芬　　　　　　　E. 左氧氟沙星

3. 下列哪个药物属于开环核苷类抗病毒药
　A. 利巴韦林　　　　　B. 金刚烷胺　　　　　C. 齐多夫定
　D. 奥司他韦　　　　　E. 阿昔洛韦

4. 属于前药，在体内转化为喷昔洛韦发挥药效的是
　A. 更昔洛韦　　　　　B. 泛昔洛韦　　　　　C. 阿昔洛韦
　D. 拉米夫定　　　　　E. 奥司他韦

5. 可以看成是具有 C3′－OH 和 C5′－OH 的开环脱氧鸟苷衍生物的抗病毒药是
　A. 更昔洛韦　　　　　B. 泛昔洛韦　　　　　C. 阿昔洛韦
　D. 喷昔洛韦　　　　　E. 伐昔洛韦

6. 可以抑制病毒颗粒进入宿主细胞的抗病毒药物是
　A. 拉米夫定　　　　　B. 奥司他韦　　　　　C. 利巴韦林
　D. 喷昔洛韦　　　　　E. 金刚烷胺

7. 为双脱氧硫代胞苷化合物，有 β－D－（＋）及 β－L－（－）两种异构体，且两种异构体都具有较强的抗 HIV－1 的作用，可以用于艾滋病治疗的是
　A. 齐多夫定　　　　　B. 司他夫定　　　　　C. 拉米夫定
　D. 恩曲他滨　　　　　E. 奥司他韦

B 型题（配伍选择题，备选答案在前，试题在后，每题若干组。每组均对应同一组备选答案）

[1~2]
　A. 阿昔洛韦　　　　　B. 拉米夫定　　　　　C. 膦甲酸钠
　D. 奥司他韦　　　　　E. 金刚烷胺

1. 具有神经氨酸酶抑制作用的抗流感病毒药物是
2. 具有抗乙肝病毒作用的核苷类药物是

[3~5]
　A. 阿昔洛韦　　　　　B. 齐多夫定　　　　　C. 金刚烷胺
　D. 膦甲酸钠　　　　　E. 奥司他韦

3. 非开环核苷逆转录酶抑制剂类抗病毒药物是
4 开环核苷类抗病毒药物是
5. 为焦磷酸盐的有机类似物，可抑制巨细胞病毒的药物是

[6~9]
　A. 利巴韦林　　　　　B. 齐多夫定　　　　　C. 金刚乙胺

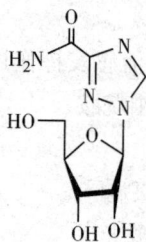

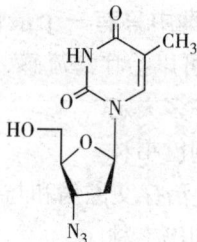

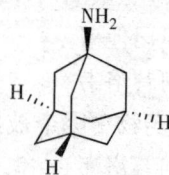

D. 拉米夫定　　　　　　　E. 奥司他韦

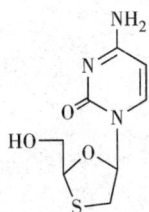
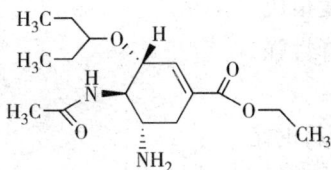

6. 含有叠氮基的抗病毒药物是

7. 含有全碳六元环的抗病毒药物是

8. 含有三氮唑环的抗病毒药物是

9. 为对称三环状胺类的抗病毒药

[10~11]

    A. 司他夫定　　　　　　B. 利巴韦林　　　　　　C. 更昔洛韦

    D. 金刚烷胺　　　　　　E. 膦甲酸钠

10. 为非开环核苷类抗病毒药

11. 为开环核苷类抗病毒药

[12~13]

    A. 更昔洛韦　　　　　　B. 泛昔洛韦　　　　　　C. 伐昔洛韦

    D. 喷昔洛韦　　　　　　E. 阿昔洛韦

12. 为喷昔洛韦前体药物的是

13. 为更昔洛韦的生物电子等排体衍生物的抗病毒药物是

[14~15]

    A. 氟尿嘧啶　　　　　　B. 金刚乙胺　　　　　　C. 阿昔洛韦

    D. 奥司他韦　　　　　　E. 拉米呋啶

14. 为神经氨酸酶抑制剂的抗病毒药物是

15. 为开环嘌呤核苷酸类似物的抗病毒药物是

第九节　抗肿瘤药

A 型题（最佳选择题，每题的备选答案中只有一个最佳答案）

1. 环磷酰胺属于哪一种结构类型的烷化剂

    A. 氮芥类　　　　　　　B. 乙撑亚胺类　　　　　C. 甲磺酸酯类

    D. 多元卤醇类　　　　　E. 亚硝基脲类

2. 须与尿路保护剂美司纳（巯乙磺酸钠）合用减少毒性的抗肿瘤药物是

    A. 美法仑　　　　　　　B. 环磷酰胺　　　　　　C. 异环磷酰胺

    D. 白消安　　　　　　　E. 氟尿嘧啶

3. 环磷酰胺毒性较小的原因是

A. 在正常组织中，经酶代谢生成无毒的代谢物

B. 烷化作用强，使用剂量小

C. 在体内的代谢速度很快

D. 对肿瘤组织的选择性强

E. 抗瘤谱广

4. 下列与甲氨蝶呤不相符的是

A. 对二氢叶酸还原酶有很强的抑制作用

B. 结构中含有两个羧基

C. 大剂量引起中毒时，可用亚叶酸钙解救

D. 为嘌呤类抗代谢物

E. 在强酸中不稳定，可发生水解而失去活性

5. 以下不属于烷化剂类抗肿瘤药物的是

A. 美法仑   B. 白消安   C. 塞替哌

D. 异环磷酰胺   E. 氟尿嘧啶

6. 甲氨蝶呤中毒时可使用亚叶酸钙进行解救，其目的是提供

A. 二氢叶酸   B. 叶酸   C. 四氢叶酸

D. 谷氨酸   E. 蝶呤酸

7. 下列哪个药物主要用于治疗癌症患者的恶心、呕吐症状，还用于预防和治疗手术后的恶心和呕吐

A. 昂丹司琼   B. 氟他胺   C. 他莫昔芬

D. 紫杉醇   E. 伊马替尼

8. 环磷酰胺产生烷基化的关键药效基团是

A. β-氯乙胺   B. 磷酰胺内酯环   C. 氮杂环丙基

D. 尿嘧啶环   E. 蒽醌环

9. 属于前药的抗肿瘤药物是

A. 美法仑   B. 环磷酰胺   C. 喜树碱

D. 氟尿嘧啶   E. 卡铂

10. 属于嘌呤类抗代谢的抗肿瘤药物是

A. 氟尿嘧啶   B. 培美曲塞   C. 巯嘌呤

D. 甲氨蝶呤   E. 卡铂

11. 属于酪氨酸激酶抑制剂的抗肿瘤药物是

A. 多西他赛

B. 氟他胺

C. 伊马替尼

D. 依托泊苷

E. 羟基喜树碱

B 型题（配伍选择题，备选答案在前，试题在后，每题若干组。每组均对应同一组备选答案）

[1~3]

A. 巯嘌呤   B. 他莫昔芬   C. 氟尿嘧啶

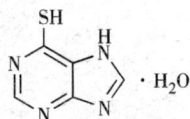   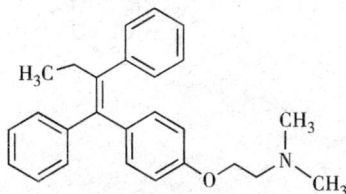   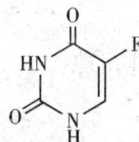

D. 氟他胺   E. 伊马替尼

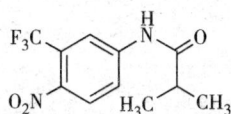   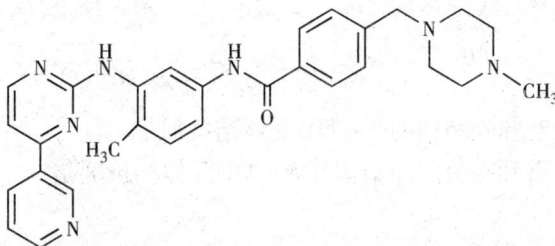

1. 含有三苯乙烯结构，通过拮抗雌激素受体，用于乳腺癌治疗的药物是

2. 含有嘧啶结构，为治疗实体肿瘤的首选药物是

3. 含有酰苯胺结构，通过拮抗雄激素受体，用于前列腺癌治疗的药物是

[4~6]

A. 喜树碱   B. 氟尿嘧啶   C. 环磷酰胺

D. 盐酸伊立替康   E. 依托泊苷

4. 作用于 DNA 拓扑异构酶 I 的天然来源药物是

5. 作用于 DNA 拓扑异构酶 II 的半合成药物是

6. 对喜树碱进行结构修饰得到的水溶性前药是

[7~8]

A. 昂丹司琼   B. 格拉司琼

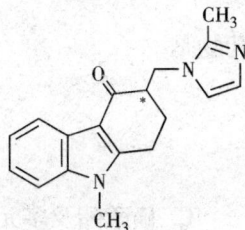   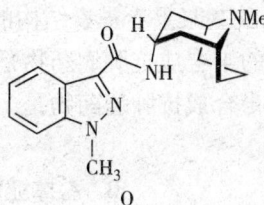

C. 托烷司琼   D. 帕洛诺司琼

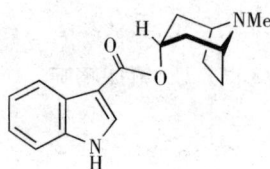 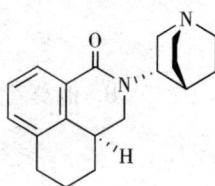

E. 阿扎司琼

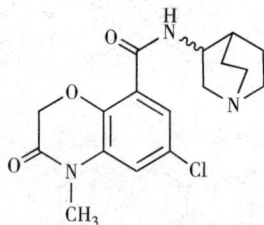

7. 含有咪唑结构的 5 - TH$_3$受体拮抗剂是

8. 含有吲哚羧酸酯结构的 5 - TH$_3$受体拮抗剂是

[9 ~ 11]

    A. 卡培他滨   B. 吉西他滨   C. 阿糖胞苷

    D. 环磷酰胺   E. 培美曲塞

9. 能够抑制胸苷酸合成酶、二氢叶酸还原酶等的多靶点抗肿瘤药物是

10. 结构上看是胞嘧啶核苷抗代谢物，实际上是氟尿嘧啶的前体药物是

11. 属于胞嘧啶类抗代谢物的是

[12 ~ 14]

    A. 美法仑   B. 环磷酰胺   C. 吉非替尼

    D. 巯嘌呤   E. 氟尿嘧啶

12. 为表皮生长因子受体酪氨酸激酶抑制剂的是

13. 含有 L - 苯丙氨酸结构，为氮芥类抗肿瘤药物的是

14. 黄嘌呤 6 位羟基以巯基取代得到的抗肿瘤药物是

[15 ~ 17]

    A. 紫杉醇   B. 多西他赛   C. 甲氨蝶呤

    D. 依托泊苷   E. 长春碱

15. 含有 10 - 去乙酰基浆果赤霉素结构的半合成抗肿瘤药物是

16. 含有吲哚结构的半合成抗肿瘤药物是

17. 含有糖结构的半合成抗肿瘤药物是

[18 ~ 19]

    A. 氮芥类   B. 乙撑亚胺类   C. 磺酸酯及多元卤醇类

    D. 金属配合物类   E. 亚硝基脲类

18. 塞替哌属于哪种结构类型的抗肿瘤药物

19. 奥沙利铂属于哪种结构类型的抗肿瘤药物

[20 ~ 22]

    A. 氟尿嘧啶　　　　　　B. 依托泊苷　　　　　　C. 紫杉醇

    D. 甲氨蝶呤　　　　　　E. 喜树碱

20. 作用于 DNA 拓扑异构酶Ⅰ的抗肿瘤药物是

21. 作用于 DNA 拓扑异构酶Ⅱ的抗肿瘤药物是

22. 属于有丝分裂抑制剂的抗肿瘤药物是

[23 ~ 25]

    A. 多柔比星　　　　　　B. 伊立替康　　　　　　C. 替尼泊苷

    D. 长春瑞滨　　　　　　E. 多西他赛

23. 嵌入 DNA 分子中产生抗肿瘤作用的是

24. 作用于 DNA 拓扑异构酶Ⅰ产生抗肿瘤作用的是

25. 作用于 DNA 拓扑异构酶Ⅱ产生抗肿瘤作用的是

[26 ~ 28]

    A. 多西他赛　　　　　　B. 长春新碱　　　　　　C. 多柔比星

    D. 伊立替康　　　　　　E. 替尼泊苷

26. 属于蒽醌类抗肿瘤抗生素的是

27. 属于喜树碱类抗肿瘤药物是

28. 属于紫杉烷类广谱的抗肿瘤药物是

[29 ~ 31]

    A. 伊马替尼　　　　　　B. 长春新碱　　　　　　C. 吉非替尼

    D. 他莫昔芬　　　　　　E. 替尼泊苷

29. 能抑制多条酪氨酸激酶受体通路的药物是

30. 能抑制表皮生长因子受体酪氨酸激酶的药物是

31. 抗雌激素类的抗肿瘤药物是

[32 ~ 34]

    A. 甲氨蝶呤　　　　　　B. 巯嘌呤　　　　　　　C. 多柔比星

    D. 长春瑞滨　　　　　　E. 氟尿嘧啶

32. 属嘧啶类抗代谢的药物是

33. 属嘌呤类抗代谢的药物是

34. 属叶酸类抗代谢的药物是

[35 ~ 37]

    A. 伊马替尼　　　　　　B. 他莫昔芬　　　　　　C. 氨鲁米特

    D. 氟他胺　　　　　　　E. 紫杉醇

35. 属于酪氨酸激酶抑制剂的是

36. 属于雌激素受体调节剂的是

37. 属于有丝分裂抑制剂的是

C 型题（综合分析选择题。每题的备选答案中只有一个最佳答案）

[1~2]

盐酸多柔比星，广谱，治疗实体瘤，心脏毒性大；具有溶血特性，给药时注意缓慢注射或缓慢点滴，并且严密监测血象。

1. 盐酸多柔比星产生抗肿瘤活性的作用机制是

 A. 抑制 DNA 拓扑异构酶Ⅱ

 B. 与 DNA 发生烷基化

 C. 拮抗胸腺嘧啶的生物合成

 D. 抑制二氢叶酸还原酶

 E. 干扰肿瘤细胞的有丝分裂

2. 盐酸多柔比星毒性作用主要是骨髓抑制和心脏毒性，产生这一副作用的原因可能是

 A. 在体内发生脱甲基化反应，生产的羟基代谢物具有较大毒性

 B. 在体内容易进一步氧化，生产的醛基代谢物具有较大毒性

 C. 在体内醌环易被还原成半醌自由基，诱发脂质过氧化反应

 D. 在体内发生氨基糖开环反应，诱发脂质过氧化反应

 E. 在体内发生脱水反应，代谢物具有较大毒性

X 型题（多项选择题。每题的备选答案中有 2 个或 2 个以上正确答案。少选或多选均不得分）

1. 环磷酰胺在体外对肿瘤细胞无效，在体内可形成下列代谢产物，其中哪些有抗肿瘤活性

 A. 4-羟基环磷酰胺 B. 丙烯醛   C. 磷酰氮芥

 D. 4-酮基环磷酰胺 E. 去甲氮芥

2. 分子中含有嘧啶结构的抗肿瘤药物有

 A. 吉西他滨   B. 阿糖胞苷   C. 巯嘌呤

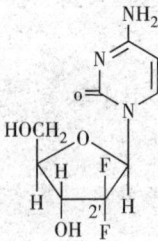   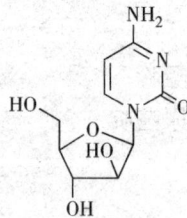   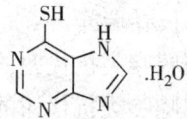

 D. 氟尿嘧啶   E. 甲氨蝶呤

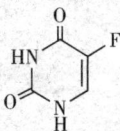   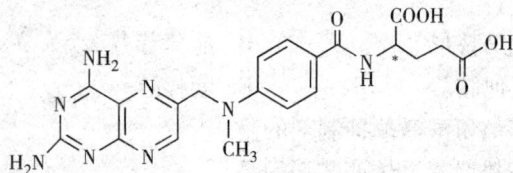

3. 下列药物中，哪些是天然的抗肿瘤药物

 A. 米托蒽醌   B. 多柔比星   C. 紫杉醇

    D. 长春碱　　　　　　　　E. 依托泊苷

4. 下列药物中，哪些药物为前体药物
    A. 多西他赛　　　　　　B. 伊立替康　　　　　　C. 环磷酰胺
    D. 氟尿嘧啶　　　　　　E. 塞替哌

5. 以下结构的药物中，属于抗代谢药物的有
    A.　　　　　　　　　B.　　　　　　　　　C.

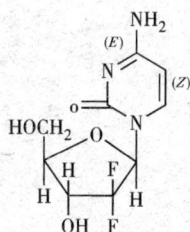   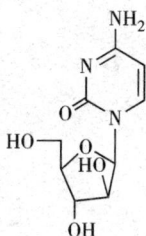   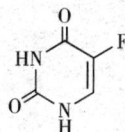

    D.　　　　　　　　　E

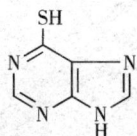   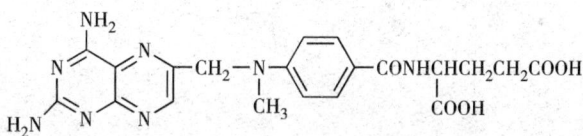

6. 直接作用于 DNA 的抗肿瘤药物有
    A. 环磷酰胺　　　　　　B. 奥沙利铂　　　　　　C. 塞替哌
    D. 喜树碱　　　　　　　E. 氟尿嘧啶

7. 属于抗代谢物的抗肿瘤药是
    A. 氟尿嘧啶　　　　　　B. 巯嘌呤　　　　　　C. 阿糖胞苷
    D. 甲氨蝶呤　　　　　　E. 环磷酰胺

8. 属于烷化剂类抗肿瘤药的是
    A. 塞替哌　　　　　　　B. 美法仑　　　　　　C. 喜树碱
    D. 环磷酰胺　　　　　　E. 巯嘌呤

9. 作用于拓扑异构酶的抗肿瘤药物有
    A. 多西他赛　　　　　　B. 依托泊苷　　　　　　C. 伊立替康
    D. 多柔比星　　　　　　E. 羟基喜树碱

10. 属于靶向抗肿瘤药物的是
    A. 他莫昔芬　　　　　　B. 索拉非尼　　　　　　C. 伊马替尼
    D. 吉非替尼　　　　　　E. 紫杉醇

答案与解析

第一章　药物与药学专业知识

A 型题

1. 答案：D

解析：化学药物大都是有机化合药物，在其结构中存在基本骨架和化学官能团。其基本骨架主要包括两类：一类是只含有碳氢原子的脂肪烃环、芳烃环，另一类是除含有碳氢原子外，还含有氮、氧、硫等杂原子的杂环。

2. 答案：B

解析：草环为七元环，所以答案选择 B。

3. 答案：B

解析：药物的名称包括药物的通用名、化学名和商品名。药品的商品名是由制药企业自己进行选择的，它和商标一样可以进行注册和申请专利保护。

4. 答案：E

解析：药物的名称包括药物的通用名、化学名和商品名。药品通用名也是药典中使用的名称。

5. 答案：B

解析：本题考查药物的结构与命名。药物的化学名是根据其化学结构式来进行命名。化学命名的基本原则是从化学结构选取一特定的部分作母体，规定母体的位次编排法，将母体以外的其他部分均视为其取代基，对于手性化合物规定其立体构型或几何构型。

6. 答案：E

解析：本题考查药物的结构与命名，通用名与母核结构的对应关系。

7. 答案：B

解析：药物剂型按分散体系分类分为：固体分散型、溶液型、胶体型、混悬型、乳剂型、气体分散型、微粒分散型。

8. 答案：D

解析：药物剂型按给药途径分类分为：经胃肠道给药剂型，如常用的散剂、片剂、颗粒剂、胶囊剂、溶液剂、乳剂、混悬剂等。非经胃肠道给药剂型：①注射给药剂型，如注射剂，包括静脉注射、肌内注射、皮下注射、皮内注射及腔内注射等多种注射途径；②呼吸道给药剂型，如喷雾剂、气雾剂、粉雾剂等；③皮肤给药剂型，如外用溶液剂、洗剂、搽剂、软膏剂、硬膏剂、糊剂、贴剂等；④黏膜给药剂型，如滴眼剂、滴鼻剂、眼用软膏剂、含漱剂、舌下片剂、含片、黏贴片及贴膜剂等；⑤腔道给药剂型，如栓剂、气雾剂、泡腾片、滴剂及滴丸剂等，用于直肠、阴道、尿道、鼻腔、耳道等。

9. 答案：B

解析：本题考查剂型的分类。按给药途径分类有经胃肠道给药和非经胃肠道给药剂型。经胃肠道给药剂型包括：溶液剂、糖浆剂、颗粒剂、胶囊剂、散剂、丸剂、片剂等。非经胃肠道给药剂型包括：①注射给药：如注射剂，包括静脉注射、肌内注射、皮下注射及皮内注射等；②皮肤给药：如外用溶液剂、洗剂、软膏剂、贴剂、凝胶剂等；③口腔给药：如漱口剂、含片、舌下片剂、膜剂等；④鼻腔给药：如滴鼻剂、喷雾剂、粉雾剂等；⑤肺部给药：如气雾剂、吸入剂、粉雾剂等；⑥眼部给药：如滴眼剂、眼膏剂、眼用凝胶、植入剂等；

⑦直肠、阴道和尿道给药：如灌肠剂、栓剂等。

10. 答案：D

解析：药物剂型与给药途径、临床治疗效果有着非常密切的关系，因此药物剂型必须与给药途径相适应。良好的剂型可以发挥出良好的药效，但不能决定药物的治疗作用。

11. 答案：E

解析：药用辅料的作用有：①赋型；②使制备过程顺利；③提高稳定性；④提高疗效；⑤降低毒副作用；⑥调节药物作用；⑦增加顺应性。

12. 答案：B

解析：药物制剂稳定性变化一般包括化学、物理和生物学三个方面。物理不稳定性，如混悬剂中药物颗粒结块、结晶生长，乳剂的分层、破裂，胶体制剂的老化，片剂崩解度、溶出速度的改变等。

13. 答案：D

解析：药物降解有水解、氧化、异构化、聚合、脱羧等，其中水解和氧化是药物降解的两个主要途径。

14. 答案：B

解析：药物的氧化过程与化学结构有关。易发生氧化降解的药物有：酚类（如肾上腺素、左旋多巴、吗啡、水杨酸钠等）、烯醇类（如维生素C）、芳胺类（如磺胺嘧啶钠）、吡唑酮类（如氨基比林、安乃近）、噻嗪类（如盐酸氯丙嗪、盐酸异丙嗪）、含有碳碳双键的药物（如维生素A和维生素D）等。

15. 答案：E

解析：酚类药物易发生氧化降解，如肾上腺素、左旋多巴、吗啡、水杨酸钠等。

16. 答案：E

解析：易发生水解的药物有：酰胺药物（如氯霉素、青霉素类、头孢菌素类、巴比妥类、利多卡因、对乙酰氨基酚等）、酯类药物（如盐酸普鲁卡因、溴丙胺太林、盐酸可卡因、毛果芸香碱、华法林钠等）。

17. 答案：B

解析：对药物制剂稳定性产生影响的外界因素有：温度、光线、空气（氧）、金属离子、湿度和水分、包装材料；处方因素有：pH、广义的酸碱催化、溶剂、离子强度、表面活性剂、处方中基质或赋形剂等。

18. 答案：A

解析：本题考查药物的稳定性。药物稳定性变化一般包括化学、物理和生物学三个方面；稳定性试验包括影响因素试验、加速试验与长期试验。

19. 答案：A

解析：本题考查药物的稳定性试验方法的类型及目的。

20. 答案：E

解析：对药物制剂稳定性产生影响的处方因素中，溶剂的影响可用 $\lg K = \lg K_\infty - K' Z_A Z_B / \varepsilon$ 表示；离子强度的影响可用 $\lg K = \lg K_0 + 1.02 Z_A Z_B \mu^{1/2}$ 表示。

21. 答案：C

解析：常用的油溶性抗氧剂有：叔丁基对羟基茴香醚（BHA）、2,6-二叔丁基对甲酚（BHT）、生育酚等。水溶性抗氧剂包括：亚硫酸钠、硫代硫酸钠、焦亚硫酸钠、硫脲等。

22. 答案：D

解析：焦亚硫酸钠、亚硫酸氢钠适用于弱酸性溶液；硫代硫酸钠、亚硫酸钠适用于偏碱溶液。

23. 答案：A

解析：药品有效期系指药物降解10%所需的时间。

24. 答案：D

解析：恒温时，$t_{0.9} = 0.1054 / k$。

25. 答案：D

解析：本题考查配伍变化。配伍变化一般包括物理的、化学的和药理的三个方面。其中，药物的物理配伍变化有溶解度改变、吸湿、潮解、液化、结块、粒径或分散状态的改变。

26. 答案：E

解析：注射液配伍变化的主要原因有：溶剂组成改变、pH 改变、缓冲剂、离子作用、直接反应、盐析作用、配合量、反应时间、混合顺序、成分的纯度、氧与二氧化碳的影响、光敏感性。

27. 答案：C

解析：乳酸根离子会加速氨苄西林和青霉素 G 的水解。

28. 答案：E

解析：药物的化学配伍变化有：浑浊或沉淀（包括 pH 改变产生沉淀、水解产生沉淀、生物碱盐溶液的沉淀、复分解产生沉淀）、变色、产气、发生爆炸、产生有毒物质、分解破坏或疗效下降。

29. 答案：D

解析：药物的物理配伍变化有：溶解度改变、吸湿、潮解、液化、结块、粒径或分散状态的改变。

30. 答案：C

解析：本题考查药物化学配伍变化。在药物的化学配伍变化中，溴化铵与利尿药配伍产生氨气。

31. 答案：B

解析：药物配伍使用的目的：减少或延缓耐药性的发生，如磺胺药与甲氧苄氨嘧啶联用、阿莫西林与克拉维酸配伍等；利用配伍药物产生的协同作用以增强疗效，如复方阿司匹林片、复方降压片等；利用药物间的拮抗作用以克服某些药物的毒副作用，如用吗啡镇痛时常配伍阿托品；为了预防或治疗并发症而配伍其他药物，如

服用异烟肼时，同服维生素 B_6。

32. 答案：B

解析：本题考查药物的化学配伍变化。在药物的化学配伍变化中，盐酸氯丙嗪注射液与异戊巴比妥钠注射液混合后，因 pH 的变化产生沉淀。

33. 答案：A

解析：配伍变化可分为物理的、化学的和药理的三个方面。研究药物制剂配伍变化，是为了能根据药物和制剂成分的理化性质和药理作用，预测药物的配伍变化，探讨其产生变化的原因，给出正确处理或防止的方法，设计合理的处方、工艺，进行制剂合理配伍，避免不良药物配伍，保证用药安全、有效。配伍变化符合用药目的和临床治疗需要的称为合理性配伍变化，否则称为不合理性配伍变化。不合理性配伍变化能设法纠正的称为配伍困难，否则就称为配伍禁忌。

34. 答案：B

解析：本题考查药物的配伍变化和配伍禁忌。地西泮注射液与 0.9% 氯化钠、5% 葡萄糖或 0.167mol/L 乳酸钠注射液配伍时，因溶剂组成改变易析出沉淀。

35. 答案：C

解析：配伍变化的处理方法有：改变贮存条件、改变药物的调配次序、改变溶剂或添加助溶剂、调整溶液的 pH、改变有效成分或剂型。阿莫西林与克拉维酸联用可提高疗效，延缓或减少耐药性。

36. 答案：D

解析：本题考查药品包装的作用。①保护功能：阻隔作用、缓冲作用；②方便应用：标签、说明书与包装标志、便于取用和分剂量；③商品宣传。

37. 答案：B

解析：本题考查药品包装材料的分类。按使用方式，药包材可分为Ⅰ、Ⅱ、Ⅲ三

类。Ⅰ类药包材指直接接触药品且直接使用的药品包装用材料、容器（如塑料输液瓶或袋、固体或液体药用塑料瓶等）。Ⅱ类药包材指直接接触药品，但便于清洗，在实际使用过程中，经清洗后需要并可以消毒灭菌的药品包装用材料、容器（如玻璃输液瓶、输液瓶胶塞、玻璃口服液瓶等）。Ⅲ类药包材指Ⅰ、Ⅱ类以外其他可能直接影响药品质量的药品包装用材料、容器（如输液瓶铝盖、铝塑组合盖等）。

38. 答案：E

解析：药剂学的主要任务：①基本理论的研究；②新剂型、新制剂、新技术、新辅料、新机械设备的研究与开发。

39. 答案：D

解析：本题考查生物药剂学研究中的剂型因素和生物因素。剂型因素不仅是指片剂、注射剂、软膏剂等剂型概念，还包括跟剂型有关的各种因素，如药物的理化性质（粒径、晶型、溶解度、溶出速率、化学稳定性等）、制剂处方（原料、辅料、附加剂的性质及用量）、制备工艺（操作条件）以及处方中药物配伍及体内相互作用等。生物因素有年龄、种族、性别、遗传、生理及病理条件等。

40. 答案：E

解析：在新药研究开发过程中，药理学发挥的作用：①临床前药理毒理学研究（主要药效学研究、一般药理学研究、药动学研究、毒理学研究）；②临床药理学研究。

41. 答案：E

解析：本题考查的是临床药理学的分期。临床药理学研究试验依次分为Ⅰ、Ⅱ、Ⅲ、Ⅳ期。

42. 答案：B

解析：在临床药理学研究中，受试药须符合《药品临床试验质量管理规范

（GCP）》的规定，临床试验的受试者数应符合统计学要求，试验依次分Ⅰ、Ⅱ、Ⅲ、Ⅳ期。

43. 答案：E

解析：Ⅳ期临床试验是新药上市后的应用研究阶段，其目的是考察在广泛使用条件下药物的疗效和不良反应，评价在普通或特殊人群中使用的利益与风险关系以及改进给药剂量等。

44. 答案：A

解析：本题考查药学专业知识。药物分析学研究的主要内容：①药品质量评价：药物结构确证、药品质量研究、药品稳定性研究；②药品质量保障与监督：药品生产质量保障、药品上市质量监督；③体内药物浓度检测与药物动力学研究：生物样品及其处理、分析方法及其验证、药物浓度的测试与数据处理。

B 型题

[1~2]

答案：AC

解析：按药物的来源分类：化学合成药物、来源于天然产物的药物、生物技术药物。

[3~5]

答案：ADB

解析：本题是对常见药物命名的考查。药物的化学名是根据其化学结构式来进行命名的。药品通用名通常是指有活性的药物物质，而不是最终的药品。药品的商品名通常是针对药物的最终产品，即剂量和剂型已确定的含有一种或多种药物活性成分的药物。对乙酰氨基酚是药品的通用名；泰诺是商品名；N-（4-羟基苯基）乙酰胺是化学名。

[6~7]

答案：DA

解析：本题考查药物的结构与命名，

通用名与母核结构对应。

[8~9]

答案：BE

解析：氯丙嗪结构中含有吩噻嗪母核；环丙沙星结构中含有喹啉酮环母核。

[10~11]

答案：EC

解析：尼群地平的母核是二氢吡啶环；地西泮的母核是苯二氮䓬环。

[12~14]

答案：DCE

解析：含有萘环母核结构的药物是萘普生；含有吡咯烷环母核结构的药物是阿托伐他汀；含有苯环母核结构的药物是格列本脲。

[15~17]

答案：AEC

解析：吩噻嗪环的化学结构和编号正确的是 A；喹啉环的化学结构和编号正确的是 E；尿嘧啶的化学结构和编号正确的是 C。

[18~19]

答案：BB

解析：本题考查剂型的分类。属于黏膜给药的剂型：如滴眼剂、滴鼻剂、眼用软膏剂、含漱剂、舌下片剂、含片、粘贴片及贴膜剂等。

[20~21]

答案：AD

解析：药物降解有水解、氧化、异构化、聚合、脱羧等。盐酸普鲁卡因，即4-氨基苯甲酸-2-（二乙氨基）乙酯盐酸盐，结构中的酯键易水解特性，水解产物主要为对氨基苯甲酸；对氨基苯甲酸属于芳胺类，易氧化。

[22~23]

答案：EA

解析：本题考查药物的稳定性。药物稳定性变化一般包括化学、物理学和生物学三方面。

[24~28]

答案：DBCAE

解析：本题考查药物化学配伍变化。浑浊或沉淀：①pH 改变产生沉淀，如盐酸氯丙嗪注射液与异戊巴比妥钠注射液、20% 磺胺嘧啶钠注射液与 10% 葡萄糖注射液、水杨酸钠水溶液与酸或酸性药物；②水解产生沉淀，如苯巴比妥钠水溶液、硫酸锌滴眼液等；③生物碱盐溶液的沉淀，如生物碱盐的溶液与鞣酸、碘、碘化钾、乌洛托品等；④复分解产生沉淀，如硫酸镁遇可溶性的钙盐、碳酸氢钠或某些碱性较强的溶液。

变色：如含有酚羟基的药物与铁盐、维生素 C 与烟酰胺、多巴胺注射液与碳酸氢钠注射液、氨茶碱或异烟肼与乳糖。

产气：如溴化铵、氯化铵与强碱性药物配伍，可分解产生氨气；乌洛托品与酸类或酸性药物配伍，产生甲醛。

爆炸：如氯化钾与硫、高锰酸钾与甘油、强氧化剂与蔗糖或葡萄糖等。

有毒物质：如含朱砂的中药制剂不宜与还原性药物如溴化钾、溴化钠、碘化钾、碘化钠、硫酸亚铁等配伍。

分解破坏或疗效下降：如维生素 B_{12} 与维生素 C 合用，维生素 B_{12} 效价↓；乳酸环丙沙星与甲硝唑混合，甲硝唑的浓度↓；红霉素乳糖酸盐与葡萄糖氯化钠注射液配合，红霉素乳糖酸盐的效价↓。

[29~31]

答案：ACD

解析：本题考查药理学配伍变化。在葡萄糖溶液中不能加入氨茶碱、氢化可的松、卡那霉素、新生霉素、可溶性磺胺药、华法林等；在生理盐水中不能加入两性霉素 B；在林格注射液中不能加入促皮质素、两性霉素 B、间羟胺、去甲肾上腺素、四环素类抗生素等。

[32 ~ 34]

答案：DEA

解析：本题考查药物的配伍类型，分为物理学的配伍变化、化学的配伍变化和药理学的配伍变化。

C 型题

[1 ~ 4]

答案：1. B；2. D；3. E；4. E

解析：本题考查药物稳定性的影响因素、稳定化方法和稳定性试验。

[5 ~ 8]

答案：5. A；6. D；7. C；8. E

解析：本题考查药品包装。根据在流通领域中的作用可将药品包装分为内包装和外包装；药品包装的作用有：保护功能、方便应用和商品宣传；药品包装材料按使用方式可分为Ⅰ、Ⅱ、Ⅲ三类；药品包装材料质量要求有：材料的确认（鉴别）、材料的化学性能检查、材料、容器的使用性能检查、材料、容器的生物安全检查等。

[9 ~ 11]

答案：9. B；10. A；11. B

解析：本题考查药品储存和养护，药品储存的相对湿度35%～75%；常温10～30℃、阴凉处＜20℃、冷处2～10℃；药品堆码时，药品货位之间的距离不小于100cm；垛与垛的间距不小于5cm；垛与墙、屋顶（房梁）、散热器或供暖管道间距不小于30cm；垛与地面的间距不小于10cm。

X 型题

1. 答案：ACDE

解析：本题考查常见药物的命名。药物的名称包括药物的通用名、化学名和商品名。药品的商品名是由制药企业自己进行选择的，它和商标一样可以进行注册和申请专利保护，在选用时不能暗示药物的疗效和用途，且应简易顺口。②药品的通用名，也称国际非专利药品名称（INN）是世界卫生组织推荐使用的名称；是药学研究人员和医务人员使用的共同名称，一个药物只有一个药品通用名；不受专利和行政保护，是所有文献、资料、教材以及药品说明书中标明有效成分的名称，也是药典中使用的名称。药物的化学名，是根据其化学结构式来进行命名的，以一个母体为基本结构，然后将其他取代基的位置和名称标出。

2. 答案：BCDE

解析：对于同一个药品来讲，在不同的企业中可能有不同的商品名，但一个药物只有一个药品通用名。

3. 答案：BCD

解析：来源于天然产物的药物是指从天然产物中提取得到的有效单体、通过发酵方法得到的抗生素以及半合成得到的天然药物和半合成抗生素。

4. 答案：ABCD

解析：本题考查剂型和制剂的概念。①剂型是指为适合于疾病的诊断、治疗或预防的需要而制备的不同给药形式，如片剂、胶囊剂、注射剂等。②制剂是指根据药典或药政管理部门批准的标准、为适应治疗或预防的需要而制备的不同给药形式的具体品种。

5. 答案：ACDE

解析：本题考查剂型的分类。按物质形态分类，剂型可分为固体剂型、半固体剂型、液体剂型和气体剂型。

6. 答案：BCE

解析：本题考查剂型分类。按分散系分类：真溶液类、胶体溶液类、乳剂类、混悬液类、气体分散类、固体分散类、微粒类。非均相制剂药物以微粒、小液滴、胶粒分散，如溶胶剂、混悬剂、乳剂；均相制剂药物以分子或离子状态，如低分子溶液剂、高分子溶液剂。

7. 答案：ABCDE

解析：本题考查剂型的重要性。剂型的重要性有：①改变药物的作用性质；②调节药物的作用速度；③降低（或消除）药物的不良反应；④产生靶向作用；⑤可提高药物的稳定性；⑥可影响疗效。

8. 答案：ABCDE

解析：本题考查药用辅料的作用。药用辅料的作用有：①赋型；②使制备过程顺利进行；③提高稳定性；④提高疗效；⑤降低毒副作用；⑥调节药物作用；⑦增加顺应性。药用辅料的应用原则：①满足制剂成型、有效、稳定、安全、方便要求的最低用量原则；②无不良影响原则，即不降低疗效、不产生毒副作用、不干扰制剂质量控制。

9. 答案：ACDE

解析：本题考查药物制剂稳定化方法中的加金属离子络合剂。由于金属离子能催化氧化反应进行，因此易氧化药物在制剂过程中所用的原辅料及器具均应考虑金属离子的影响。

10. 答案：ABDE

解析：本题考查药物制剂稳定化方法中的加抗氧剂。抗氧剂分水溶性和油溶性两种。水溶性抗氧剂有亚硫酸氢钠、亚硫酸钠、焦亚硫酸钠、硫代硫酸钠、硫脲、维生素 C、半胱氨酸等；油溶性抗氧剂有叔丁基对羟基茴香醚（BHA）、2，6－二叔丁基对甲苯酚（BHT）、维生素 E 等。

11. 答案：ABCDE

解析：本题考查药物制剂稳定化方法中的其他稳定化方法。①改进剂型与生产工艺：制成固体制剂、制成微囊或包合物、采用直接压片或包衣工艺；②制成稳定的衍生物；③加入干燥剂及改善包装。

12. 答案：ACE

解析：本题考查有效期的表示法。有效期的表示方法有 3 种：①直接标明有效期，如某药品的有效期为 2016 年 10 月 15 日，表明本品至 2016 年 10 月 16 日起便不得使用。国内多数药厂都用这种方法。②直接标明失效期，如某药品的失效期为 2016 年 10 月 15 日，表明本品可使用至 2016 年 10 月 14 日。一些进口药品可见这种表示方法。③标明有效期年限，可由批号推算，如某药品批号为 20160514，有效期为 3 年。由批号可知本产品为 2016 年 5 月 14 日生产，有效期 3 年，表明本品可使用到 2019 年 5 月 13 日为止。

13. 答案：ABCDE

解析：本题考查注射剂的配伍变化。主要原因：①溶剂组成改变；②pH 的改变；③缓冲容量；④离子作用；⑤直接反应；⑥盐析作用；⑦配合量；⑧混合顺序；⑨反应时间；⑩O_2 与 CO_2 的影响；⑪光敏感性；⑫成分的纯度。

14. 答案：ABCDE

解析：本题考查配伍变化的处理方法。一般有：①改变贮存条件；②改变调配次序；③改变溶剂或添加助溶剂；④调整溶液的 pH 值；⑤改变有效成分或改变剂型。

15. 答案：ABCDE

解析：本题考查药剂学概念。药剂学系指研究药物剂型和制剂的配制理论、处方设计、制备工艺、质量控制与合理应用等内容的一门综合性技术科学。

16. 答案：ABCD

解析：毒理学的研究内容包括急性毒性试验、长期毒性试验、特殊毒性试验、生殖毒性试验（一般生殖毒性试验、致畸试验、围生期毒性试验)、致突变试验、致癌试验和动物依赖性试验等。

17. 答案:ABCDE

解析:本题考查药理学与新药的研究开发。新药的研究开发一般包括目标化合物的寻找和获得、药效学筛选、药学研究、安全性评价和临床研究。

18. 答案:ABE

解析:本题考查药物分析学研究的主要内容。包括:①药品质量评价;②药品质量保障与监督;③体内药物浓度检测与药物动力学研究。其中药品质量评价包括药物结构确证、药品质量研究和药品稳定性研究。

第二章　药物的结构与药物作用

A 型题

1. 答案：D

解析：酸类药物成酯后，脂溶性增大，易吸收。

2. 答案：D

解析：此题考查药物与生物大分子相互作用的结合形式。结合特性中，药物通常通过范德华力、疏水键、静电引力、偶极相互作用力、氢键和共价键等形式与受体结合，其中除共价键为不可逆键外，其余形式均为可逆的结合形式。

3. 答案：B

解析：利多卡因在进入血脑屏障后产生的脱乙基化（烷基）代谢产物会引起中枢神经系统的副作用。

4. 答案：E

解析：第 I 相生物转化官能团化反应的类型包括氧化、还原、水解和羟基化等反应。

5. 答案：E

解析：与葡萄糖醛酸的结合反应是药物代谢中最普遍的，共有 $O-$、$N-$、$S-$ 和 $C-$ 的葡萄糖醛苷化 4 种类型。

6. 答案：B

解析：此题考查磺酰胺类利尿药与生物大分子碳酸酐酶相互作用的结合形式，其结合位点与碳酸和碳酸酐酶的结合位点相同，均通过氢键键合。

7. 答案：C

解析：有机药物多数为弱酸或弱碱，在体液中只能部分解离，以解离的形式和非解离的形式同时存在于体液中，当 $pK_a =$ pH 时，分子型和离子型药物所占的比例分别为 50% 和 50%。

8. 答案：E

解析：氯喹作用时可以插入到疟原虫的 DNA 碱基对之间，形成电荷转移复合物。

9. 答案：E

解析：阿司匹林是水杨酸类药物，容易在胃中吸收。

10. 答案：C

解析：在他汀类药物的结构中，3，5 - 二羟基羧酸或其前药结构 3 - 羟基 - δ - 内酯环的结构片段是产生酶抑制活性的必需结构（药效团）。

11. 答案：E

解析：当分子中引入极性较大的羟基时，药物的水溶性加大，脂水分配系数下降。

12. 答案：B

解析：弱碱性药物如奎宁、麻黄碱、氨苯砜、地西泮在胃中几乎全部呈解离形式，很难被吸收。

13. 答案：E

解析：药物具有合适的解离度，才能具有最大活性。

14. 答案：A

解析：药物分子中引入烃基，可改变溶解度、解离度、分配系数，还可增加位阻，从而增加稳定性。

15. 答案：B

解析：卤素是很强的吸电子基，可影响药物分子间的电荷分布和脂溶性及药物作用时间。

16. 答案：C

解析：巯基有较强的亲核性，可与 α、β－不饱和羰基化合物发生加成反应，还可与重金属作用生成不溶性的硫醇盐，故可作为解毒药，如二巯丙醇。

17. 答案：D

解析：见 16 题。

18. 答案：C

解析：醚类化合物由于醚中的氧原子有孤对电子，能吸引质子，具有亲水性。碳原子具有亲脂性，使醚类化合物在脂－水交界处定向排布，易于通过生物膜。

19. 答案：A

解析：酯类化合物进入体内后，易在体内酶的作用下发生水解反应生成羧酸。利用这一性质，将羧酸制成酯的前药，既增加药物吸收，又降低药物的酸性，减少对胃肠道的刺激性。

20. 答案：E

解析：构成受体或酶的蛋白质和多肽结构中含有大量的酰胺键，因此酰胺类药物易与生物大分子形成氢键，增强与受体的结合能力。

21. 答案：A

解析：将阿昔洛韦用 L－缬氨酸酯化得到伐昔洛韦，可使药物通过 PEPT1 的吸收增加 3～5 倍。伐昔洛韦进入体内后经酶水解得到阿昔洛韦，再经磷酸化为三磷酸阿昔洛韦发挥抗病毒作用。

22. 答案：A

解析：含氮杂环，如咪唑、吡啶等，可以和血红素中的铁离子螯合，形成可逆性的作用，因此对 CYP 有可逆抑制作用。

23. 答案：E

解析：抗真菌药物酮康唑含有咪唑环，对 CYP 可产生可逆性抑制作用。

24. 答案：B

解析：乙醇是 CYP 的诱导剂，可诱导该酶的活性增加。

25. 答案：A

解析：对心脏快速延迟整流钾离子通道（hERG K$^+$）具有抑制作用的药物，因阻断该通道可引起 Q－T 间期延长，甚至诱发尖端扭转型室性心动过速而撤出市场。

26. 答案：E

解析：共价键键合是一种不可逆的结合形式。

27. 答案：A

解析：烷化剂类抗肿瘤药物与 DNA 中鸟嘌呤碱基形成共价结合键，产生细胞毒活性。

28. 答案：A

解析：离子－偶极和偶极－偶极相互作用通常见于羰基类化合物，如乙酰胆碱和受体的作用。

29. 答案：C

解析：（+）－哌西那朵具有阿片样作用，而（－）－对映体则呈拮抗作用，即（+）－对映体是阿片受体激动剂，而（－）体为阿片受体拮抗剂。

30. 答案：E

解析：氯胺酮为中枢性麻醉药物，只有（S）－（+）－对映体才具有麻醉作用，而（R）－（－）－对映体则产生中枢兴奋作用。

31. 答案：E

解析：酰胺类药物易与生物大分子形成氢键，增强与受体的结合能力。

32. 答案：D

解析：对映异构体之间产生相反的活性，这类药物的对映体与受体均有一定的亲和力，但通常只有一种对映体具有活性，另一对映体反而起拮抗剂的作用。

33. 答案：B

解析：含芳环的药物主要发生氧化代谢。

34. 答案：B

解析：含芳环药物的氧化代谢是以生成酚的代谢产物为主。

35. 答案：A

解析：抗生素氯霉素中的二氯乙酰基侧链代谢氧化后生成酰氯，能与 CYP450 酶等中的脱辅基蛋白发生酰化，是产生毒性的主要根源。

36. 答案：C

解析：镇静催眠药地西泮在羰基的 α - 碳原子经代谢羟基化后生成替马西泮或发生 N - 脱甲基和 α - 碳原子羟基化代谢生成奥沙西泮，两者均为活性代谢产物。

37. 答案：E

解析：舒林酸代谢生成硫醚类活性代谢物后发挥作用；氧化生成砜类代谢物则无活性。

38. 答案：E

解析：抗生素氯霉素中的二氯乙酰基侧链代谢氧化后生成酰氯，是产生毒性的主要根源。

39. 答案：B

解析：驱虫药阿苯哒唑经氧化代谢生成亚砜化合物，其生物活性比氧化代谢前提高，发挥驱虫作用。

40. 答案：A

解析：镇咳药可待因脱甲基后生成吗啡产生成瘾性。

41. 答案：B

解析：谷胱甘肽通过和酰卤代谢物反应后生成酰化谷胱甘肽，解除了这些代谢物对人体的毒性。

42. 答案：A

解析：新生儿由于体内肝脏尿苷二磷酸葡萄糖醛酸（UDPGA）转移酶活性尚未健全，因此会引起代谢上的问题，导致药物在体内聚集产生毒性。如新生儿在使用氯霉素时，不能使氯霉素和葡萄糖醛酸形成结合物而排出体外，导致药物在体内聚集，引起"灰婴综合征"。

43. 答案：E

解析：乙酰化反应一般是体内外来物的去活化反应，例如抗结核药对氨基水杨酸经乙酰化反应后得到对 N - 乙酰氨基水杨酸。

44. 答案：E

解析：乙酰化反应是将体内亲水性的氨基结合形成水溶性小的酰胺。

45. 答案：C

解析：酯和酰胺药物可以在酯酶和酰胺酶的催化下进行水解反应。

46. 答案：A

解析：抗肿瘤活性的药物 6 - 甲基巯嘌呤经氧化代谢，脱 S - 甲基得 6 - 巯基嘌呤。

47. 答案：A

解析：受体及酶的结构上具有大量酰胺键，可以与药物的酰胺键形成氢键，增强与受体或酶的作用，氨基形成酰胺后，水溶性降低、解离度降低、碱性降低。

48. 答案：B

解析：一般情况下，当药物的脂溶性较低时，随着脂溶性增大，药物的吸收性提高，当达到最大脂溶性后，再增大脂溶性，则药物的吸收性降低。吸收性和脂溶性呈近似于抛物线的变化规律。

49. 答案：D

解析：烷化剂类抗肿瘤药物与 DNA 中鸟嘌呤碱基形成共价结合键，产生细胞毒活性。环磷酰胺属于烷化剂。

50. 答案：D

解析：苯巴比妥与阿司匹林均为弱酸，但苯巴比妥的 pK_a 值大于阿司匹林的 pK_a

值，在酸性的胃中分子型药物所占比例高，易于在胃中吸收。

51. 答案：E

解析：乙酰化属于药物代谢第Ⅱ相反应。

B 型题

[1~2]

答案：AB

解析：生物药剂学分类系统根据药物溶解性和肠壁渗透性的不同组合将药物分为 4 类：第Ⅰ类是高水溶解性、高渗透性的两亲性分子药物，其体内吸收取决于胃排空速率，如普萘洛尔、依那普利、地尔硫草等；第Ⅱ类是低水溶解性、高渗透性的亲脂性分子药物，其体内吸收取决于溶解速率，如双氯芬酸、卡马西平、匹罗昔康等；第Ⅲ类是高水溶解性、低渗透性的水溶性分子药物，其体内吸收受渗透效率影响，如雷尼替丁、纳多洛尔、阿替洛尔等；第Ⅳ类是低水溶解性、低渗透性的疏水性分子药物，其体内吸收比较困难，如特非那定、酮洛芬、呋塞米等。

[3~5]

答案：CAB

解析：乙酰胆碱与受体的作用，形成的主要键合类型是离子－偶极和偶极－偶极相互作用；烷化剂环磷酰胺与 DNA 碱基之间，形成的主要键合类型是共价键；碳酸与碳酸酐酶的结合，形成的主要键合类型是氢键。

[6~9]

答案：BDAE

解析：其对映异构体产生相反活性的药物是依托唑啉；其对映异构体没有活性的药物是甲基多巴；其对映异构体产生不同类型药理活性的药物是丙氧酚；其对映异构体产生相同的药理活性，但强弱不同的药物是氯苯那敏。

[10~11]

答案：AD

解析：氧化反应属于第Ⅰ相生物转化代谢中发生的反应；甲基化反应属于第Ⅱ相生物结合代谢中发生的反应。

[12~14]

答案：ABC

解析：高水溶解性、高渗透性的两亲性分子药物，其体内吸收取决于胃排空速率，如普萘洛尔、依那普利、地尔硫草等；低水溶解性、高渗透性的亲脂性分子药物，其体内吸收取决于溶解速率，如双氯芬酸、卡马西平、匹罗昔康等；高水溶解性、低渗透性的水溶性分子药物，其体内吸收受渗透效率影响，如雷尼替丁、纳多洛尔、阿替洛尔等。

[15~17]

答案：BAC

解析：羟基可增强药物水溶性，并增强与受体的结合力；卤素为强吸电子基团，能影响药物分子间电荷分布和脂溶性及药物作用时间；酰胺易与生物大分子形成氢键，增强与受体的结合能力。

[18~20]

答案：DAE

解析：季铵类水溶性大，不易通过生物膜和血脑屏障，无中枢作用；巯基有较强亲核性，可与重金属作用生成不溶性的硫醇盐，故可作为解毒药；烃基可以改变溶解度、解离度、分配系数、稳定性。

[21~23]

答案：CDE

解析：母核结构中含有吲哚环的是氟伐他汀；母核结构中含有吡咯环的是阿托伐他汀；母核结构中含有嘧啶环的是瑞舒伐他汀。

[24~25]

答案：DE

解析：范德华引力是非共价键键合方式中最弱的一种；当药物结构中非极性链部分和生物大分子中非极性链部分的相互作用是疏水性相互作用。

[26~28]

答案：ADE

解析：对映异构体之间具有等同的药理活性和强度的是普罗帕酮；对映异构体之间产生相反的活性的是哌西那朵；一种对映体具有药理活性，另一对映体具有毒性作用的是氯胺酮。

[29~30]

答案：BD

解析：对映异构体之间产生相反活性的是异丙肾上腺素；一种对映体具有药理活性，另一对映体具有毒性作用的是乙胺丁醇。

[31~34]

答案：BECD

解析：驱虫药阿苯哒唑经氧化代谢生成亚砜化合物，其生物活性比氧化代谢前提高，发挥驱虫作用。非甾体抗炎药舒林酸属前体药物，体外无效，进入体内后经还原代谢，生成硫醚类活性代谢物发挥作用，减少了对胃肠道刺激的副作用。硫喷妥经氧化脱硫生成戊巴比妥，使脂溶性下降，作用强度有所减弱。抗肿瘤药物塞替哌在体内可被脱硫代谢生成另一个抗肿瘤药物替哌。

[35~37]

答案：DAB

解析：由于药物结构中的酮绝大多数是不对称酮，体内酶的催化反应通常具有立体选择性，如镇痛药 S-（+）-美沙酮经代谢后生成3S，6S-α-（-）-美沙醇；氯霉素中的对硝基苯基经生物转化还原生成对氨基苯化合物。非甾体抗炎药甲芬那酸经代谢生成相应的羧酸代谢物。

[38~39]

答案：BA

解析：芳环羟基化反应还受立体异构体的影响，如 S-（-）-华法林的主要代谢产物是芳环7-羟基化物，而华法林的 R-（+）-异构体的代谢产物为侧链酮基的还原化合物。

[40~41]

答案：AB

解析：镇咳药可待因在体内约有10%的药物经 O-脱甲基后生成吗啡，长期和大量服用可待因也会产生成瘾性的不良后果。非甾体抗炎药吲哚美辛在体内约有50%经 O-脱甲基代谢，生成无活性的化合物。

[42~45]

答案：BEAD

解析：扎考必利（R）-对映体是5-HT$_3$ 受体拮抗剂，（S）-对映体是5-HT$_3$ 受体的激动剂；哌西那朵右旋体是阿片受体激动剂，左旋体是阿片受体拮抗剂；依托唑啉左旋体是利尿剂，右旋体是抗利尿剂；异丙肾上腺素（R）-对映体有 β 受体激动作用，（S）-对映体有 β 受体拮抗作用。

[46~48]

答案：BAA

解析：在肾小管中，弱酸性药物在酸性尿液中解离少，重吸收多，排泄慢；弱酸性药物在碱性尿液中解离多，重吸收少，排泄快；弱碱性药物在酸性尿液中解离多，重吸收少，排泄快。

[49~51]

答案：BDC

解析：可氧化成亚砜或砜，使极性增加的官能团是硫醚；有较强的吸电子性，可增强脂溶性及药物作用时间的官能团是卤素；可与醇类做成酯，使脂溶性增大，有利于吸收的官能团是羧酸。

[52~53]

答案：CA

解析：含有甲磺酸酯结构的抗肿瘤药物白消安，在体内的相代谢反应是与谷胱甘肽的结合反应；含有儿茶酚胺结构的肾上腺素，在体内发生 COMT 失活的代谢反应是甲基化结合反应。

[54~55]

答案：AD

解析：盐酸普鲁卡因酯键处断开，分解成对氨基苯甲酸与二乙氨基乙醇属于酯键水解；对氨基苯甲酸还可继续被氧化，生成有色物质。

[56~58]

答案：BDC

解析：硫醚可氧化成亚砜或砜，使极性增加；卤素有较强的吸电子性，可增强脂溶性及药物作用时间；羧酸可与醇类成酯，使脂溶性增大，利于吸引。

X 型题

1. 答案：ABCE

解析：含氮杂环，如咪唑、吡啶等，可以和血红素中的铁离子螯合，形成可逆性的作用，因此对 CYP 具有可逆抑制作用。抗真菌药物酮康唑对 CYP51 和 CYP3A4 可产生可逆性抑制作用。胺类化合物，无论是叔胺、仲胺还是伯胺，均可转化为亚硝基代谢中间体，与血红素的铁离子螯合产生抑制作用，如地尔硫草、丙咪嗪、尼卡地平等。

2. 答案：ABCDE

解析：含氮杂环，如咪唑、吡啶，以及烯烃、炔烃、呋喃、噻吩、肼类、苯并环二烷和胺类化合物等结构片段均对细胞色素 P450 有抑制作用。

3. 答案：ABCDE

解析：对乙酰氨基酚和葡萄糖醛酸的

结合反应、沙丁胺醇和硫酸的结合反应、白消安和谷胱甘肽的结合反应、对氨基水杨酸的乙酰化结合反应、肾上腺素的甲基化结合反应均属于第 Ⅱ 相生物转化反应。

4. 答案：ADE

解析：甲基化、葡萄糖醛苷化、形成硫酸酯等属于第 Ⅱ 相生物结合代谢中发生的反应；还原、水解属于第 Ⅰ 相生物转化反应。

5. 答案：ACDE

解析：局麻药普鲁卡因与受体作用键合可能存在的键合形式有疏水性作用、偶极相互作用力、静电引力和范德华力。

6. 答案：ABCE

解析：共价键是药物与受体形成不可逆复合物的键合形式。

7. 答案：ABCDE

解析：手性药物的对映体之间药物活性的差异主要有：对映异构体间具有相同的药理活性和强度；对映异构体间产生相同的药理活性，但强弱不同；对映异构体中一个有活性，一个没有活性；对映异构体间产生相反的活性；对映异构体间产生不同类型的药理活性等。

8. 答案：ABCD

解析：氢键的生成是由于药物分子中含有孤对电子的 O、N、S 等原子和与非碳的杂原子以共价键相连的氢原子之间形成的弱化学键。在生物大分子，如蛋白质、DNA 中，存在众多的羰基、羟基、巯基、氨基，有些是氢键的接受体，有些则是氢键的供给体。

9. 答案：ABCDE

解析：药物的溶解度、分配系数、渗透性、酸碱性、解离度和 pK_a 对药效均有影响。

10. 答案：ACDE

解析：脂烃基、氯或氟原子、酯键和

芳烃基等基团可以增加脂溶性。

11. 答案：ABD

解析：低水溶解性、低渗透性的疏水性分子药物，其体内吸收比较困难，如特非那定、酮洛芬、呋塞米等。

12. 答案：ABCE

解析：弱酸性药物如水杨酸和巴比妥类药物在酸性的胃液中几乎不解离，呈分子型，易在胃中吸收；碱性极弱的咖啡因和茶碱，在酸性介质中解离也很少，在胃中易被吸收。

13. 答案：ABCD

解析：弱碱性药物如奎宁、麻黄碱、氨苯砜、地西泮在胃中几乎全部呈解离形式，很难被吸收；而在肠道中，由于 pH 比较高，容易被吸收。

14. 答案：BCE

解析：强碱性药物如胍乙啶在整个胃肠道中多是离子化的；完全离子化的季铵盐类和磺酸类药物，消化道吸收很差。

15. 答案：ABDE

解析：对映异构体之间药理活性相反的是依托唑啉、扎考必利、异丙肾上腺素和哌西那朵。

16. 答案：AD

解析：地西泮发生 N - 脱甲基和 α - 碳原子羟基化代谢生成奥沙西泮。

17. 答案：ABCE

解析：保泰松羟基化代谢物有活性，为羟布宗。卡马西平环氧代谢物有活性，进一步代谢则失活。地西泮的活性代谢物是奥沙西泮和替马西泮。硫喷妥发生脱硫代谢生成戊巴比妥，仍有活性，但强度降低。

18. 答案：ACDE

解析：使药物分子水溶性增加的结合反应有：与氨基酸的结合反应、与葡萄糖醛酸的结合反应、形成硫酸酯的结合反应、与谷胱甘肽的结合反应。

19. 答案：ABCD

解析：第Ⅰ相生物转化，也称为药物的官能团化反应，是体内的酶对药物分子进行的氧化、还原、水解、羟基化等反应，在药物分子中引入或使药物分子暴露出极性基团，如羟基、羧基、巯基、氨基等。

20. 答案：ABCD

解析：保泰松代谢为羟布宗、美沙酮代谢为活性美沙醇、阿苯达唑代谢为活性亚砜化合物、舒林酸代谢为活性硫醚化合物均为代谢活化。

21. 答案：ABC

解析：氯胺酮、乙胺丁醇、氨氯地平结构中均含有手性碳原子。

第三章　药物固体制剂和液体制剂与临床应用

A 型题

1. 答案：D

解析：本题考查固体制剂的特点。①物理、化学稳定性好，生产工艺较成熟、生产成本低；②制备过程的前处理需经历相同的单元操作；③药物在体内需先溶解后再被吸收进入血液循环；④剂量较易控制；⑤贮存、运输、服用以及携带方便。

2. 答案：B

解析：本题考查固体制剂的一般质量要求。①散剂检查项目：粒度、外观均匀度、干燥失重（水分）、装量差异、装量、无菌和微生物限度等；②颗粒剂检查项目：粒度、干燥失重、溶化性、装量差异、装量、微生物限度等；③片剂检查项目：外观均匀度、硬度、重量差异（含量均匀度）、崩解时限（溶出度或释放度）、微生物限度等；④胶囊剂检查项目：水分、装量差异（含量均匀度）、崩解时限（溶出度）、微生物限度等。

3. 答案：C

解析：本题考查固体制剂的一般质量要求。

4. 答案：C

解析：本题考查均匀度，其检查因剂型不同而异。

5. 答案：E

解析：本题考查散剂的特点及临床应用。①粒径小、比表面积大、易分散、起效快；②外用覆盖面大，具保护、收敛等作用；③制备工艺简单，剂量易于控制，便于特殊群体如婴幼儿与老人服用；④包

装、贮存、运输、携带比较方便。对光、湿、热敏感的药物一般不宜制成散剂；散剂服药后不宜过多饮水；对于温胃止痛的散剂不需水送服。

6. 答案：E

解析：本题考查颗粒剂的定义、分类、特点及临床应用。可溶型、泡腾型颗粒应加温开水冲服，切忌放入口中用水送服用。

7. 答案：C

解析：本题考查颗粒剂的定义和分类。分类：可溶性颗粒、混悬颗粒、泡腾颗粒、肠溶颗粒、缓释颗粒、控释颗粒；肠溶颗粒由肠溶材料包裹，酸性条件下不释药。

8. 答案：D

解析：本题考查颗粒剂的一般质量要求。检查项目：粒度、干燥失重、溶化性、装量差异、装量、微生物限度等。

9. 答案：E

解析：本题考查胶囊壳的处方组成。胶囊壳囊材的基本成分由明胶、甘油（增塑剂）、水组成，可添加附加剂，如增稠剂琼脂、遮光剂二氧化钛、防腐剂羟苯乙酯等。

10. 答案：E

解析：本题考查胶囊壳的处方组成。

11. 答案：B

解析：本题考查软胶囊的处方分析。

12. 答案：C

解析：本题考查胶囊剂的特点及组成。空胶囊的规格号数越大，容积也越小

13. 答案：C

解析：本题考查片剂的分类及定义。

分类：普通片、含片、舌下片、口腔贴片、咀嚼片、可溶片、泡腾片、阴道片、阴道泡腾片、肠溶片等。口腔贴片系指粘贴于口腔，经黏膜吸收后起局部或全身作用的片剂。

14. 答案：B

解析：本题考查片剂的分类及定义。泡腾片系指含有碳酸氢钠和有机酸，遇水可产生气体而呈泡腾状的片剂。

15. 答案：C

解析：本题考查片剂的常用辅料。稀释剂（填充剂）：淀粉、蔗糖、糊精、乳糖、可压性淀粉（预胶化淀粉）、微晶纤维素（MCC，干黏合剂）、无机盐类（磷酸氢钙、硫酸钙、碳酸钙等）、甘露醇（适用于咀嚼片）。

16. 答案：B

解析：本题考查片剂的常用辅料。黏合剂：淀粉浆（8%～15%）、甲基纤维素（MC，水溶性较好）、羟丙纤维素（HPC，可作粉末直接压片黏合剂）、羟丙甲纤维素（HPMC，溶于冷水）、羧甲基纤维素钠（CMC-Na，适用于可压性较差的药物）、乙基纤维素（EC，不溶于水，但溶于乙醇）、聚维酮（PVP，吸湿性强，可溶于水和乙醇）、明胶（可用于口含片）、聚乙二醇（PEG）等。

17. 答案：A

解析：本题考查片剂的常用辅料。崩解剂：干淀粉、羧甲淀粉钠（CMS-Na）、低取代羟丙基纤维素（L-HPC）、交联羧甲基纤维素钠（CCMC-Na）、交联聚维酮（PVPP）和泡腾崩解剂（碳酸氢钠和枸橼酸组成的混合物，也可以用柠檬酸、富马酸与碳酸钠、碳酸钾、碳酸氢钾）等。

18. 答案：C

解析：本题考查片剂的常用辅料崩解剂。

19. 答案：B

解析：本题考查片剂的常用辅料。润滑剂：硬脂酸镁（MS）、微粉硅胶、滑石粉、氢化植物油、聚乙二醇类、十二烷基硫酸钠等。

20. 答案：C

解析：本题考查包衣的目的。①掩盖苦味或不良气味；②防潮、避光、隔离空气，以增加药物的稳定性；③防止药物间的配伍变化；④改善片剂的外观；⑤控制药物在胃肠道的释放部位；⑥控制药物在胃肠道中的释放速度。

21. 答案：B

解析：本题考查包衣的附加剂。①增塑剂：水溶性增塑剂，如丙二醇、甘油、聚乙二醇等；非水溶性增塑剂，如甘油三醋酸酯、乙酰化甘油酸酯、邻苯二甲酸酯等；②致孔剂：蔗糖、氯化钠、表面活性剂和PEG等；③抗黏剂：滑石粉、硬脂酸镁等；④遮光剂：二氧化钛；⑤着色剂：水溶性色素、水不溶性色素和色淀等。

22. 答案：A

解析：本题考查包衣材料。①胃溶型：羟丙甲纤维素（HPMC）、羟丙纤维素（HPC）、丙烯酸树脂Ⅳ号、聚乙烯吡咯烷酮（PVP）；②肠溶型：醋酸纤维素酞酸酯（CAP）、丙烯酸树脂Ⅰ、Ⅱ、Ⅲ类、羟丙甲纤维素酞酸酯（HPMCP）；③水不溶型：乙基纤维素（EC）、醋酸纤维素（CA）。

23. 答案：E

解析：本题考查包衣材料。

24. 答案：C

解析：本题考查片剂的质量要求。凡已规定检查溶出度的片剂不应进行崩解度检查。

25. 答案：C

解析：本题考查片剂的质量要求。片剂的脆碎度小于1%为合格。

26. 答案：B

解析：本题考查崩解时限。普通片（15 分钟）；分散片、可溶片（3 分钟）；泡腾片、舌下片（5 分钟）；薄膜衣片、硬胶囊（30 分钟）；糖衣片、软胶囊（60 分钟）；肠溶衣片（盐酸溶液中 2 小时内不应有裂缝、崩解或软化现象，在 pH 6.8 磷酸盐缓冲液中 1 小时内全部崩解并通过筛网）。

27. 答案：D

解析：本题考查剂型与给药途径相适应。

28. 答案：D

解析：本题考查液体制剂的分类。均相液体药剂包括：低分子溶液剂（溶液剂）、高分子溶液剂；非均相液体药剂包括：溶胶剂、乳剂、混悬剂。

29. 答案：B

解析：本题考查液体制剂的分类。

30. 答案：D

解析：本题考查液体制剂的优点和缺点。优点：①药物的分散度大，吸收快，能较迅速发挥药效；②能减少某些固体药物（如溴化物、碘化物等），由于局部浓度过高而引起的胃肠道刺激作用；③给药途径广泛，可以内服，也可以外用；液体制剂能够深入腔道，适于腔道用药；④易于分剂量，服用方便，适用于儿童与老年患者。缺点：①药物化学稳定性问题；②非均相液体制剂的物理稳定性问题；③体积较大，携带、运输、贮存不够方便；④水性液体制剂易霉变，常需加入防腐剂；⑤非水溶剂具有一定药理作用，成本高。

31. 答案：A

解析：本题考查液体制剂的质量要求。①均相液体制剂应是澄明溶液；②非均相液体制剂的药物粒子应分散均匀；③口服的液体制剂应外观良好，口感适宜；④外用的液体制剂应无刺激性；⑤液体制剂保存和使用过程中不应发生霉变；⑥包装容器适宜，方便患者携带。

32. 答案：C

解析：本题考查液体制剂溶剂的选择，首选的溶剂是水。

33. 答案：A

解析：本题考查液体制剂溶剂的类别，按极性大小分：①极性溶剂，如水、甘油、二甲基亚砜（DMSO）等；②半极性溶剂，如乙醇、丙二醇、聚乙二醇（PEG）等；③非极性溶剂，如脂肪油、液状石蜡、油酸乙酯、乙酸乙酯等。

34. 答案：D

解析：本题考查表面活性剂的结构特征。表面活性剂分子是一种既亲水又亲油的两亲分子。

35. 答案：C

解析：本题考查吐温类表面活性剂的名称和作用。吐温，又称聚山梨酯、聚氧乙烯失水山梨醇脂肪酸酯，为 O/W 型乳化剂，是常用的增溶剂、乳化剂、分散剂和润湿剂。低浓度时在水中形成胶束，增溶作用不受溶液 pH 值的影响。

36. 答案：E

解析：本题考查非离子型表面活性剂的名称。①司盘（Span），又称脂肪酸山梨坦、失水山梨醇脂肪酸酯；②吐温（Tween），又称聚山梨酯、聚氧乙烯失水山梨醇脂肪酸酯；③卖泽（Myrj），即聚氧乙烯脂肪酸酯；④苄泽（Brij），即聚氧乙烯脂肪醇醚。

37. 答案：C

解析：本题考查非离子型表面活性剂的名称。

38. 答案：C

解析：本题考查表面活性剂的应用。可用于静脉注射脂肪乳的乳化剂有磷脂、泊洛沙姆 188（普朗尼克 F68）。

39. 答案：D

解析：本题考查表面活性剂的应用。大部分消泡剂的 *HLB* 值最适范围为 1～3。

40. 答案：B

解析：本题考查表面活性剂的应用。表面活性剂可作增溶剂、乳化剂、润湿剂、起泡剂、消泡剂、去污剂、消毒剂等。

41. 答案：B

解析：本题考查表面活性剂的生物毒性。①毒性顺序：阳离子表面活性剂＞阴离子表面活性剂＞非离子表面活性剂；两性离子表面活性剂的毒性和刺激性均小于阳离子表面活性剂；非离子表面活性剂口服一般认为无毒性；②溶血作用的顺序：聚氧乙烯烷基醚＞聚氧乙烯芳基醚＞聚氧乙烯脂肪酸酯＞吐温20＞吐温60＞吐温40＞吐温80。

42. 答案：A

解析：本题考查矫味剂的概念。矫味剂有甜味剂、芳香剂、胶浆剂和泡腾剂四种。

43. 答案：B

解析：本题考查助溶剂。助溶剂通常是指某些有机酸及其盐类（如苯甲酸、碘化钾等）、酰胺或胺类化合物（如乙二胺等）、一些水溶性高分子化合物（如聚乙烯吡咯烷酮等）。其机理是形成可溶性的络合物或复合物。

44. 答案：C

解析：本题考查防腐剂。防腐剂有对羟基苯甲酸酯类（尼泊金类）、苯甲酸和苯甲酸钠、山梨酸和山梨酸钾、苯扎溴铵（新洁尔灭）、其他（如乙醇、苯酚、甲酸、三氯叔丁醇、苯甲醇、硝酸苯汞、硫柳汞、甘油、氯仿、桉油、桂皮油、薄荷油等）。

45. 答案：C

解析：本题考查低分子溶液剂的概念。

46. 答案：B

解析：本题考查糖浆剂的定义、特点和质量要求。糖浆剂应澄清，含蔗糖量应不低于 45%（g/mL）。

47. 答案：E

解析：本题考查溶液剂、糖浆剂、芳香水剂、甘油剂、醋剂的定义。

48. 答案：C

解析：本题考查碘甘油的处方、制备和临床应用。本品不宜用水稀释，必要时用甘油稀释以免增加刺激性。

49. 答案：B

解析：本题考查溶胶的性质。溶胶的性质有光学性质（丁铎尔效应）、电学性质（双电层构造）、动力学性质（布朗运动）、聚结性质。

50. 答案：B

解析：本题考查溶胶的性质。溶胶剂属于热力学不稳定系统。

51. 答案：A

解析：本题考查混悬剂的质量评价。质量要求：微粒大小、沉降容积比、絮凝度、重新分散、流变学。

52. 答案：E

解析：本题考查混悬剂常用稳定剂中絮凝剂的作用。

53. 答案：A

解析：本题考查混悬剂常用稳定剂中絮凝剂的作用。

54. 答案：C

解析：本题考查混悬剂常用稳定剂中的助悬剂。低分子助悬剂：如甘油、糖浆等。高分子助悬剂：天然高分子助悬剂，如果胶、琼脂、白芨胶、西黄蓍胶、阿拉伯胶或海藻酸钠等；合成或半合成高分子助悬剂，如 MC、HPMC、CCMC - Na、PVP、PVA 等；③硅皂土；④触变胶。

55. 答案：B

解析：本题考查乳剂的特点。水包油型乳剂中的液滴分散度大，有利于掩盖药物的不良臭味。

56. 答案：A

解析：本题考查乳剂的稳定性。乳剂不稳定现象有分层（乳析）、絮凝、转相、合并与破裂、酸败。分层是指乳剂中乳滴的上浮或下沉。

57. 答案：D

解析：本题考查乳剂的稳定性。乳滴的 Zeta 电位降低，乳剂会出现可逆性聚集现象，即絮凝。

58. 答案：A

解析：本题考查乳剂的稳定性。分层是由油水两相存在密度差造成的。

59. 答案：C

解析：本题考查乳剂的稳定性。转相通常是由于乳化剂性质发生改变引起的。

B 型题

[1～2]

答案：AE

解析：本题考查固体制剂的一般质量要求。

[3～4]

答案：EA

解析：本题考查颗粒剂的分类及定义。

[5～7]

答案：BAD

解析：本题考查胶囊剂的囊壳和内容物的处方组成。

[8～11]

答案：CABED

解析：本题考查药用辅料中文名称与英文缩写的对应关系。

[13～16]

答案：DBAC

解析：本题考查片剂的组成辅料及水不溶型包衣材料。①片剂的组成辅料主要有：填充剂、黏合剂、崩解剂、润滑剂；②水不溶型包衣材料：乙基纤维素和醋酸

纤维素。

[17～22]

答案：DAECBD

解析：本题考查片剂的组成辅料及胃溶型包衣材料。胃溶型包衣材料有羟丙甲基纤维素（HPMC）、羟丙基纤维素（HPC）、丙烯酸树脂Ⅳ号、聚乙烯吡咯烷酮（PVP）。

[23～24]

答案：EA

解析：本题考查片剂的组成辅料及胃溶型包衣材料。

[25～26]

答案：CE

解析：本题考查片剂的粉末直接压片所用的辅料。

[27～29]

答案：BCA

解析：本题考查肠溶型包衣处方的组成。肠溶型包衣材料：醋酸纤维素酞酸酯（CAP）、丙烯酸树脂Ⅰ、Ⅱ、Ⅲ类、羟丙基甲基纤维素酞酸酯（HPMCP）；附加剂：增塑剂、抗黏剂、遮光剂、着色剂等。

[30～32]

答案：DAC

解析：本题考查不溶型包衣处方的组成。附加剂：增塑剂、致孔剂、抗黏剂、遮光剂、着色剂等。

[33～38]

答案：ABEDED

解析：本题考查片剂和胶囊剂质量要求中的崩解时限检查项。

[39～41]

答案：DBA

解析：本题考查片剂和胶囊剂质量要求中的崩解时限检查项。

[42～46]

答案：BDAEC

解析：本题考查片剂制备中可能产生

的问题的原因。裂片：①物料中细粉过多，压缩时空气不能及时排出，导致压片后气体膨胀而裂片；②物料塑性差，结合力弱。松片：黏性力差，压力不足。崩解迟缓：①片剂的压力过大，导致内部空隙小，影响水分渗入；②增塑性物料或黏合剂使片剂结合力过强；③崩解剂性能较差。溶出超限：片剂不崩解，颗粒过硬，药物溶解度差。含量不均匀：片重差异超限、药物的混合度差、可溶性成分的迁移等。

[47～48]

答案：AC

解析：本题考查液体制剂的分类及概念。①低分子溶液剂：低分子药物以分子或离子状态分散在分散介质中；②高分子溶液剂：高分子药物以分子状态分散在分散介质中；③溶胶剂：胶态分散形成多相体系；④乳剂：液体微粒分散形成多相体系；⑤混悬剂：固体微粒分散形成多相体系。

[49～51]

答案：ACB

解析：本题考查液体制剂的溶剂分类。

[52～55]

答案：ABCE

解析：本题考查表面活性剂的分类。①阴离子型：高级脂肪酸盐（肥皂类）、硫酸化物、磺酸化物；②阳离子型：常用的有苯扎氯铵（洁尔灭）和苯扎溴铵（新洁尔灭）等；③两性离子型：卵磷脂、氨基酸型、甜菜碱型；④非离子型：脂肪酸山梨坦（司盘）、聚山梨酯（吐温）、蔗糖脂肪酸酯（蔗糖酯）、聚氧乙烯脂肪酸酯（卖泽）、聚氧乙烯脂肪醇醚（苄泽）、聚氧乙烯－聚氧丙烯共聚物（泊洛沙姆、普朗尼克）。

[56～58]

答案：BEA

解析：本题考查液体制剂常用的附加剂。①潜溶剂：混合溶剂，机理：降低溶剂的极性；②助溶剂：某些有机酸及其盐类（如苯甲酸、碘化钾等）、酰胺或胺类化合物（如乙二胺等）、一些水溶性高分子化合物（如聚乙烯吡咯烷酮等），机理：形成可溶性的络合物或复合物；③增溶剂：表面活性剂，机理：胶束增溶，HLB 值为 $15～18$。

[59～60]

答案：AB

解析：本题考查液体制剂常用的溶剂和抑菌剂。

[61～65]

答案：DCBAE

解析：本题考查在液体制剂中加入某些附加剂时所产生的现象。

[66～67]

答案：BC

解析：本题考查液体制剂的常用附加剂：防腐剂和矫味剂。

[68～72]

答案：BCDAE

解析：本题考查混悬剂的稳定剂：助悬剂、润湿剂、絮凝剂、反絮凝剂的作用机理。

[73～74]

答案：BA

解析：本题考查乳剂出现分层、絮凝等不稳定现象的原因。

[75～78]

答案：DEAB

解析：本题考查液体制剂中洗剂、搽剂、灌洗剂、涂剂概念的区别。

[79～84]

答案：ABCDEA

解析：本题综合考查涂膜剂、胶囊剂的材料及附加剂。

[85~89]

答案：EACAD

解析：本题综合考查药剂学中的理论公式。

C型题

[1~3]

答案：1. E；2. C；3. D

解析：本题考查片剂的处方分析。普通片剂主要的辅料有填充剂、黏合剂、崩解剂、润滑剂等。矫味剂有甜味剂、芳香剂、泡腾剂、胶浆剂。

[4~7]

答案：4. E；5. B；6. C；7. A

解析：本题考查硬胶囊剂内容物的处方分析，其主要辅料有填充剂、黏合剂、崩解剂、助流剂等。

[8~12]

答案：8. B；9. A；10. E；11. D；12. C

解析：本题考查混悬剂的处方分析，其主要辅料有分散介质、助悬剂、润湿剂等。

[13~16]

答案：13. A；14. B；15. D；16. C

解析：本题考查乳剂的处方分析，其主要辅料有水相、油相、乳化剂等。

X型题

1 答案：ABCE

解析：本题考查固体制剂的特点。剂量较易控制。

2. 答案：ABE

解析：本题考查固体制剂的分类。合剂和醑剂属于液体制剂。

3. 答案：ABD

解析：本题考查固体制剂的分类。固体制剂按药物释放速度的快慢可分为速释固体制剂和缓控释固体制剂；渗透泵片和缓释片属于缓控释固体制剂。

4. 答案：ACDE

解析：本题考查固体制剂的一般质量

要求。对于颗粒剂，一般不能通过一号筛和能通过五号筛的颗粒和粉末总和不得过15%。

5. 答案：ABCDE

解析：本题考查散剂的一般质量要求。检查项目有：粒度、外观均匀度、干燥失重（水分）、装量差异、装量、无菌和微生物限度等。

6. 答案：ABCDE

解析：本题考查片剂的优点和缺点。

7. 答案：ACD

解析：本题考查片剂的一般质量要求。片剂检查项目有：外观均匀度、硬度、重量差异（含量均匀度）、崩解时限（溶出度或释放度）、微生物限度等。

8. 答案：ABCDE

解析：本题考查分散片的临床应用及适合制成分散片的药物类别。

9. 答案：BCE

解析：本题考查片剂的黏合剂种类。常用的有：淀粉浆（浓度8%~15%）、甲基纤维素（MC，水溶性较好）、羟丙纤维素（HPC，可作粉末直接压片黏合剂）、羟丙甲纤维素（HPMC，溶于冷水）、羧甲基纤维素钠（CMC-Na，适用于可压性较差的药物）、乙基纤维素（EC，不溶于水，但溶于乙醇）、聚维酮（PVP，吸湿性强，可溶于水和乙醇）、明胶（可用于口含片）、聚乙二醇（PEG）等。

10. 答案：BCD

解析：本题考查胃溶型薄膜衣材料。胃溶型：羟丙基甲基纤维素（HPMC）、羟丙基纤维素（HPC）、丙烯酸树脂Ⅳ号、聚乙烯吡咯烷酮（PVP）

11. 答案：ABD

解析：本题考查固体制剂的临床应用。胶囊剂不宜干吞；口含片适用于缓解咽干、咽痛等不适，不宜长期服用。

12. 答案：ACDE

解析：本题考查胶囊剂的优点和局限性。胶囊壳多以明胶为原料制备，受温度和湿度影响较大，生产成本相对较高。

13. 答案：ABCDE

解析：本题考查胶囊剂局限性中不宜制成胶囊的药物。

14. 答案：AB

解析：本题考查液体制剂的分类。均相液体制剂有低分子溶液和高分子溶液。

15. 答案：AB

解析：本题考查液体制剂的溶剂分类。半极性的溶剂有乙醇、丙二醇、聚乙二醇等。

16. 答案：BCD

解析：本题考查表面活性剂的用途。表面活性剂的用途有增溶剂、乳化剂、润湿剂、起泡剂、消泡剂、去污剂、消毒剂、杀菌剂等。

17. 答案：ABC

解析：本题考查表面活性剂的类别。非离表面活性剂有脂肪酸山梨坦（司盘）、聚山梨酯

（吐温）、蔗糖脂肪酸酯（蔗糖酯）、聚氧乙烯脂肪酸酯（卖泽）、聚氧乙烯脂肪醇醚（苄泽）、聚氧乙烯－聚氧丙烯共聚物（泊洛沙姆、普朗尼克）等。

18. 答案：ABCD

解析：本题考查矫味剂的种类。甘油剂是一种液体制剂。

19. 答案：ABDE

解析：本题考查防腐剂的种类。甜菊苷是矫味剂。

20. 答案：BC

解析：本题考查芳香水剂的定义和特点。

21. 答案：ABCDE

解析：本题考查混悬剂的特点。

22. 答案：ABD

解析：本题考查混悬剂的质量要求。

23. 答案：ACD

解析：本题考查混悬剂的稳定剂种类，即助悬剂、润湿剂、絮凝剂、反絮凝剂。

24. 答案：ABCE

解析：本题考查混悬剂的助悬剂种类及特征。硅皂土作助悬剂时不需加入防腐剂，通常在 pH7 以上助悬效果更佳。

25. 答案：ABCDE

解析：本题考查乳剂的种类及特征。

26. 答案：ABD

解析：本题考查乳剂的乳化剂种类。硬脂酸镁、氢氧化钙、氢氧化锌属于 W/O 型固体粉末乳化剂。

27. 答案：ABCDE

解析：本题考查乳剂不稳定性的表现。

第四章　药物灭菌制剂和其他制剂与临床应用

A 型题

1. 答案：D

解析：本题考查灭菌与无菌制剂的分类。分类：注射剂、植入型制剂、眼用制剂、局部外用制剂（如外伤、烧伤及溃疡等创面用制剂）、其他用制剂（如手术用制剂、冲洗剂、止血海绵剂）。

2. 答案：B

解析：本题考查灭菌与无菌制剂的类别。

3. 答案：C

解析：本题考查药物的性质与注射剂类型的相关性。①水溶液型注射剂：易溶于水且在水中稳定的药物；②油溶液型注射剂：在水溶液中不稳定的药物，且溶于油；③混悬型注射剂：水难溶性药物或注射后要求延长药效的药物；④乳剂型注射剂：水不溶性液体药物或油性液体药物；⑤注射用无菌粉末：遇水不稳定的药物。

4. 答案：A

解析：本题考查注射剂分类。

5. 答案：E

解析：本题考查注射剂特点。①药效迅速、剂量准确、作用可靠；②适用于不宜口服的药物及不能口服给药的患者；③可以产生局部定位作用；④使用不便，易造成注射疼痛；⑤安全性低于口服制剂；⑥制造过程复杂。

6. 答案：B

解析：本题考查注射剂特点。

7. 答案：E

解析：本题考查注射剂的质量要求。

检查项目：无菌、无热原、澄明、渗透压、pH、安全性、稳定性。

8. 答案：C

解析：本题考查注射剂的质量要求。pH 一般控制在 4～9 的范围内。

9. 答案：E

解析：本题考查制药用水及用途。制药用水分为饮用水、纯化水、注射用水和灭菌注射用水。纯化水：原水经蒸馏法、离子交换法、反渗透法或其他适宜方法制得的供药用的水，不含任何附加剂。纯化水不得用于注射剂的配制与稀释。注射用水：纯化水再经蒸馏所制得的水，是配制注射剂用的溶剂。灭菌注射用水：是注射用水经灭菌所制得的水，是无菌、无热原的水，主要用于注射用灭菌粉末的溶剂或注射液的稀释剂。

10. 答案：D

解析：本题考查注射剂的附加剂。①局部止痛剂：盐酸普鲁卡因、利多卡因、苯甲醇、三氯叔丁醇等；②抑菌剂：苯酚、甲酚、氯甲酚、苯甲醇、三氯叔丁醇、苯甲醇、硫柳汞、尼泊金类等。

11. 答案：C

解析：本题考查注射剂的附加剂。抗氧剂：亚硫酸氢钠（酸性）、焦亚硫酸钠（酸性）、硫代硫酸钠（碱性）、亚硫酸钠（碱性）。

12. 答案：B

解析：本题考查注射剂的附加剂。

13. 答案：C

解析：本题考查眼用制剂的质量要求。

用于眼外伤的眼用制剂要求绝对无菌，不允许加入抑菌剂，一经开启，不能放置再用。

14. 答案：D

解析：本题考查眼用制剂的质量要求。眼用液体制剂属于多剂量剂型，要保证在使用过程中始终保持无菌，必须添加适当的抑菌剂。

15. 答案：B

解析：本题考查添加附加剂需依据注射剂的特性。等渗调节剂：氯化钠、葡萄糖、甘油。

16. 答案：E

解析：本题考查热原的定义和组成。热原是微生物产生的内毒素；内毒素 = 热原 = 脂多糖；致热能力最强的是革兰阴性杆菌。

17. 答案：B

解析：本题考查热原的定义和组成。

18. 答案：C

解析：本题考查热原的性质。热原的性质：耐热性、可滤过性、易被吸附性、不挥发性、水溶性等。

19. 答案：E

解析：本题考查热原的耐热性。一般经60℃加热1小时不受影响，100℃也不会发生热解，但在120℃下加热4小时能破坏98%左右，在180～200℃干热2小时或250℃ 30～45分钟或650℃ 1分钟可使热原彻底破坏。

20. 答案：A

解析：本题考查溶解度的影响因素。影响因素：药物的极性、温度、药物的晶型、粒子大小、加入第三种物质。若溶解过程吸热，溶解度随温度升高而升高；若溶解过程放热，溶解度随温度升高而降低。

21. 答案：D

解析：本题考查溶解度的影响因素。

22. 答案：C

解析：本题考查增加药物溶解度的方法。潜溶是指当混合溶剂中各溶剂达到某一比例时，药物的溶解度比在各单纯溶剂中的溶解度大，而且出现极大值的现象。

23. 答案：D

解析：本题考查增加药物溶解度的方法。助溶是指难溶性药物与加入的第三种物质在溶剂中形成可溶性络合、复盐或缔合物等，以增加药物在溶剂（主要是水）中的溶解度。

24. 答案：B

解析：本题考查增加药物溶解度的方法。增溶是指某些难溶性药物在表面活性剂的作用下，在溶剂中溶解度增大并形成澄清溶液的过程。影响增溶量的因素有：①增溶剂的种类；②药物的性质；③加入顺序；④增溶剂的用量。

25. 答案：A

解析：本题考查药化与药剂知识的综合运用，根据药物的性质选择适宜的注射剂型。黄体酮，化学名：4－孕甾烯－3，20－二酮，又称黄体素、孕酮和助孕素，在空气中稳定，不溶于水，溶于乙醇、乙醚、氯仿、丙酮、二氧六环和浓硫酸。

26. 答案：B

解析：本题考查根据药物的性质选择适宜的注射剂型。青霉素钾，属于β－内酰胺类抗生素，其化学名称为：（2S，5R，6R）－3，3－二甲基－6－（2－苯乙酰氨基）－7－氧代－4－硫杂－1－氮杂双环［3.2.0］庚烷－2－甲酸钾盐；化学性质：①不耐热；②水溶液不稳定；③易水解。

27. 答案：A

解析：本题考查无菌粉末的制备方法。注射用无菌粉末制备方法有冷冻干燥法、灭菌溶剂结晶法、喷雾干燥法等。

28. 答案：C

解析：本题考查静脉注射用乳剂的乳化剂，主要有磷脂（卵磷脂、豆磷脂）和普朗尼克 F－68（泊洛沙姆 188）。

29. 答案：D

解析：本题考查静脉注射用乳剂的乳化剂。

30. 答案：C

解析：本题考查注射剂的分类。类型：①溶液型注射剂；②混悬型注射剂；③乳剂型注射剂；④注射用无菌粉末。

31 答案：E

解析：本题考查注射剂的分类。

32. 答案：C

解析：本题考查输液存在的主要问题及解决方法。①细菌污染：主要是由生产过程中严重污染、灭菌不彻底、漏气等造成；②热原问题：临床上时有发生，一方面要加强生产过程的控制，同时还要重视使用过程中的污染；③澄明度与微粒的问题：产生的原因包括工艺操作、橡胶塞与输液容器质量不好、原辅料质量对澄明度有显著影响等。

33. 答案：D

解析：本题考查眼用制剂的质量要求。用于眼外伤的眼用制剂要求绝对无菌，不允许加入抑菌剂，一经开启，不能放置再用。

34. 答案：E

解析：本题考查眼用制剂的质量要求。适当增大黏度，可使药物在眼内停留时间延长，有利于药物吸收，减弱刺激性。

35. 答案：B

解析：本题考查眼用制剂的附加剂。抑菌剂有：硝酸苯汞、苯扎氯铵、苯扎溴铵、苯氧乙醇、尼泊金类、山梨酸等。

36. 答案：C

解析：本题考查眼用制剂的抑菌剂。

37. 答案：A

解析：本题考查眼用制剂的附加剂。pH 调节剂常用的有磷酸盐缓冲液、硼酸盐缓冲液及硼酸缓冲液。

38. 答案：A

解析：本题考查乳膏剂的乳化剂。乳化剂：肥皂类（一价皂，如脂肪酸的钠、钾、铵盐，O/W 型；多价皂，如脂肪酸的镁、钙，W/O 型）、脂肪醇硫酸酯钠（如十二烷基硫酸钠，O/W 型）、多元醇酯类（如脂肪酸甘油酯、司盘类，W/O 型；吐温、聚氧乙烯醇醚类，O/W 型）。

39. 答案：D

解析：本题综合考查软膏剂类制剂的特点。二甲基硅油性能优良、无刺激性，不可用作眼膏基质；O/W 型软膏基质外相有较多的水分，须加入保湿剂；软膏剂中药物的释放、吸收与基质性质有关；眼膏基质采用的是未经漂白的黄凡士林。

40. 答案：E

解析：本题考查乳膏剂的基质组成。①基质：由水相、油相及乳化剂三部分组成；②油相：如硬脂酸、蜂蜡、石蜡、高级脂肪醇、液状石蜡、凡士林等；③乳化剂：肥皂类、脂肪醇硫酸酯钠、多元醇酯类等；④附加剂有：保湿剂、抑菌剂、增稠剂、抗氧剂及透皮吸收促进剂等。因有水相存在，不用于水中不稳定药物。

41. 答案：C

解析：本题考查 O/W 型乳膏基质的特点。O/W 型乳膏基质不适用于分泌物较多的皮肤病。

42. 答案：A

解析：本题考查乳膏剂的质量要求。检查项目有：黏度与稠度、主药含量、装量、微生物限度等。

43. 答案：D

解析：本题考查乳膏剂临床应用的注

意事项。在皮肤患处使用,用药量和用药次数应适宜,用药疗程应根据治疗效果确定,不宜长期用药。

44. 答案:E

解析:本题考查羊毛脂的性质。凡士林基质中加入羊毛脂可增加基质的吸水性和药物的渗透性。

45. 答案:A

解析:本题考查凝胶剂的分类、特点、质量要求和临床应用。

分类:有单相分散系统和双相分散系统之分;双相分散系统的凝胶剂是小分子无机药物胶体微粒以网状结构存在于液体中,具有触变性,也称混悬凝胶剂,如氢氧化铝凝胶;局部应用的凝胶剂系单相分散系统,又分为水性凝胶剂和油性凝胶剂。

特点:具有良好的生物相容性,对药物释放具有缓释、控释作用,制备工艺简单且形状美观,易于涂布使用,局部给药后易吸收,不污染衣物,稳定性好。

质量要求:①凝胶剂应均匀、细腻,在常温时保持胶状,不干涸或液化;②胶粒应分散均匀,不应下沉、结块;③根据需要可加入保湿剂、抑菌剂、抗氧剂、乳化剂、增稠剂和透皮促进剂等;④凝胶剂一般应检查pH;⑤凝胶剂基质与药物间均不应发生理化作用;⑥应避光、密闭贮存,并应防冻。④皮肤破损处不宜使用凝胶剂。

46. 答案:E

解析:本题综合考查气雾剂的优点和缺点。气雾剂是置于特制阀门系统的耐压密封容器中,生产成本较高。

47. 答案:C

解析:本题综合考查气雾剂的定义、分类和特点。气雾剂系指药物和附加剂与适宜的抛射剂装于具有特制阀门系统的耐压密封容器中而制成的制剂。按气雾剂相组成可分为二相和三相气雾剂,三相气雾

剂一般为混悬系统或乳剂系统;按给药途径可分为吸入气雾剂、非吸入气雾剂及外用气雾剂;吸入气雾剂的微粒大小应控制在 $10\mu m$ 以下,其中大多数应在 $5\mu m$。

48. 答案:A

解析:本题考查气雾剂、喷雾剂、吸入粉雾剂的概念。

49. 答案:C

解析:本题考查气雾剂的抛射剂。分类:氯氟烷烃、氢氟烷烃、碳氢化合物、压缩气体。目前最有应用前景的一类氯氟烷烃的替代品,主要为 HFA-134a(四氟乙烷)和 HFA-227(七氟丙烷)。

50. 答案:E

解析:本题综合考查气雾剂的优点和缺点。优点:①简洁、便携、耐用、方便、多剂量;②比雾化器容易准备,治疗时间短;③良好的剂量均一性;④气溶胶形成与患者的吸入行为无关;⑤所有MDIs的操作和吸入方法相似;⑥高压下的内容物可防止病原体侵入。缺点:①若患者无法正确使用,就会造成肺部剂量较低和(或)不均一;②通常不是呼吸触动,即使吸入技术良好,肺部沉积量通常较低;③阀门系统对药物剂量有所限制,无法递送大剂量药物;④大多数现有的MDIs没有剂量计数器。

51. 答案:C

解析:本题结合案例,考查气雾剂的临床应用和注意事项。丙酸氟替卡松属于糖皮质激素。长期使用糖皮质激素可出现声音嘶哑、口腔念珠菌感染、咽部不适、骨密度降低、血糖升高等。丙酸氟替卡松吸入结束后宜漱口和刷牙。

52. 答案:E

解析:本题考查溶液型气雾剂的组成,主要有药物、抛射剂、潜溶剂、耐压容器、阀门系统等。

53. 答案：A

解析：本题考查二相气雾剂的概念。溶液型气雾剂属于二相气雾剂；混悬型、乳剂型气雾剂属于三相气雾剂。

54. 答案：C

解析：本题考查混悬型气雾剂的特点。抛射剂与混悬固体药物的密度差越小越有利于制剂稳定。

55. 答案：A

解析：本题考查乳剂型气雾剂的特点。为了使产生的泡沫持久，乳剂型气雾剂常加入甘油作泡沫稳定剂。

56. 答案：C

解析：本题考查粉雾剂的分类、组成和特点。吸入粉雾剂中药物粒度大小应控制在 $10\mu m$ 以下，其中大多数应在 $5\mu m$ 以下。

57. 答案：D

解析：本题考查栓剂的基质。油脂性基质：可可豆脂、半合成脂肪酸甘油酯、合成脂肪酸酯；水溶性基质：甘油明胶、聚乙二醇类、非离子型表面活性剂类。其中，半合成脂肪酸甘油酯为目前取代天然油脂的较理想的栓剂基质，包括椰油酯、山苍子油酯及棕榈酸酯等。

58. 答案：C

解析：本题考查聚乙二醇的应用。聚乙二醇的用途：注射用溶剂、栓剂水溶性基质、片剂润滑剂和黏合剂、潜溶剂、增塑剂、致孔剂、固体分散材料等。

59. 答案：C

解析：本题综合考查栓剂的特点。直肠吸收比口服吸收的干扰因素少。

60. 答案：D

解析：本题考查栓剂的附加剂。附加剂有：表面活性剂、抗氧剂、防腐剂、硬化剂、增稠剂、吸收促进剂等。其中，吸收促进剂，如非离子型表面活性剂、脂肪酸、脂肪醇和脂肪酸酯类、尿素、水杨酸钠、苯甲酸钠、羟甲基纤维素钠、环糊精类衍生物等。

61. 答案：A

解析：本题综合考查栓剂的附加剂。在氨茶碱可可脂栓剂中，加入少量非离子型表面活性剂主要起到增溶作用，作为增溶剂其 HLB 值在 15～18。

62. 答案：E

解析：本题考查栓剂的质量要求。

63. 答案：D

解析：本题考查栓剂的功用分类。①局部作用，通常将润滑剂、收敛剂、局部麻醉剂、甾体、激素以及抗菌药物制成栓剂，可在局部起通便、止痛、止痒、抗菌消炎等作用，如甘油栓、蛇黄栓。②全身作用：主要途径是直肠栓，通过与直肠黏膜接触发挥镇痛、镇静、兴奋、扩张支气管和血管、抗菌等作用，如吗啡栓、苯巴比妥钠栓等。

B 型题

[1～4]

答案：DCAB

解析：本题考查药物性质与注射剂类型的相关性。

[5～8]

答案：ACDE

解析：本题考查制药用水的用途。

[9～11]

答案：CDE

解析：本题考查灭菌与无菌制剂的附加剂。

[12～14]

答案：CAB

解析：本题考查注射剂的附加剂。

[15～17]

答案：ACB

解析：本题以盐酸普鲁卡因注射液为

案例，考查注射剂的附加剂。

[18～22]

答案：ADCBE

解析：本题以醋酸氢化可的松注射液为案例，考查混悬型注射剂的处方分析。

[23～24]

答案：CD（B）

解析：本题考查注射剂附加剂的作用。苯甲醇、三氯叔丁醇既可作抑菌剂，又可作局麻剂（止痛剂）。

[25～27]

答案：ACE

解析：本题考查注射剂的附加剂的作用。助悬剂：明胶、MC、CCMC–Na等。局部止痛剂：盐酸普鲁卡因、利多卡因、苯甲醇、三氯叔丁醇等。其中，苯甲醇、三氯叔丁醇既可作抑菌剂，又可作局麻剂（止痛剂）。抗氧剂：亚硫酸氢钠、焦亚硫酸钠、硫代硫酸钠、亚硫酸钠。

[28～31]

答案：DEAB

解析：本题考查注射剂附加剂的作用。保护剂：乳糖、蔗糖、麦芽糖、人血红蛋白等。等渗调节剂：氯化钠、葡萄糖、甘油。

[32～33]

答案：BC

解析：本题考查滴眼液附加剂的作用。pH调节剂：常用的有磷酸盐缓冲液、硼酸盐缓冲液及硼酸缓冲液；抑菌剂：硝酸苯汞、苯扎氯铵、苯扎溴铵、苯氧乙醇、尼泊金类、山梨酸等。

[34～35]

答案：AB

解析：本题考查滴眼液的抑菌剂特点。羟苯酯类对大肠埃希菌作用最强，不宜用于有吐温类的药液；苯扎溴铵属于阳离子表面活性剂，在酸碱中均稳定；山梨酸、

苯甲酸类在pH4时防腐效果最好。

[36～38]

答案：DEC

解析：本题考查乳膏剂基质的附加剂。附加剂：保湿剂、抑菌剂、增稠剂、抗氧剂及透皮吸收促进剂等。

[39～41]

答案：ACD

解析：本题考查注射剂附加剂的作用。抑菌剂：苯酚、甲酚、氯甲酚、苯甲醇、三氯叔丁醇、苯甲醇、硫柳汞、尼泊金类等。苯甲醇、三氯叔丁醇既可作抑菌剂，又可作局麻剂（止痛剂）。

[42～43]

答案：AC

解析：本题考查凝胶剂的组成。水性凝胶剂一般由水、甘油或丙二醇与纤维素衍生物、卡波姆和海藻酸盐等高分子材料构成。水性凝胶基质易涂布与清除，无油腻感，能吸收渗出物，释药快，但易失水与霉变，故需加入保湿剂与防腐剂。保湿剂有甘油、丙二醇等。

[44～45]

答案：CD

解析：本题考查凝胶剂和栓剂的基质。

[46～49]

答案：CBAE

解析：本题气雾剂的处方组成。①溶液型：药物溶于抛射剂中或在潜溶剂的作用下与抛射剂混合而成的均相分散体（溶液），以细雾状雾滴喷出；可加替溶剂。②混悬型：不溶于抛射剂的固体药物以微粒状态分散在抛射剂中形成的非均相分散体（混悬液），以雾粒状喷出；可加润湿剂。③乳剂型：不溶于抛射剂的液体药物与抛射剂经乳化，形成的非均相分散体（O/W或W/O型乳剂），以泡沫状喷出；可加泡沫稳定剂。

[50 ~ 51]

答案：AE

解析：本题考查气雾剂的抛射剂和栓剂的基质。

[52 ~ 53]

答案：AD

解析：本题考查气雾剂的附加剂。

[54 ~ 57]

答案：DBCA

解析：本题考查气雾剂的抛射剂和附加剂。

[58 ~ 60]

答案：CDA

解析：本题考查栓剂的基质和附加剂。水溶性基质：甘油明胶、聚乙二醇类、非离子型表面活性剂类等；抗氧剂：如叔丁基羟基茴香醚（BHA）、2，6 - 二叔丁基对甲酚（BHT）、没食子酸酯类等；硬化剂：如白蜡、硬脂酸、巴西棕榈蜡等。

[61 ~ 64]

答案：CDAB

解析：本题综合考查相关辅料的功能。

[65 ~ 69]

答案：ACDEB

解析：本题综合考查相关辅料的功能。

[70 ~ 72]

答案：BCD

解析：本题综合考查相关辅料的功能。

C 型题

[1 ~ 4]

答案：1. D；2. B；3. C；4. C

解析：本题考查维生素 C 注射液的处方分析和工艺注意事项。

[5 ~ 8]

答案：5. A；6. B；7. E；8. E

解析：本题考查输液的分类和注意事项。输液种类：电解质输液、营养输液、胶体输液，含药输液；静脉输液速度应随

临床需求而改变，如氧氟沙星宜慢，否则易发生低血压。

[9 ~ 12]

答案：9. E；10. D；11. A；12. D

解析：本题考查水杨酸乳膏的处方分析和注意事项。本品为 O/W 型乳膏。

[13 ~ 14]

答案：13. B；14. E

解析：本题综合考查直肠栓剂的特点和栓剂的基质。按工艺与释药特点分：①双层栓，具有不同的释药速度；②中空栓，溶出速度比普通栓剂要快；③缓、控释栓：微囊型、骨架型、渗透泵型、凝胶缓释型。直肠给药栓剂中药物的主要吸收途径有：①药物通过直肠上静脉，经门静脉进入肝脏，代谢后，再由肝脏进入体循环。②药物通过直肠下静脉和肛门静脉，经髂内静脉绕过肝脏，从下腔大静脉直接进入体循环起全身作用。③药物通过直肠淋巴系统吸收。

X 型题

1. 答案：ABCDE

解析：本题考查灭菌与无菌制剂类别。

2. 答案：ABCDE

解析：本题考查灭菌与无菌制剂类别。

3. 答案：ABDE

解析：本题考查注射剂的特点和临床应用注意事项。在不同注射途径的选择上，能肌内注射就不静脉注射。

4. 答案：ABDE

解析：本题考查注射剂的特点和临床应用注意事项。

5. 答案：ABCE

解析：本题综合考查注射剂的特点。注射剂不可迅速终止药物作用。

6. 答案：ABCD

解析：本题考查注射用溶剂的概念和用途。灭菌注射用水主要用于注射用无菌

粉末的溶剂或注射液的稀释剂。

7. 答案：ABCE

解析：本题考查制药用水的用途。灭菌注射用水可用于注射用灭菌粉末的溶剂。

8. 答案：ABC

解析：本题考查热原的性质。包括耐热性、可滤过性、易被吸附性、不挥发性、水溶性、其他性质（能被强酸、强碱、强氧化剂如高锰酸钾、过氧化氢以及超声波破坏；热原在水溶液中带有电荷，也可被某些离子交换树脂所吸附）。

9. 答案：ABCE

解析：本题考查热原的除去方法。热原的除去方法有：吸附法、离子交换法、凝胶滤过法、超滤法、反渗透法、酸碱法、高温法。

10. 答案：AB

解析：本题考查热原的除去方法。用于玻璃器皿除去热原的方法有：酸碱法、高温法。

11. 答案：ABCDE

解析：本题考查热原的污染途径。热原的污染途径：①主要途径，从注射用水（溶剂）中带入；②从其他原辅料中带入；③从容器、用具、管道和设备等带入；④从制备过程中带入；⑤从输液器（使用过程）带入。

12. 答案：ABCD

解析：本题考查热原的耐热性。一般经60℃加热1小时不受影响，100℃也不会发生热解，但在120℃下加热4小时能破坏98%左右，在180～200℃干热2小时或250℃加热30～45分钟或650℃加热1分钟可使热原彻底破坏。

13. 答案：ABCDE

解析：本题考查增加溶解度的方法。增加溶解度的方法包括：加入增溶剂、加入助溶剂、制成盐类、使用混合溶剂、制

成共晶、其他（提高温度、改变pH、微粉化技术、包合技术等）。

14. 答案：DE

解析：本题考查静脉注射脂肪乳剂的特点。静脉注射脂肪乳剂是一种常用的营养输液，要求90%微粒的直径<1μm；使用磷脂或普朗尼克F68作为乳化剂。

15. 答案：ABDE

解析：本题考查注射剂的质量要求。

16. 答案：ABCD

解析：本题考查注射用冻干制品的常见问题。常见问题有：①含水量偏高；②喷瓶；③产品外观不饱满或萎缩。

17. 答案：ABC

解析：本题考查输液存在的主要问题。

18. 答案：DE

解析：本题考查滴眼剂中常用的缓冲溶液。pH调节剂：常用的有磷酸盐缓冲液、硼酸盐缓冲液及硼酸缓冲液。

19. 答案：AE

解析：本题考查凝胶剂的分类和卡波沫特点。

20. 答案：ABCE

解析：本题考查水性凝胶剂基质。

21. 答案：ACDE

解析：本题综合考查聚乙二醇用途。

22. 答案：ABCDE

解析：本题综合考查灭菌和无菌制剂的临床应用和注意事项。

23. 答案：ABDE

解析：本题综合考查不同给药途径的肝脏首过效应。

24. 答案：CDE

解析：本题考查凝胶剂按形态分类。凝胶剂根据形态不同可分为：乳胶剂、胶浆剂和混悬型凝胶剂。

25. 答案：ABCD

解析：本题综合考查气雾剂的特点。

26. 答案：ABCDE

解析：本题综合考查混悬型气雾剂的稳定性措施。

27. 答案：ABE

解析：本题综合考查气雾剂的分类和特点。

28. 答案：CDE

解析：本题考查栓剂的给药途径。

29. 答案：ABC

解析：本题考查栓剂的水溶性基质。

30. 答案：ABC

解析：本题考查栓剂的油脂性基质。

第五章 药物递送系统（DDS）与临床应用

A 型题

1. 答案：A

解析：本题考查速释制剂和缓、控释制剂的分类。速释制剂：分散片、舌下片、口崩片、滴丸剂、吸入制剂等；缓、控释制剂按药物存在的状态可分：A－骨架型：①骨架片（亲水性凝胶骨架片、蜡质类骨架片、不溶性骨架片）；②缓释、控释颗粒（微囊）压制片；③胃内滞留片；④生物黏附片；⑤骨架型小丸；B－贮库型：①微孔膜包衣片；②膜控释小片③肠溶膜控释片；④膜控释小丸；C－渗透泵型：①单室渗透泵片；②多室渗透泵片；③按给药途径与方式：口服、透皮、植入、注射缓释、控释制剂等。

2. 答案：D

解析：本题考查剂型按给药途径分类。舌下片为常见速释片剂，属于黏膜给药剂型。

3. 答案：C

解析：本题考查舌下片的给药途径。舌下片属于黏膜给药，能够避免肝脏首过效应。

4. 答案：D

解析：本题综合考查分散片的特点。①主要适用于要求快速起效的难溶性药物和生物利用度低的药物，但不适用于毒副作用较大、安全系数较低和易溶于水的药物；②生产条件无特殊要求，制造工艺同普通片剂，无须特殊包装，生产成本低、③服用方法多样，可加水分散后饮用，也可置于口中吮服或吞服；适合于老、幼和吞服困难患者；④吸收快，生物利用度高。

5. 答案：B

解析：本题考查分散片的质量要求。主要检查项目：溶出度测定；分散均匀性（3分钟内完全崩解）。

6. 答案：E

解析：本题考查口崩片的特点。①吸收快，生物利用度高；②服用方便，适用于吞咽困难的患者和老人；③胃肠道反应小，副作用低；④减少了肝脏的首过效应。

7. 答案：C

解析：本题考查吸入制剂的分类、特点等。吸入制剂分为可转变成蒸气的制剂、供雾化用的液体制剂、吸入气雾剂和吸入粉雾剂四种；根据制剂类型，处方中可能含有抛射剂、稀释剂、潜溶剂、助溶剂、润湿剂、助流剂、矫味剂、防腐剂和稳定剂等；吸收速度很快，几乎与静脉注射相当；对于吸入粉雾剂，患者主动吸入药粉，不存在给要协同配合困难。

8. 答案：D

解析：本题考查固体分散体的分类和药物形态。分类：①低共熔混合物（微晶态分散）；②固态溶液（分子状态分散）；③共沉淀物（无定形物分散）。药物形态：分子状态、胶体状态、亚稳定态、微晶态、无定形态。

9. 答案：B

解析：本题考查固体分散体的载体材料。分类：①水溶性载体：难溶性药物以分子状态分散，可以大大加快药物的溶出，提高药物的生物利用度；②难溶性载体：

可以达到缓释作用，改善药物的生物利用度；③肠溶性载体：可以控制药物仅在肠中释放。

10. 答案：B

解析：本题考查包合物的概念。包合物系一种分子被包嵌在另一种分子的空穴结构中而形成的复合物，亦称分子胶囊。具有空穴结构的（包合材料）分子称为主分子；被包嵌的（药物）分子称为客分子。

11. 答案：E

解析：本题考查包合物的形成机理。包合物能否形成及是否稳定主要取决于主分子和客分子的立体结构和二者的极性。

12. 答案：A

解析：本题考查迟释制剂的概念。迟释制剂系指在给药后不立即释放药物的制剂，包括肠溶制剂、结肠定位制剂和脉冲制剂。

13. 答案：E

解析：本题考查微孔膜包衣片的包衣材料。微孔膜包衣片常采用胃肠道中不溶解的聚合物如醋酸纤维素、乙基纤维素、聚丙烯酸树脂等作为衣膜材料，在其包衣液中加入少量水溶性物质（如 PEG 类、PVA、PVP、十二烷基硫酸钠、糖和盐等）作为致孔剂，对普通片剂进行包衣即成微孔膜包衣片。

14. 答案：E

解析：本题考查控释片的释药特征。控释制剂在规定释放介质中，按要求缓慢地恒速或接近恒速释放药物。

15. 答案：B

解析：本题考查缓、控释制剂的特点。优点：①对于半衰期短或需要频繁给药的药物，可以减少给药次数，方便使用，从而大大提高患者的服药顺应性，特别适用于需要长期服药的慢性病患者；②血药浓度平稳，避免或减小峰谷现象，有利于降低药物的毒副作用；③减少用药的总剂量，可用最小剂量达到最大药效；④包括眼用、鼻腔、耳道、阴道、直肠、口腔或牙用、透皮或皮下、肌内注射及皮下植入，使药物缓慢释放吸收，避免肝门系统的"首过效应"的制剂。不足：①在临床应用中对剂量调节的灵活性降低；②价格昂贵；③易产生体内药物的蓄积，对于首过效应大的药物如普萘洛尔等，制成缓、控释制剂时生物利用度可能比普通制剂低。

16. 答案：D

解析：本题考查缓、控释制剂的特点。

17. 答案：E

解析：本题考查缓、控释制剂的特点。

18. 答案：E

解析：本题综合考查缓、控释制剂的特点和影响因素。

19. 答案：A

解析：本题考查缓、控释制剂的释药原理。释药原理主要有：①溶出原理；②扩散原理；③溶蚀与溶出、扩散结合原理；④渗透压驱动原理；⑤离子交换作用。溶出原理：根据 Noyes – Whitney 方程，可采用制成溶解度小的盐或酯、与高分子化合物生成难溶性盐、控制粒子大小等方法。

20. 答案：E

解析：本题考查缓、控释制剂的释药原理。扩散原理：药物的释放以扩散为主的结构有：贮库型（膜控型）和骨架型。利用扩散原理达到缓、控释作用的方法包括：增加黏度以减小扩散速度、包衣、制微囊、不溶性骨架片、植入剂、乳剂等。

21. 答案：C

解析：本题综合考查具有缓、控释作用的制剂手段和方法。

22. 答案：A

解析：本题考查亲水凝胶骨架材料。

主要有：羧甲基纤维素钠（CMC－Na）、甲基纤维素（MC）、羟丙甲纤维素（HPMC）、聚维酮（PVP）、卡波姆、海藻酸盐、脱乙酰壳多糖（壳聚糖）等。

23. 答案：C

解析：本题考查不溶性骨架材料。主要有：聚甲基丙烯酸酯（Eudragit RS, Eudragit RL）、乙基纤维素（EC）、聚乙烯、无毒聚氯乙烯、乙烯－醋酸乙烯共聚物、硅橡胶等。

24. 答案：C

解析：本题考查溶蚀性骨架材料。主要有：动物脂肪、蜂蜡、巴西棕榈蜡、氢化植物油、硬脂醇、单硬脂酸甘油酯等。

25. 答案：D

解析：本题考查植入剂的可生物降解材料。合成聚合物中两个具有代表性的可生物降解的合成聚合物材料分别是聚乳酸（PLA）和聚乳酸－羟乙酸（PLGA），由FDA批准可应用于临床。

26. 答案：C

解析：本题考查缓、控释制剂的释药原理。溶出原理：由于药物的释放受溶出速度的限制，溶出速度慢的药物显示出缓释的性质。根据 Noyes－Whitney 方程，可采用制成溶解度小的盐或酯、与高分子化合物生成难溶性盐、控制粒子大小等方法和技术。

27. 答案：D

解析：本题考查渗透泵型控释片的渗透压促进剂。①推动剂（促渗透聚合物或助渗剂）：能吸水膨胀产生推动力，将药物层的药物推出释药小孔，常用有分子量为3万~500万的聚羟甲基丙烯酸烷基酯，分子量为1万~36万的PVP等。②渗透压活性物质：用于调节室内渗透压，主要有无机酸盐类、有机酸盐类、碳水化合物类及水溶性氨基酸类，常用乳糖、果糖、葡萄糖、甘露糖的不同混合物。

28. 答案：B

解析：本题考查渗透泵型控释制剂的半透膜材料。渗透泵型控释片由药物、半透膜材料、渗透压活性物质和推动剂等组成，还可加入助悬剂、黏合剂、润滑剂、润湿剂等。其中，半透膜材料常用的有醋酸纤维素、乙基纤维素等。

29. 答案：C

解析：本题考查经皮吸收促进剂。常用的经皮吸收促进剂有：DMSO 及其同系物、氮酮类化合物、醇类化合物、表面活性剂、尿素、挥发油和氨基酸等。

30. 答案：B

解析：本题考查经皮吸收制剂的组成。①背衬层：由不易渗透的铝塑合膜、玻璃纸、尼龙等材料组成，可防止药物流失和潮解；②药物贮库层：由药物、高分子材料、经皮促进剂等组成，提供释放的药物；③控释膜：由乙烯－醋酸乙烯共聚物（EVA）和致孔剂组成的微孔膜；④胶黏层：由无刺激性和过敏性的黏合剂组成，如天然树胶、树脂和合成树脂等；⑤保护层：可剥离衬垫膜，保护药膜。

31. 答案：B

解析：本题考查经皮给药制剂的处方材料。骨架材料：一些天然与合成的高分子材料，如疏水性的聚硅氧烷、亲水性的聚乙烯醇。

32. 答案：A

解析：本题考查经皮给药制剂的处方材料。常用的防黏材料有：聚乙烯、聚苯乙烯、聚丙烯、聚碳酸酯、聚四氟乙烯等。

33. 答案：D

解析：本题考查经皮给药制剂的防黏层材料。

34. 答案：C

解析：本题考查经皮给药制剂的控

释膜。

35. 答案：B

解析：本题考查经皮给药制剂的背衬层材料。常用多层复合铝箔，还有 PET、高密度 PE、聚苯乙烯等。

36. 答案：B

解析：本题考查经皮给药制剂的药物贮库。药库材料：单一或多种材料配制的软膏、凝胶或溶液，如卡波姆、HPMC、PVA 等。

37. 答案：B

解析：本题考查靶向制剂的分类和概念。按作用方式分为：①被动靶向制剂：即自然靶向制剂，这是载药微粒进入体内即被巨噬细胞作为外界异物吞噬的自然倾向而产生的体内分布特征；②主动靶向制剂：用修饰的药物载体作为"导弹"将药物定向地输送到靶区；③物理化学靶向制剂：用物理和化学法使靶向制剂在特定部位发挥药效。

38. 答案：D

解析：本题考查物理化学靶向制剂的种类。物理化学靶向制剂有：①磁性靶向制剂，如磁性微球和磁性纳米囊；②热敏靶向制剂；③pH 敏感靶向制剂，如 pH 敏感脂质体；④栓塞性制剂，如栓塞微球和栓塞复乳。

39. 答案：C

解析：本题考查主动靶向制剂的种类。①修饰的药物载体：修饰性脂质体（长循环脂质体、免疫脂质体、糖基修饰的脂质体）、修饰的纳米乳、修饰的微球、修饰的纳米球（聚乙二醇修饰的纳米球、免疫纳米球）等；②前体药物：抗癌的前体药物、脑部靶向前体药物、结肠靶向前体药物等。

40. 答案：A

解析：本题考查靶向制剂按靶向部位分类。被动靶向制剂，即自然靶向制剂，

如脂质体、微乳、微囊、微球、纳米粒等。其在体内的分布首先取决于粒径大小，通常粒径在 $25 \sim 10 \mu m$ 时，大部分积集于巨噬细胞；小于 $7 \mu m$ 时一般被肝、脾中的巨噬细胞摄取；$200 \sim 400nm$ 的纳米粒集中于肝后迅速被肝清除；小于 $10nm$ 的纳米粒则缓慢积集于骨髓；大于 $7 \mu m$ 的微粒通常被肺的最小毛细血管床以机械滤过方式截留，被单核白细胞摄取进入肺组织或肺气泡。

41. 答案：B

解析：本题考查被动靶向制剂的靶向特征。

42. 答案：B

解析：本题考查被动靶向制剂的靶向特征。

43. 答案：E

解析：本题考查被动靶向制剂的靶向特征。

44. 答案：A

解析：本题考查靶向制剂按靶向部位分类。结肠靶向制剂有：酶控制型、pH 敏感型、时滞型和压力依赖型等。Eudragit L 为肠溶材料，用其制备口服结肠定位给药系统属于 pH 控制型。

45. 答案：C

解析：本题综合考查脂质体的特点和质量要求。特点：①靶向性和淋巴定向性；②缓释和长效性；③细胞亲和性与组织相容性；④降低药物毒性；⑤提高药物稳定性。质量要求：①形态、粒径及其分布；②包封率 $>80\%$；③载药量；④脂质体的稳定性：物理稳定性（渗漏率）、化学稳定性（磷脂氧化指数、磷脂量的测定）。

46. 答案：E

解析：本题考查脂质体的概念。脂质体（liposomes）是指将药物包封于类脂质双分子层内而形成的微小囊泡，又称类脂

小球、液晶微囊。

47. 答案：C

解析：本题考查脂质体的组成材料。脂质体由类脂质双分子层膜所构成。类脂质膜的主要成分为磷脂和胆固醇，又被称为"人工生物膜"。磷脂包括天然的卵磷脂、脑磷脂、豆磷脂以及合成磷脂；胆固醇具有调节膜流动性的作用，是脂质体的"流动性缓冲剂"。

48. 答案：D

解析：本题考查脂质体的质量要求。中国药典规定，脂质体的包封率不得低于80%。

49. 答案：D

解析：本题考查脂质体的理化性质。主要有：①相变温度；②荷电性。磷脂相变温度是组成磷脂的酰基链由晶态向液态过渡时的温度。处于相变温度时，酰基链活动性增强，脂质体膜通透性提高。

50. 答案：A

解析：本题考查药物微囊化的特点。药物微囊化的特点包括：①提高药物的稳定性；②掩盖药物的不良臭味；③防止药物在胃内失活，减少药物对胃的刺激性；④控制药物的释放；⑤使液态药物固态化；⑥减少药物的配伍变化；⑦使药物浓集于靶区。

51. 答案：D

解析：本题考查药物微囊化的特点。

52. 答案：D

解析：本题考查可生物降解的合成高分子囊材种类。主要有：聚碳酯、聚氨基酸、聚乳酸（PLA）、聚乳酸-羟乙酸（PLGA）、聚丙交酯乙交酯（PLCG）等。

53. 答案：B

解析：本题考查微球、微乳、微囊等靶向制剂的概念。①微球（microsphere）系指药物溶解或分散在高分子材料基质中形成的微小球状实体，亦即基质骨架微粒；

粒径通常在 $1 \sim 500~\mu m$ 之间。②微囊（microcapsule），也称智能微囊（intelligent microcapsule，IM），系指固态或液态药物被高分子材料包封形成的微小囊状粒子。③微乳（micro emulsion，ME）是水、油、表面活性剂和助表面活性剂按适当的比例混合，自发形成的各向同性、透明、热力学稳定的分散体系。

B 型题

[1~2]

答案：DB

解析：本题考查速释制剂舌下片和分散片的特征和质量要求。

[3~5]

答案：CBA

解析：本题考查滴丸剂的基质和冷凝剂。①水溶性基质：聚乙二醇类、聚氧乙烯单硬脂酸酯（S-40）、硬脂酸钠、甘油明胶、尿素、泊洛沙姆等；其油性冷凝液有：液状石蜡、二甲基硅油等。②非水溶性基质：硬脂酸、单硬脂酸甘油酯、虫蜡、氢化植物油、十八醇（硬脂醇）、十六醇（鲸蜡醇）等；其水性冷凝液有：水、不同浓度的乙醇等。

[6~7]

答案：CA

解析：本题考查不同类型的固体分散体中药物的形态。

[8~11]

答案：ADCB

解析：本题考查包合物的组成。

[12~14]

答案：EAB

解析：本题考查不同辅料的功能用途。β-环糊精用于包合物；液状石蜡用于水溶性滴丸基质的冷凝液；羊毛脂用于乳膏的油相；七氟丙烷用作气雾剂的抛射剂；硬脂醇用作生物溶蚀性骨架材料。

[15 ~ 17]

答案：ABE

解析：本题考查不同辅料的功能用途。

[18 ~ 19]

答案：AD

解析：本题考查不同辅料的功能用途。

[20 ~ 22]

答案：BDA

解析：本题考查骨架缓释材料。

[23 ~ 25]

答案：BAD

解析：本题考查制成不同缓、控释药原理的方法和技术。

[26 ~ 28]

答案：ACD

解析：本题考查渗透泵型控释制剂的组成。

[29 ~ 30]

答案：DB

解析：本题考查包衣材料。

[31 ~ 32]

答案：AB

解析：本题考查不同功能脂质体的修饰。①前体脂质体：将脂质吸附在极细的水溶性载体上；②长循环脂质体：PEG修饰增加脂质体的柔顺性和亲水性，从而降低与单核巨噬细胞的亲和力，延长循环时间；③免疫脂质体：脂质体表面联接抗体或抗原；④热敏脂质体：利用相变温度时，脂质体的类脂质双分子膜通透性改变；⑤pH敏感脂质体：利用肿瘤间质pH比周围正常组织细胞的pH低来设计。

[33 ~ 36]

答案：DABC

解析：本题考查不同辅料的功能用途。

[37 ~ 39]

答案：BEA

解析：本题考查不同辅料的功能用途。

[40 ~ 42]

答案：ACB

解析：本题考查脂质体的质量要求。质量要求：①形态、粒径及其分布；②包封率 >80%；③载药量；④脂质体的稳定性：物理稳定性（渗漏率）、化学稳定性（磷脂氧化指数、磷脂量的测定）。

[43 ~ 45]

答案：BED

解析：本题综合考查不同靶向制剂的概念。

[46 ~ 48]

答案：AED

解析：本题考查药物微囊化的材料和固体分散体的载体材料。制备缓释固体分散体的载体材料是难溶性载体；制备速释固体分散体的载体材料是水溶性载体。

[49 ~ 52]

答案：ABCD

解析：本题考查药物微囊化的材料、固体分散体的载体材料和脂质体材料。

[53 ~ 54]

答案：CB

解析：本题考查药物微囊化的材料。①天然，如明胶、阿拉伯胶、海藻酸盐、壳聚糖等；②半合成高分子囊材：如羧甲基纤维素钠（CMC-Na）、醋酸纤维素酞酸酯（CAP）、乙基纤维素（EC）及甲基纤维素（MC）等；③合成高分子囊材：生物不可降解且不受pH影响的囊材有聚酰胺、硅橡胶等，但可在一定pH条件下溶解的囊材有聚丙烯酸树脂、聚乙烯醇等；生物可降解的囊材有聚碳酯、聚氨基酸、聚乳酸（PLA）、聚乳酸-羟乙酸（PLGA）乙交酯丙交酯共聚物（PLCG）等。

C型题

[1 ~ 4]

答案：1. D；2. D；3. E；4. D

解析：本题考查辛伐他汀口腔崩解片的处方分析。主药：阿西美辛；填充剂：MCC、淀粉；崩解剂：CMS－Na；黏合剂：1% HPMC；润滑剂：微粉硅胶。

[5～7]

答案：5. B；6. D；7. E

解析：本题考查的是快速释放制剂——口服速释片剂及片剂的常用辅料。微晶纤维素的英文缩写是 MCC。阿西美辛为主药；MCC 和淀粉为填充剂；CMS－Na 为崩解剂；1% HPMC 溶液为黏合剂；微粉硅胶为润滑剂。

[8～9]

答案：8. D；9. D

解析：本题考查硝苯地平渗透泵片的处方分析。药物层：①主药：硝苯地平；②助推剂：聚环氧乙烷；③渗透压活性物质：氯化钾；④黏合剂：HPMC；⑤润滑剂：硬脂酸镁。助推层：①助推剂：聚环氧乙烷；②渗透压活性物质：氯化钠；③润滑剂：硬脂酸镁。包衣液：①包衣材料：醋酸纤维素；②致孔剂：PEG 4000；③溶剂：三氯甲烷、甲醇。

[10～13]

答案：10. D；11. C；12. D；13. E

解析：本题考查脂质体的质量评价指标和特点。《中国药典》（2015 年版）规定，脂质体的包封率不得低于 80%。特点：①靶向性和淋巴定向性；②缓释和长效性；③细胞亲和性与组织相容性；④降低药物毒性；⑤提高药物稳定性。长循环脂质体：PEG 修饰脂质体。靶向评价参数：相对摄取率 r_e、靶向效率 t_e、峰浓度比 C_e。

X 型题

1. 答案：ABDE

解析：本题考查缓、控释制剂的种类。

2. 答案：ABCDE

解析：本题考查分散片的临床应用与注意事项。

3. 答案：ABCDE

解析：本题考查口崩片的临床应用与注意事项。

4. 答案：CD

解析：本题考查分散片的质量要求。①溶出度测定；②分散均匀性。

5. 答案：BD

解析：本题考查阿西美辛分散片的处方分析。

6. 答案：ACE

解析：本题考查滴丸剂的冷凝液选用。根据基质与冷凝液性质相反的原则，即水溶性基质选油性冷凝液；油性基质选水溶液冷凝液。

7. 答案：ABDE

解析：本题考查固体分散物中药物的分散状态。

8. 答案：AD

解析：本题考查影响口服缓（控）释制剂设计的理化因素。药物的理化因素：①剂量大小；②pK_a、解离度和水溶性；③药物的油、水分配系数；④稳定性。生物因素：①生物半衰期；②吸收；③代谢。

9. 答案：ABCD

解析：本题考查影响口服缓（控）释制剂设计的理化因素。

10. 答案：BD

解析：本题考查骨架型缓（控）释制剂的种类。①骨架片：亲水性凝胶骨架片、蜡质类骨架片、不溶性骨架片；②缓、控释颗粒（微囊）压制片；③胃内滞留片；④生物黏附片；⑤骨架型小丸。

11. 答案：ABCDE

解析：本题考查缓、控释制剂的释药原理。

12. 答案：ABC

解析：本题考查缓（控）释制剂的特

点。①减少半衰期短的或需要频繁使用的药物的给药次数，大大提高患者的用药顺应性，特别适用于需要长期用药的慢性病患者。②血药浓度平稳，减少峰谷现象，有利于降低药物的毒副作用，减少耐药性的发生。③减少用药的总剂量，发挥药物的最佳治疗效果。④缓释、控释制剂也包括眼用、鼻腔、耳道、阴道、直肠、口腔或牙用、透皮或皮下、肌内注射及皮下植入，使药物缓慢释放吸收，避免肝门系统的"首过效应"。缓释、控释制剂也有不足：在临床应用中对剂量调节的灵活性降低；价格昂贵；易产生体内药物的蓄积，对于首过效应大的药物如普萘洛尔等，制成缓释、控释制剂时生物利用度可能比普通制剂低。

13. 答案：ACDE

解析：本题综合考查缓、控释制剂的特点。

14. 答案：ACE

解析：本题综合考查缓、控释制剂的不溶性骨架材料。主要有：聚甲基丙烯酸酯（Eudragit RS，Eudragit RL）、乙基纤维素（EC）、聚乙烯、无毒聚氯乙烯、乙烯－醋酸乙烯共聚物、硅橡胶等。

15. 答案：DE

解析：本题考查包衣膜型缓释材料。①肠溶性包衣缓释材料有：丙烯酸树脂 L 和 S 型、醋酸纤维素酞酸酯（CAP）、醋酸羟丙甲纤维素琥珀酸酯（HPMCAS）和羟丙甲纤维素酞酸酯（HPMCP）等；②不溶性包衣缓释材料有：乙基纤维素（EC）、醋酸纤维素等。

16. 答案：ACDE

解析：本题考查经皮吸收促渗剂。①表面活性剂：月桂醇硫酸钠 SLS；②二甲

基亚砜及类似物：二甲基亚砜（DMSO）、癸基甲基亚砜（DCMS）；③氮酮类化合物：Azone；④醇类化合物：乙醇、丙二醇、甘油、聚乙二醇；⑤其他：挥发油，如桉叶油、薄荷油、氨基酸、尿素等。

17. 答案：ABCE

解析：本题考查经皮吸收制剂的特点。经皮给药制剂，又称为透皮给药系统或透皮治疗系统（transdermal drug delivery systems，简称 TDDS 或 TTS）系指药物由皮肤吸收进入全身血液循环并达到有效血药浓度，实现疾病治疗或预防的一类制剂；常用的剂型为贴剂。优点：①避免肝脏的首过效应、胃肠道对药物的降解及副作用；②减少给药次数；③避免口服给药的峰谷现象，降低毒副作用；④使用方便，可随时给药或中断给药，适用于婴儿、老人和不宜口服的患者。局限性：①由于皮肤的屏障作用，药物仅限于强效类；②可能会对皮肤产生刺激性和过敏性；③存在皮肤的代谢与储库作用。

18. 答案：ACD

解析：本题考查经皮吸收制剂的压敏胶。常用的压敏胶有聚异丁烯类（PIB）、丙烯酸类和硅橡胶类三类。

19. 答案：ABC

解析：本题考查靶向制剂的分类。靶向制剂按靶向原动力可分为被动靶向制剂、主动靶向制剂和物理化学靶向制剂。

20. 答案：ACD

解析：本题考查靶向制剂的靶向评价参数。

21. 答案：ABC

解析：本题考查脂质体的特点。

22. 答案：CE

解析：本题考查靶向制剂的种类。

第六章 生物药剂学

A 型题

1. 答案：D

解析：本题考查生物药剂学的概念和药物的转运方式。生物药剂学（Biopharmacy 或 Biopamaceutics）是研究药物及其剂型在体内的吸收、分布、代谢与排泄过程，阐明药物的剂型因素和人体生物因素与药效关系的一门科学。①被动扩散：由高浓度区向低浓度区转运，转运速度与膜两侧的浓度差成正比；转运过程不需要载体，也不消耗能量；膜对通过的物质无特殊选择性，无饱和现象和竞争抑制现象；大多数药物通过被动扩散方式透过生物膜。②主动转运：逆浓度梯度转运；需要消耗机体能量，主要由细胞代谢产生的 ATP 提供；主动转运药物的吸收速度与载体数量有关，可出现饱和现象；可与结构类似的物质发生竞争现象；受代谢抑制剂的影响；具有结构特异性及部位特异性；一些生命必需的物质和有机酸、碱等弱电解质的离子型化合物等，借助载体或酶促系统从低浓度区域向高浓度区域转运的过程。③易化扩散（中介转运）：有饱和现象；扩散速度符合米氏动力学方程；对转运物质有结构特异性要求，可被结构类似物竞争性抑制；不消耗能量，顺浓度梯度转运，转运的速率大大超过被动扩散

2. 答案：E

解析：本题考查生物药剂学概念。生物药剂是阐明药物的剂型因素和人体生物因素与药效关系的一门科学。

3. 答案：E

解析：本题考查生物药剂学概念。①剂型因素：不仅是指片剂、注射剂、软膏剂等剂型概念，还包括跟剂型有关的各种因素，如药物的理化性质（粒径、晶型、溶解度、溶解速度、化学稳定性等）、制剂处方（原料、辅料、附加剂的性质及用量）、制备工艺（操作条件）以及处方中药物配伍及体内相互作用等。②生物因素：年龄、生物种族、性别、遗传、生理及病理条件等。

4. 答案：B

解析：本题考查的是药物的转运方式。药物大多数以被动转运方式通过生物膜。被动转运包括滤过和简单扩散。一些生命必需物质（如 K^+、Na^+、I^-、单糖、氨基酸、水溶性维生素）和有机酸、碱等弱电解质的离子型化合物等，能通过主动转运吸收。主动转运受抑制剂的影响，如抑制细胞代谢的二硝基苯酚、氟化物等物质可以抑制主动转运；转运速度与载体量有关，往往可出现饱和现象。易化扩散不消耗能量，而且是顺浓度梯度转运；载体转运的速率大大超过被动扩散。

5. 答案：C

解析：本题考查的是药物的转运方式。①被动转运：滤过、简单扩散；②载体转运：主动转运、易化扩散（中介转运）；③膜动转运：胞饮、吞噬、胞吞。

6. 答案：D

解析：本题考查的是药物的转运方式。

7. 答案：D

解析：本题考查的是药物的转运方式。

8. 答案：B

解析：本题考查的是药物的转运方式。

9. 答案：D

解析：固体药物溶出速度的理论依据是 Noyes – Whitney 扩散溶解方程：$\mathrm{d}C/\mathrm{d}t = DS(C_s - C)/h$；米氏方程（Miehaelis – Menton）是酶动力学中的基本方程，表示酶促反应的起始速度与底物浓度关系的速度方程：$V = V_{\max}[S]/(K_{\max} + [S])$；Poiseuile 公式描述的是滤过的影响因素；Ficks 定律是描述物质扩散现象的宏观规律；Stokes 定律描述的是混悬粒子的沉降速度。

10. 答案：B

解析：本题考查的是药物的转运方式。

11. 答案：D

解析：本题考查的是药物的转运方式。

12. 答案：D

解析：由于大多数药物在小肠中吸收好，所以胃排空加快，药物到达小肠部位的时间缩短，吸收快，生物利用度提高，出现药效时间也快。少数主动吸收的药物如核黄素等，在十二指肠由载体转运吸收，胃排空速度快，大量的核黄素同时到达吸收部位，使吸收达到饱和，因而只有一小部分药物被吸收；若饭后服用，胃排空速率小，到达小肠吸收部位的核黄素量少，且连续不断的转运到吸收部位，主动转运不致产生饱和，使吸收量增加。

13. 答案：D

解析：本题考查口崩片的作用特点。口崩片系指在口腔内不需要用水即能迅速崩解或溶解的片剂。口崩片的特点：①吸收快，生物利用度高；②服用方便，患者顺应性高；③胃肠道反应小，副作用低；④避免了肝脏的首过效应。

14. 答案：D

解析：本题考查药物的解离常数（pK_a）、体液介质 pH 与药物在胃和肠道中的吸收关系。①药物以非解离的形式被吸收，通过生物膜，进入细胞后，在膜内的水介质中解离成解离形式而起作用。②解离形式和未解离形式药物的比例与药物的解离常数（pK_a）和体液介质的 pH 有关。酸性药物的 pK_a 值大于消化道体液 pH 时（$pK_a > pH$），分子型药物所占比例高；当 $pK_a = pH$ 时，未解离型和解离型药物各占一半；通常酸性药物在 pH 低的胃中、碱性药物在 pH 高的小肠中的未解离型药物量增加，吸收也增加，反之都减少。

15. 答案：C

解析：本题考查的是药物剂型对药物吸收的影响。不同口服剂型，药物从制剂中的释放速度不同，其吸收的速度也往往相差很大。一般认为口服剂型生物利用度的顺序为：溶液剂 > 混悬剂 > 胶囊剂 > 片剂 > 包衣片。

16. 答案：E

解析：一般多晶型药物中生物利用度由大到小的顺序为：无定型 > 亚稳定型 > 稳定型。

17. 答案：B

解析：小肠是大部分口服药物的胃肠道中最主要的吸收部位。

18. 答案：C

解析：本题综合考查药物的胃肠道吸收。①胃的结构与药物吸收：胃的吸收面积有限，不是药物吸收的主要部位，但一些弱酸性药物可在胃中吸收，特别是溶液剂，有利于药物通过胃黏膜上皮细胞，吸收较好。药物在胃中的吸收机制是被动扩散。一般弱碱性药物在胃中几乎不吸收。②小肠的结构与药物吸收：有效吸收面积极大；小肠是药物、食物等吸收的主要途径。药物在小肠中的吸收以被动扩散为主，同时存在其他吸收机理，而且在小肠中存在许多特异性载体，所以小肠也是药物主动转运的特异吸收部位。故大多数药物在小肠中都能释放，以得到良好的吸收。③大肠的结构与吸收：有效吸收面积比小肠小得多，不是药物吸收的主要部位。运行到结肠部位的大部分是缓释制剂、肠溶制剂或溶解度很小的药物残留部分。直肠下端近肛门处，血管丰富，是直肠给药的良好吸收部位。大肠中药物吸收机制，以被动扩散为主，兼有胞饮和吞噬作用。④影响因素：生理因素：胃肠液成分与性质、胃排空、胃肠道蠕动、循环系统、食物、胃肠道代谢、疾病因素；药物理化因素：脂溶性、解离度、溶出速度、在胃肠道中的稳定性；剂型与制剂因素：剂型、制剂处方工艺。

19. 答案：E

解析：本题考查影响药物胃肠道吸收的药物剂型因素。

20. 答案：D

解析：本题考查影响药物胃肠道吸收的生理因素。

21. 答案：D

解析：一般认为在口服剂型中，药物的吸收顺序大致为：水溶液 > 混悬液 > 胶囊剂 > 片剂 > 包衣片剂。

22. 答案：A

解析：本题考查注射给药途径的特点。①静脉：药物直接进入血液循环，无吸收过程，生物利用度 100%；②肌内：肌内注射有吸收过程，药物经结缔组织扩散，再由毛细血管和淋巴吸收进入血液循环。容量一般为 2 ~ 5 mL；③皮下：药物皮下注射吸收较肌内注射慢，用于长效制剂；④皮内：皮内注射用于诊断与过敏试验，注射量 < 0.2 mL；⑤动脉内：动脉内注射

将药物或诊断药直接输入靶组织或器官，如抗肿瘤药经动脉作区域性滴注，用于肿瘤治疗，可提高疗效和降低毒性。

23. 答案：C

解析：本题考查注射给药途径的特点。

24. 答案：D

解析：本题考查注射给药途径的特点。

25. 答案：E

解析：本题考查注射给药途径的特点。

26. 答案：C

解析：给药途径不同，药物吸收的程度、速度都各有差异，所以会影响药物效应及药物作用的发挥。一般来说，药物吸收速度和程度的顺序是：静脉注射 > 吸入给药 > 腹腔注射 > 肌内注射 > 皮下注射 > 皮内注射 > 口服给药 > 经皮给药。

27. 答案：C

解析：本题考查药物经皮吸收的影响因素。影响药物经皮吸收的因素有：药物的理化性质，包括分子量、溶解性、分配系数和 pK_a、载体 – 溶媒的性质和皮肤条件。其中，药物浓度、药物应用面积、药物对皮肤的亲和力、药物分子量、药物应用时间、皮肤的水和作用、皮肤角质层的厚度均能对药物吸收产生较大影响。一般来说，药物浓度越高，应用面积越大，药物与皮肤接触时间越长，吸收总量越多。分子量为 100 ~ 800，并具有一定脂溶性和水溶性的药物被认为达到有效经皮吸收程度。

28. 答案：C

解析：本题考查药物经皮吸收的影响因素。经皮给药系统（transdermal delivery systems，简称 TDDS）或称经皮治疗系统（trandermal thrapeutic systerms 简称 TTS）是药物通过皮肤吸收的一种方法，药物经由皮肤吸收进入人体血液循环并达到有效血药浓度、实现疾病治疗或预防的

一类制剂。影响因素：①生理因素：个体差异、角质层厚度、角质层水化程度、活性表皮中的代谢酶、角质层破坏；②剂型因素：药物油水分配系数、药物分子体积、熔点、药物的解离程度；③药物经皮吸收的途径：完整皮肤（药物→角质层、真皮→毛细管→体循环）、皮肤附属器（药物→毛囊→皮脂腺汗腺→体循环）。

29. 答案：A

解析：药物对组织亲和力高，则药物表观分布容积大。

30. 答案：B

解析：①吸收是药物从给药部位进入体循环的过程，除起局部治疗作用的药物外，吸收是药物发挥治疗作用的先决条件；除静脉注射等血管内给药以外，非血管内给药（如口服给药、肌内注射、吸入给药、透皮给药等）都存在吸收过程；②分布是药物进入体循环后向各组织、器官或体液转运的过程；③代谢是药物在吸收过程或进入体循环后，受体内酶系统的作用，结构发生转变的过程；④排泄是药物及其代谢产物排出体外的过程；⑤转运：吸收、分布、排泄；⑥处置：分布、代谢、排泄；⑦消除：代谢、排泄。

31. 答案：E

解析：本题考查的是影响药物分布的因素。影响分布速度及分布量的因素很多，可分为药物的理化因素及机体的生理学、解剖学因素。①药物与组织的亲和力；②血液循环系统；③药物与血浆蛋白结合的能力；④微粒给药系统。

32. 答案：E

解析：本题考查的是影响分布的因素。血浆蛋白结合：①血液中的药物一部分呈非结合的游离型存在，一部分与血浆蛋白成为结合型药物。药物的疗效取决于其游离型浓度；②药物与血浆蛋白结合是一个可逆过程，有饱和现象，游离型和结合型之间存在着动态平衡关系；③药物与蛋白质结合后，不能透过血管壁向组织转运，不能由肾小球滤过，也不能经肝脏代谢；④血浆蛋白结合率高的药物在血浆中的游离浓度小，结合率低的在血浆中的游离药物浓度高；⑤如果蛋白结合在某药物分布过程中起重要作用时，任何血浆蛋白结合率的改变都会对治疗效果产生显著影响。

33. 答案：D

解析：肝是药品代谢的主要部位。

34. 答案：D

解析：肝药酶是动物体内一种重要的代谢酶。进入血液循环的药物基本上是经肝药酶代谢的，所以对肝药酶有影响的药物，也会影响到药物的代谢。其中，使肝药酶活性增强的药物称肝药酶诱导剂；使肝药酶活性减弱的药物称肝药酶抑制剂。抑制剂有氯丙嗪、西咪替丁、环丙沙星、甲硝唑、酮康唑、氯霉素、异烟肼、磺胺类。

35. 答案：C

解析：本题考查的是药物代谢第Ⅰ相生物转化。第Ⅰ相生物转化，也称为药物的官能团化反应，是体内的酶对药物分子进行的氧化、还原、水解、羟基化等反应。

36. 答案：E

解析：第Ⅰ相反应：药物分子被氧化、羟基化、开环、还原或水解，结果使药物结构中引入了羟基、氨基、亚氨基或羧基等极性基团。第Ⅱ相反应：结合反应。第Ⅰ相反应中引入的极性基团与机体内源性物质如葡萄糖醛酸、硫酸、甘氨酸、醋酸等结合，进一步增加了药物的极性和水溶性，使其容易从肾脏排泄。

37. 答案：A

解析：通常情况下药物都有固定的生物半衰期（$t_{1/2}$）。一般地说，正常人的药物半衰期基本上相似。如果药物的生物半衰期改变，表明消除器官功能的变化。生物利用度是衡量血管外途径给药后进入体循环的相对数量与在大循环中出现的相对速率。简言之，生物利用度包含药物的吸收速度与吸收程度。因此，生物利用度有两项参数：①生物利用的程度，即吸收程度，是指与标准参比制剂相比，试验制剂中被吸收药物总量的相对比值。②生物利用的速度，是指与标准参比制剂相比，试验制剂中药物被吸收速度的相对比值。因此，本题药物口服肝脏首过作用很大，改用肌内注射后，生物利用度增加。

38. 答案：C

解析：肝肠循环，又称为肠肝循环（enterohepatic cycle），指经胆汁或部分经胆汁排入肠道的药物，在肠道中又重新被吸收，经门静脉又返回肝脏的现象。

B 型题

[1~2]

答案：DE

解析：本题考查生物药剂学研究的剂型因素和生物因素。

[3~6]

答案：CEAB

解析：本题考查的是主动转运的特点。主动转运是逆浓度梯度转运，需要消耗机体能量，能量的来源主要由细胞代谢产生的 ATP 提供。易化扩散又称中介转运，是指一些物质在细胞膜载体的帮助下，由膜的高浓度一侧向低浓度一侧转运的过程。被动转运是物质从高浓度区域向低浓度区域的转运，转运速度与膜两侧的浓度差成正比，转运过程不需要载体，不消耗能量。细胞通过膜动转运摄取液体称为胞饮。

[7~9]

答案：CBD

解析：本题考查药物转运方式。

[10~12]

答案：ACB

解析：本题考查药物转运方式。

[13~16]

答案：ABCD

解析：本题考查药物转运方式。

[17~20]

答案：ADCB

解析：本题考查不同给药途径的特点。①除静脉给药外，药物的剂型因素对药物的吸收有很大影响；②剂型不同，药物用药部位及吸收途径可能不一样；有些剂型给药后经过肝脏吸收，其中一部分药物在肝中代谢后再进入体循环；有些剂型给药后，药物不经过肝脏直接进入体循环系统吸收，如舌下片、吸入制剂、栓剂、经皮给药制剂等；③不同口服剂型，药物从制剂中释放的速度不同；一般认为在口服剂型中，药物的吸收顺序大致为：水溶液 > 混悬液 > 胶囊剂 > 片剂 > 包衣片剂。

[21~22]

答案：AB

解析：本题考查不同注射给药途径的特点。皮下：药物皮下注射吸收较肌内注射慢，用于长效制剂；皮内：皮内注射用于诊断与过敏试验，注射量 <0.2mL。

[23~24]

答案：AC

解析：本题考查不同给药途径的特点。

[25~26]

答案：AB

解析：本题考查生物药剂学中药物的体内转运过程。

[27~28]

答案：CA

解析：本题考查生物药剂学中药物的代谢过程。肝功能不全时，使用经肝脏代谢或活性的药物，可出现 $t_{1/2}$ 延长，作用增强；营养不良时，患者血浆蛋白含量减少，使用蛋白结合律高的药物，可出现作用增强。

[29～30]

答案：AB

解析：本题考查生物药剂学分类系统及其应用。生物药剂学分类系统（BCS）依据基本的生物药剂学性质——溶解性和肠道通透性特征，将药物分成四种类型：Ⅰ型（高溶解性、高通透性）、Ⅱ型（低溶解性、高通透性）、Ⅲ型（高溶解性、低通透性）和Ⅳ型（低溶解性、低通透性），为预测药物在肠道吸收及确定限速步骤提供了科学依据，并可根据这两个特征参数预测药物在体内－体外的相关性。

[31～33]

答案：BAA

解析：①肾小管重吸收有主动重吸收和被动重吸收两种，身体必需物质如葡萄糖等，在近曲小管处由主动转运几乎被全部重吸收；药物在肾小管重吸收主要是被动；②大多数弱酸性、弱碱性药物在肾小管中的重吸收易受尿的 pH 和药物 pK_a 的影响；③尿的酸化作用可增加 pK_a 在中性范围的弱酸的重吸收，降低肾排泄，并能促进 pK_a 在相同范围的弱碱的排泄；④药物中毒治疗时，可采用增加尿量，同时改变尿液 pH，促进药物的肾排泄。

C 型题

[1～3]

答案：1.B；2.D；3.A

解析：①口服药物吸收的主要场所是小肠；②大多数药物的吸收机制是被动扩散；③生物药剂学分类系统（BCS）依据基本的生物药剂学性质——溶解性和肠道通透性特征，将药物分成四种类型；其中Ⅰ型（高溶解性、高通透性）易于制成口服制剂。

[4～6]

答案：4.B；5.A；6.D

解析：①O/W 型基质能与大量水混合，含水量较高。乳剂型基质不能阻止皮肤表面分泌物的分泌和水分蒸发，对皮肤的正常功能影响较小。一般乳剂型基质特别是 O/W 型基质软膏中药物的释放和透皮吸收较快。O/W 型基质制成的软膏在使用于分泌物较多的皮肤病如湿疹时，其吸收的分泌物可重新透入皮肤（反向吸收）而使炎症恶化；②肝肠循环又称为肠肝循环（enterohepatic cycle），指经胆汁或部分经胆汁排入肠道的药物，在肠道中又重新被吸收，经门静脉又返回肝脏的现象；③膜动转运是指通过细胞膜的主动变形将药物摄入细胞内或从细胞内释放到细胞外的转运过程。

X 型题

1. 答案：BCDE

解析：生物药剂学研究的目的是正确评价和改进药剂质量；合理设计剂型、处方和生产工艺；保证用药的安全性与有效性；为临床给药方案的设计和合理用药提供科学依据。

2. 答案：ACDE

解析：本题考查生物药剂学中的生物因素。

3. 答案：ABCE

解析：本题考查生物药剂学中的剂型因素。

4. 答案：BDE

解析：本题考查生物药剂学中药物的体内转运过程。

5. 答案：ABCDE

解析：本题考查生物药剂学中药物的体内转运过程。

6. 答案：ACE

解析：本题考查的是被动转运的特点。

7. 答案：ACD

解析：本题考查的是主动转运的特点。主动转运有如下特点：①逆浓度梯度转运；②需要消耗机体能量，能量的来源主要由细胞代谢产生的 ATP 提供；③转运速度与载体量有关，往往可出现饱和现象；④可与结构类似的物质发生竞争现象；⑤受抑制剂的影响，⑥具有结构特异性，⑦主动转运还有部位特异性。

8. 答案：ABE

解析：本题考查的是主动转运的特点。

9. 答案：AD

解析：本题考查的是主动转运的特点。

10. 答案：ABDE

解析：本题考查影响药物吸收的因素。

11. 答案：ABCD

解析：本题考查影响药物吸收的因素。

12. 答案：ABC

解析：①胃的排空一般在食物进入胃后 5 分钟即开始，即有部分排入十二指肠。从胃的排出物来看，一般进入胃的是固体、液体与固体的混合物，而离开胃的基本是流质。固体食物通过幽门阻力较大，当压力梯度相等时，固体食物的排空速率比液体慢得多。一般糖类食物在胃停留 1 小时左右；蛋白质类停留 2~3 小时；脂肪类食物停留 5~6 小时以上；混合食物约 4~5 小时。②食物的质与量影响胃的排空，酸性食糜延缓胃排空，脂肪酸延缓胃排空，热量高者排空慢，而具相等热量的脂肪、蛋白质和糖的胃排空率相似。③胃排空受神经与体液的调节，胃泌素、促胰液素等亦可延缓胃排空。

13. 答案：ABD

解析：本题考查药物的胃肠道吸收转运的特点。

14. 答案：BCE

解析：本题考查影响药物胃肠道吸收的生理因素。生理因素：胃肠液成分与性质、胃排空、胃肠道蠕动、循环系统、食物、胃肠道代谢、疾病因素。

15. 答案：ABC

解析：口服药物生物利用度低下的原因大致可归纳为三种：药物的溶解度和溶出速率较少、药物的胃肠道黏膜渗透性较差以及药物在体内快速消除。基于药物的溶解度和溶出速率较少，导致口服药物生物利用度低下的改进方法，主要围绕在增加药物的表面积、提高药物的溶解度，或两种手段联合应用等方法，如传统的成盐、增加增溶剂、助溶剂等方法。除此之外，通过改变难溶性药物的分子结构，选用合适的载体和制剂技术改善其理化性质，提高其与胃肠道黏膜的亲和性和透过性等，也是改善其口服生物利用度的有效途径，如超微粉碎技术、固体分散技术、分子包合技术和乳化技术等。

16. 答案：ACD

解析：表观分布容积（apparent volume of distribution，Vd）是指当药物在体内达到动态平衡后，体内药量与血药浓度之比值称为表观分布容积。Vd 可用 L/kg 体重表示。

17. 答案：ACE

解析：口服制剂在吸收过程中和吸收后进入肝转运至体循环的过程中，部分药物被代谢，使进入体循环的原形药物量减少的现象，称为"首过效应"。静脉注射直接进入血液循环，能避免首过效应；气雾剂可以通过肺部吸收，被吸收的药物不经肝脏直接进入体循环，可避免首过作用，吸收速度和吸收量一般高于口服制剂；栓剂、舌下片、鼻腔给药剂型等经黏膜给药的制剂，可经吸收部位血液循环直接进入体循环，也可绕过肝脏首过效应。

18. 答案：ABD

解析：本题考查可以避免"首过效

应"的给药剂型。

19. 答案：ACDE

解析：本题考查可以避免"首过效应"的给药剂型。

20. 答案：ABDE

解析：影响药物透皮吸收的因素有：①药物的溶解性与油/水分配系数（K）：一般药物穿透皮肤的能力是油溶性药物大于水溶性药物；而既能油溶又能水溶者最大，即 K 值适中者有较高的穿透性，使药物既能进入角质层，又不致保留在角质层而可继续进入亲水性的其他表皮层，形成动态转移，有利于吸收。如果药物在油、水中都难溶则很难透皮吸收。油溶性很大的药物可能聚集在角质层而难被吸收。②药物的分子量：药物吸收速率与分子量成反比，一般分子量 3000 以上者不能透入，故经皮给药宜选用分子量小、药理作用强的小剂量药物。③药物的熔点与通过一般生物膜相似，低熔点的药物容易渗透通过皮肤。④药物在基质中的状态影响其吸收量，溶液态药物大于混悬态药物、微粉大于细粒。一般完全溶解呈饱和状态的药液，透皮过程易于进行。⑤基质的特性与亲和力：不同基质中药物的吸收速度为：乳剂型＞动物油脂＞羊毛脂＞植物油＞烃类。水溶性基质需视其与药物的亲和力而定，

亲和力越大，越难释放，因而吸收也差。⑥皮肤的渗透性是影响药物透皮吸收的重要因素。存在着个体差异及年龄、性别、用药部位和皮肤状态等方面的不同，特别是对于有损伤的皮肤，由于其角质层被破坏，皮肤对药物的渗透性大大加强，会引起过敏与中毒等副作用。

21. 答案：ABCDE

解析：本题考查药物在体内的代谢转化。多数药物在体内的代谢转化主要在肝脏进行，可分为第 I 相代谢反应和第 II 相代谢反应。第 I 相代谢反应包括氧化、去甲基化和水解反应。药物经过第 I 相的氧化、去甲基化等代谢作用后，非极性脂溶性化合物变为极性和水溶性较高而活性较低的代谢物。第 II 相反应是结合反应，指药物或其第 I 相代谢物与内源性结合剂的结合反应，是外源化学物经过 I 相反应代谢后产生或暴露出来的羟基、氨基、羧基、巯基、羰基和环氧基等极性基团，与内源性化合物或基团（内源性辅因子）之间发生的生物合成反应。结合后药物毒性或活性降低，极性增加而易于被排出。

22. 答案：ADE

解析：本题考查药物在体内的代谢转化。

第七章 药效学

A 型题

1. 答案：A

解析：去甲肾上腺素与血管平滑肌细胞的 α 受体结合是药物作用。药物作用是指药物与机体生物大分子相互作用所引起的初始作用，是动因。

2. 答案：B

解析：去甲肾上腺素引起的血管收缩、血压上升，为药理效应，是机体反应的具体表现，是继发于药物作用的结果。

3. 答案：A

解析：药物作用的选择性特点有高低之分。药物对受体作用的特异性与药理效应的选择性不一定平行。药物作用的特异性强及效应选择性高的药物，应用时针对性强；反之，效应广泛的药物一般副作用较多。临床用药一般应尽可能选用选择性高的药物，但效应广泛的药物在复杂病因或诊断未明时也有好处。选择性一般是相对的，与药物剂量有关。药物作用选择性是药物分类和临床应用的基础。

4. 答案：E

解析：此题考查对因治疗与对症治疗的区别。对症治疗不能根除病因；对因治疗可以根除病因。使用抗生素杀灭病原微生物属于对因治疗，用药后能消除原发致病因子。

5. 答案：D

解析：质反应为药理效应不是随着药物剂量或浓度的增减呈连续性量的变化，而为反应的性质变化，一般以阳性或阴性药理效应表现出反应性质的变化，如存活与死亡、惊厥与不惊厥、睡眠与否等。

6. 答案：A

解析：量反应为药理效应的强弱呈连续性量的变化，可用数、量或最大反应的百分率表示，如血压、心率、尿量、血糖浓度等。

7. 答案：C

解析：药物的剂量与效应关系简称量－效关系，是指在一定剂量范围内，药物的剂量（或浓度）增加或减少时，其效应随之增加或减弱，两者间有相关性。量－效曲线斜率大的药物，药量发生微小的变化即可引起效应的明显变化。

8. 答案：A

解析：最小有效量指引起药理效应的最小药量，也称阈剂量。

9. 答案：B

解析：效能指的是药物产生最大效应的能力，能反映药物的内在活性。在一定范围内，增加药物剂量或浓度，其效应强度随之增加，但效应增至最大时，继续增加剂量或浓度，效应不能再上升，此效应为一极限，在质反应中阳性率达 100%。

10. 答案：C

解析：效能是药物产生最大效应的能力，可反映药物的内在活性。

11. 答案：B

解析：效价强度用于作用性质相同的药物之间的等效剂量或浓度的比较，指能引起等效反应（一般采用 50% 效应量）的相对剂量或浓度，其值越小则强度越大。

12. 答案：A

解析：治疗指数是指药物 LD_{50} 与 ED_{50} 的比值，即 LD_{50}/ED_{50}，表示药物的安全性，数值越大越安全。安全性与 LD_{50} 成正比，与 ED_{50} 成反比。

13. 答案：A

解析：效价强度用于作用性质相同的药物之间的等效剂量或浓度的比较，指能引起等效反应（一般采用50%效应量）的相对剂量或浓度。其值越大则强度越小，由大到小排序依次是：环戊噻嗪 > 氢氯噻嗪 > 呋塞米 > 氯噻嗪。效能又称为最大效应，在一定范围内，增加药物剂量或浓度，其效应强度随之增加，但效应增至最大时，继续增加剂量或浓度，效应不能再上升，此效应为一极限，能反映药物的内在活性。呋塞米的效能最大。

14. 答案：E

解析：治疗指数是药物 LD_{50} 与 ED_{50} 的比值，表示药物的安全性，数值越大越安全。安全范围是指 ED_{95} 和 LD_5 之间的距离，是较好的药物安全指标，数值越大越安全。

15. 答案：B

解析：TI 为治疗指数，对于量－效曲线斜率不同的药物而言，虽然有的药物治疗指数较大，但量－效曲线与毒－效曲线的首尾仍可能出现重叠。就是说，在没有获得充分疗效的剂量下，可能已有少数动物中毒死亡。这就不能认为治疗指数大的药物就一定安全。较好的药物安全指标是 ED_{95} 和 LD_5 之间的距离，称为药物安全范围，其值越大越安全。治疗指数因为没有考虑药物在最大有效量时的毒性，有时仅用治疗指数表示药物的安全性欠合理，所以两药不一定一样安全。

16. 答案：D

解析：氟尿嘧啶结构与尿嘧啶相似，掺入肿瘤细胞 DNA、RNA 中后，可干扰蛋白质合成而发挥抗肿瘤作用。

17. 答案：E

解析：阿托品阻断 M 受体是作用于受体；阿司匹林抑制环氧酶是影响酶的活性；硝苯地平阻断 Ca^{2+} 通道是影响细胞膜离子通道；氢氯噻嗪抑制肾小管 $Na^+ - Cl^-$ 转运体是影响生理活性物质及其转运体；而碳酸氢钠利用自身碱性，产生中和反应碱化尿液而促进弱酸性药物的排泄是非特异性作用机制。

18. 答案：E

解析：铁剂治疗缺铁性贫血的作用机制是补充体内物质。

19. 答案：C

解析：氢氧化铝自身有碱性，可以中和胃酸，改善胃腔中的酸性，从而起治疗胃溃疡的作用。所以其作用机制是改变细胞周围环境的理化性质。

20. 答案：C

解析：静脉注射甘露醇可产生高渗透压而利尿，所以其作用机制是改变细胞周围环境的理化性质。

21. 答案：B

解析：受体的类型可分为四类：G 蛋白偶联受体、配体门控离子通道受体、酶活性受体和细胞核激素受体。

22. 答案：C

解析：受体具有饱和性、特异性、可逆性、灵敏性和多样性。

23. 答案：D

解析：NO 具备自分泌和旁分泌的作用。NO 生成后不仅能对自身细胞，也能对邻近细胞中的靶分子发生作用，发挥细胞或突触的信息传递作用。因此，NO 是一种既有第一信使特征，也有第二信使特征的信使分子。

24. 答案：E

解析：内源性配体为体内存在的能与

受体结合的生理功能调节物质。药物属于外源性配体。

25. 答案：D

解析：配体充当第一信使的角色，多数不进入细胞，与细胞表面的特异性受体结合，通过改变受体的构型，激活细胞内的信号转导过程；少数亲脂性配体可直接进入细胞内，与胞内或核内的受体结合，发挥信号转导作用。

26. 答案：B

解析：药物与受体相互作用比较盛行的有三个学说：①占领学说；②速率学说；③二态模型学说。其中药物作用取决于药物与受体的结合及分离速率，称为速率学说。

27. 答案：E

解析：肾上腺皮质激素、甲状腺激素、维 A 酸、维生素 A、维生素 D 等在细胞核上有相应的受体，这些位于细胞核的受体，称为细胞核激素受体。

28. 答案：B

解析：受体对它的配体有高度识别能力，对配体的化学结构与立体结构具有很高的专一性，同一化合物的不同光学异构体与受体的亲和力相差很大，这是受体的特异性表现。

29. 答案：A

解析：受体数量是有限的，在药物的作用上反映为最大效应，这是受体的饱和性表现。

30. 答案：B

解析：酶活性受体家族为一类位于细胞膜上的受体，其被激活后直接调节蛋白磷酸化。这类受体主要有酪氨酸激酶受体（如胰岛素受体和表皮生长因子受体）和非酪氨酸激酶受体（如生长激素受体和干扰素受体）。

31. 答案：B

解析：钙离子属于第二信使。

32. 答案：A

解析：药物属于第一信使。

33. 答案：A

解析：K_D 表示 D 与 R 的亲和力，即引起 50% 最大效应时的药物剂量或浓度。K_D 值越大，则亲和力越小，二者成反比。

34. 答案：A

解析：a、b、c 三药和受体的亲和力可以用 pD_2 表示，内在活性可以用 E_{max} 表示，从图上可以看出三药的 pD_2 相等，而 E_{max} 不相等。

35. 答案：B

解析：x、y、z 三药和受体的亲和力可以用 pD_2 表示，内在活性可以用 E_{max} 表示，从图上可以看出三药的 pD_2 不相等，而 E_{max} 相等。

36. 答案：B

解析：该拮抗药因使激动药量－效曲线平行右移，最大效应不变，所以为竞争性拮抗药。竞争性拮抗药与受体结合可逆，可通过增加激动剂来争夺受体。

37. 答案：A

解析：该拮抗药因使激动药量－效曲线平行右移，最大效应不变，所以为竞争性拮抗药。竞争性拮抗药与受体结合可逆，可通过增加激动剂来争夺受体。

38. 答案：A

解析：A 拮抗药因使激动药量－效曲线平行右移，最大效应不变，所以为竞争性拮抗药。B 拮抗药因使激动药量－效曲线最大效应下降，所以为非竞争性拮抗药。

39. 答案：B

解析：根据激动剂的概念，激动剂对受体既有亲和力，又有内在活性。

40. 答案：D

解析：根据竞争性拮抗剂的量－效曲线特点，竞争性拮抗药使激动剂的量－效曲线平行右移，但最大效应不变，与受体结合可逆。

41. 答案：B

解析：加入非竞争性拮抗药后，最大效应降低。非竞争性拮抗药与受体形成比较牢固的结合，不可逆，增加激动剂的浓度也不能争夺受体，所以增加激动药的剂量也不能使量 – 效曲线的最大强度达到原来水平。

42. 答案：B

解析：内在活性在 $0 \sim 1$，$0 < a < 100\%$ 时，为部分激动药，如喷他佐辛。

43. 答案：A

解析：高血压患者长期应用 β 受体拮抗药普萘洛尔时，突然停药引起"反跳"现象，导致血药浓度升高，此现象为受体增敏。是指因长期应用拮抗药，造成受体数量或敏感性提高。

44. 答案：C

解析：异源脱敏，指受体对一种类型激动药脱敏，而对其他类型受体的激动药也不敏感。

45. 答案：D

解析：异源脱敏，指受体对一种类型激动药脱敏，而对其他类型受体的激动药也不敏感。

46. 答案：E

解析：饭前用药吸收好、作用快，如促消化药、胃黏膜保护药、降血糖药等。胰岛素宜饭前注射。

47. 答案：C

解析：病原体或肿瘤细胞对化疗药物敏感性降低称为耐药性（抗药性）。

48. 答案：B

解析：各种给药途径产生效应由快到慢的顺序一般为：静脉注射 > 吸入给药 > 肌内注射 > 皮下注射 > 直肠给药 > 口服给药 > 贴皮给药。

49. 答案：E

解析：药物作用的因素中，药物剂量

属于药物方面的因素，而年龄、性别、精神因素、遗传因素均属于机体方面的因素。

50. 答案：B

解析：遗传因素主要表现为：种属差异、种族差异、特异质反应和个体差异。疾病因素不属于遗传因素。

51. 答案：B

解析：临床上联合用药的意义：①提高药物的疗效；②减少或降低药品不良反应；③延缓机体耐受性或病原体产生耐药性，缩短疗程，提高药物治疗作用。

52. 答案：C

解析：药物相互作用广义上是指联合用药时所发生的效应变化；狭义上的药物相互作用是指不良药物相互作用。

53. 答案：A

解析：药物的配伍禁忌是指在患者用药之前（即药物尚未进入机体以前），药物间发生化学或物理性相互作用，使药性发生变化。

54. 答案：E

解析：药动学方面的药物相互作用是指一种药物使另外一种合用的药物发生药动学的改变，从而使后一种药物的血浆浓度发生改变。药动学过程包括吸收、分布、代谢和排泄四个环节。

55. 答案：B

解析：含二价或三价金属离子（钙、镁、铁、铋、铝）的化合物能与四环素类抗生素形成难溶络合物，使抗生素在胃肠道的吸收受阻，在体内达不到有效抗菌浓度。例如，口服四环素、土霉素、美他环素、多西环素（强力霉素）时，如同服硫酸亚铁，会降低上述四种抗生素的血药浓度。

56. 答案：E

解析：结合型药物有以下特性：①不呈现药理活性；②不能通过血脑屏障；③

不被肝脏代谢灭活；④不被肾排泄。只有游离型药物才能起药物作用。

57. 答案：E

解析：苯巴比妥促进维生素D代谢，易出现佝偻病，是影响药物的代谢。

58. 答案：A

解析：磺胺药使甲苯磺丁脲的降血糖作用加强，引起低血糖。

59. 答案：B

解析：保泰松对华法林的蛋白置换作用使后者延长凝血酶原时间的作用明显加强，可引起出血。

60. 答案：C

解析：磺胺药对甲氨蝶呤的蛋白置换作用使后者毒性增强，可能出现粒细胞缺乏症。

61. 答案：B

解析：去甲肾上腺素可减少肝脏血流量，减少了利多卡因在其主要代谢部位肝脏中的分布量，从而减少该药的代谢，结果使血中利多卡因浓度增高；反之，异丙肾上腺素增加肝脏的血流量，因而增加利多卡因在肝脏中的分布及代谢，使其血药浓度降低。

62. 答案：B

解析：癫痫患儿长期服用苯巴比妥与苯妥英钠易出现佝偻病，因为这两种药物均有酶诱导作用，可促进维生素D的代谢，影响钙的吸收，因此应注意补充维生素D。

63. 答案：D

解析：患者的肝功能严重不足时，经肝脏代谢活化的药物作用减弱，若给予肝脏疾病患者服用，应首选无须活化的卡托普利等。

64. 答案：D

解析：他汀类药物需在肝脏生物转化，经肾脏排泄。当患者肝、肾功能障碍时，

可使他汀类药物转化、排泄减慢，血药浓度升高，发生横纹肌溶解的危险增加。

65. 答案：E

解析：钠、钾、钙、氯是细胞内、外液中主要的电解质，当发生电解质紊乱时它们在细胞内、外液的浓度将发生改变，影响药物的效应。如当细胞内缺K$^+$时，使用洋地黄类药物易产生心律失常的不良反应。

66. 答案：B

解析：所谓安慰剂系指不含药理活性成分而仅含赋形剂，在外观和口味上与有药理活性成分的制剂完全一样的制剂。临床新药试验研究常采用安慰剂对照试验法以排除精神因素对药物效应的影响。

67. 答案：C

解析：氯霉素主要在肝脏代谢，新生儿应用氯霉素后因为肝脏代谢能力较低，可造成灰婴综合征。

68. 答案：E

解析：某些个体对药物产生不同于常人的反应，与其遗传缺陷有关，称为特异质反应。

69. 答案：D

解析：某些个体对药物产生不同于常人的反应，与其遗传缺陷有关，称为特异质反应。

70. 答案：C

解析：人群对药物的代谢表现为弱代谢型和强代谢型，两者对药物的药动学差异很大。虽然用药条件相同，多数人药效学和药动学相似，但一些人对同一药物的反应却不相同，此差异称为个体差异。

71. 答案：E

解析：不同种属（包括人类）之间对同一药物的作用和药动学有很大差异，称之为种属差异。大鼠体内缺少一种把沙利度胺代谢成致畸异构体的酶，因此，大鼠

实验就不会引起畸胎；反之，人体存在这种酶，所以具致畸性。

72. 答案：A

解析：药物引起机体过敏反应的程度有昼夜节律。青霉素皮试反应最重是在午夜，反应最轻是在中午。

73. 答案：B

解析：有些个体对药物剂量反应非常敏感，在低于常用量下药物作用表现很强烈，称之为高敏性。由于儿童血脑屏障和脑组织发育不完善，因而对中枢兴奋药和中枢抑制药特别敏感。

74. 答案：A

解析：阿司匹林对胃肠道黏膜有刺激和损伤作用，宜饭后服用。

75. 答案：D

解析：药物依赖性是药物的生理反应，是由于反复用药所产生的一种适应状态，中断用药后可产生一种强烈的症状或损害，即为戒断综合征。

76. 答案：E

解析：成瘾用药的目的是追求精神效应和欣快感，有强烈的渴求欲望，出现觅药行为，是一种精神依赖性。

77. 答案：A

解析：水杨酸类、磺胺类药物、氨苄西林等在酸性环境的吸收较好，若同时服用碳酸氢钠或服用抗胃酸分泌的 H_2 受体拮抗药及质子泵阻断药奥美拉唑等，都将减少这些弱酸性药物的吸收。

78. 答案：D

解析：含二价或三价金属离子（钙、镁、铁、铋、铝）的化合物能与四环素类抗生素形成难溶性络合物，使抗生素在胃肠道的吸收受阻，在体内达不到有效抗菌浓度。

79. 答案：D

解析：安慰剂系指不含药理活性成分而仅含赋形剂，在外观和口味上与有药理活性成分制剂完全一样的制剂。

80. 答案：A

解析：有些个体对药物剂量反应非常敏感，即在低于常用量下药物作用表现很强烈，称之为高敏性。

81. 答案：E

解析：考来烯胺是一种阴离子交换树脂，它对酸性分子有很强亲和力，很容易和阿司匹林、保泰松、洋地黄毒苷等结合成为难溶解的复合物，妨碍这些药物的吸收。

82. 答案：B

解析：甲氧氯普胺通过加速胃的排空，使对乙酰氨基酚的吸收加快。

83. 答案：C

解析：维生素 K 与双香豆素结构相似，合用可产生竞争性拮抗作用。

84. 答案：B

解析：阿司匹林可增加甲氨蝶呤的肝脏毒性。

85. 答案：A

解析：磺胺甲噁唑使甲苯磺丁脲的降血糖作用加强，引起低血糖。

86. 答案：D

解析：磺胺药合用甲氨蝶呤易出现粒细胞缺乏症。

87. 答案：A

解析：磺胺药可延长硫喷妥钠的麻醉时间。

88. 答案：B

解析：服用泼尼松控制哮喘发作的患者，在加服苯巴比妥后可增加泼尼松的代谢，降低其血药浓度，导致哮喘发作次数增加。

89. 答案：C

解析：器官移植患者应用免疫抑制剂环孢素和泼尼松。利福平的酶诱导作用会增加上述药物的代谢灭活，使机体出现排斥反应。

90. 答案：E

解析：异烟肼经 N－乙酰基转移酶产生肝毒性代谢物，若与卡马西平合用，后者的酶诱导作用将加重异烟肼的肝毒性。

91. 答案：A

解析：口服甲苯磺丁脲的糖尿病患者，在同服氯霉素后可发生低血糖休克。

92. 答案：D

解析：氯霉素与双香豆素合用，可明显加强双香豆素的抗凝血作用，延长出血时间或发生出血。

93. 答案：A

解析：雷尼替丁可抑制肝微粒体酶，提高华法林的血药浓度，增强其抗凝血作用。

94. 答案：E

解析：普鲁卡因与琥珀胆碱均被胆碱酯酶代谢灭活。普鲁卡因将竞争胆碱酯酶，影响琥珀胆碱的水解，加重后者对呼吸肌的抑制作用。

95. 答案：E

解析：苯妥英钠属于酶的诱导药物，能使药酶活性增加，加速另外一种药物代谢。

96. 答案：B

解析：雷尼替丁属于酶的抑制药物，能使药酶活性减弱，使另外一种药物代谢减慢。

97. 答案：A

解析：高效利尿药呋塞米和依他尼酸（利尿酸）均能妨碍尿酸的排泄，造成尿酸在体内的积聚，引起痛风。

98. 答案：B

解析：双香豆素与保泰松都能抑制氯磺丙脲的排泄，加强后者的降糖作用。

99. 答案：B

解析：西咪替丁属于酶的抑制药物。

100. 答案：E

解析：丙磺舒与青霉素二者均为酸性药，同用时可产生相互作用。丙磺舒竞争性占据酸性转运系统，阻碍青霉素经肾小管的分泌，因而延缓青霉素的排泄使其发挥较持久的效果。

101. 答案：B

解析：药动学四个环节，即吸收、分布、代谢和排泄。

102. 答案：E

解析：本题考查联合用药的意义。无目的联合用药不仅不能提高疗效，反能增加药物不良反应的发生率。联合用药并不都产生协同作用。

103. 答案：D

解析：配伍禁忌属于体外药物相互作用的方式。

104. 答案：E

解析：苯巴比妥是酶的诱导剂，可以使维生素 D 代谢加速，容易出现佝偻病。

105 答案：E

解析：碳酸氢钠通过碱化尿液可促进水杨酸类的排泄，这在水杨酸类药物和巴比妥类药物中毒时有实际应用价值。

106. 答案：A

解析：协同作用，指两药同时或先后使用，可使原有的药效增强，包括相加作用、增强作用和增敏作用。

107. 答案：E

解析：两种或两种以上药物作用相反，或发生竞争性或生理性拮抗作用，表现为联合用药时的效果小于单用效果之和；或一种药物部分或全部拮抗另一种药物的作用，合用时引起药效降低，称为拮抗作用。

108. 答案：A

解析：若两药合用的效应是两药分别作用的代数和，称其为相加作用。

109. 答案：C

解析：将具有一定依赖性的阿片类镇痛药与解热镇痛药配伍，制成复方制剂，发挥中枢和外周双重镇痛作用，提高了药效。

110. 答案：E

解析：普鲁卡因注射液中加入少量肾上腺素，可使用药局部的血管收缩，减少对普鲁卡因的吸收，使其局麻作用延长，毒性降低。

111. 答案：B

解析：甲氨蝶呤与复方磺胺甲噁唑合用容易出现巨幼红细胞症，这种相互作用属于药物效应的协同作用。

112. 答案：E

解析：阿司匹林与对乙酰氨基酚合用可使解热、镇痛作用相加。

113. 答案：B

解析：补钾会加剧保钾利尿药螺内酯、氨苯蝶啶以及血管紧张素转化酶抑制剂（卡托普利、依那普利）的药效，导致高钾血症。

114. 答案：D

解析：增敏作用指某药可使组织或受体对另一药的敏感性增强。

115. 答案：A

解析：链霉素与肌松药合用时，则加强或延长肌松药的肌松作用，甚至引起呼吸麻痹，这是由于链霉素具有神经－肌肉接头阻滞作用。

116. 答案：B

解析：庆大霉素与头孢噻吩合用时，两者相互作用出现肾毒性的相加。

117. 答案：C

解析：抗胆碱药物与具有抗胆碱作用（副作用）的其他药物合用时，都可产生药效相加的相互作用，引起胆碱能神经功能过度低下的中毒症状，表现为中毒性精神病、回肠无力症和高温环境易中暑等。

118. 答案：C

解析：生理性拮抗是指两种激动药分别作用于生理作用相反的两个特异性受体。

119. 答案：A

解析：药理性拮抗是指当一种药物与特异性受体结合后，阻止激动剂与其结合，合用时作用完全消失或作用小于单用时作用。

120. 答案：A

解析：药理性拮抗指当一种药物与特异性受体结合后，阻止激动剂与其结合。

121. 答案：A

解析：组胺和肾上腺素合用发挥生理性拮抗作用。

122. 答案：B

解析：氯丙嗪能抑制末梢膜上的胺泵，阻止胍乙啶及其同类药物的摄取，使之不能发挥降压作用。

123. 答案：C

解析：有些药物通过补充生命代谢物质，治疗相应的缺乏症，如铁剂治疗缺铁性贫血。

124. 答案：E

解析：对因治疗指用药后能消除原发致病因子，治愈疾病的药物治疗。例如，使用抗生素杀灭病原微生物，达到控制感染性疾病。

125. 答案：A

解析：效价强度是指用于作用性质相同的药物之间的等效剂量或浓度的比较，是指能引起等效反应（一般采用 50% 效应量）的相对剂量或浓度，其值越小则强度越大。

126. 答案：D

解析：卡马西平为肝药酶诱导药，加快避孕药的代谢。

127. 答案：C

解析：常以药理效应强度为纵坐标，

药物剂量或浓度为横坐标，进行作图，得到直方双曲线。将药物浓度或剂量改用对数值作图，则呈现典型的 S 形曲线，即量 - 效曲线。

128. 答案：C

解析：各种给药途径产生的效应由快到慢的顺序一般为：静脉注射 > 吸入给药 > 肌内注射 > 皮下注射 > 直肠给药 > 口服给药 > 贴皮给药。

129. 答案：B

解析：有些个体需使用高于常用量的剂量，方能出现药物效应，称此为低敏性或耐受性。例如，患者肝中维生素 K 环氧化物还原酶发生变异，与香豆素类药物的亲和力降低而产生耐受性，需要 5 ~ 20 倍常规剂量的香豆素类药物才能起到抗凝血作用。

130. 答案：E

解析：异烟肼对白种人易诱发神经炎，对黄种人易引起肝损害。

B 型题

[1 ~ 2]

答案：AB

解析：去甲肾上腺素与血管平滑肌细胞的 α 受体结合，属于去甲肾上腺素的药物作用，而去甲肾上腺素引起的血管收缩、血压上升，为其药理效应。由于二者意义接近，通常药理效应与药物作用互相通用，但当二者并用时，应体现先后顺序。

[3 ~ 5]

答案：ABE

解析：对因治疗指用药后能消除原发致病因子，治愈疾病的药物治疗。铁制剂治疗缺铁性贫血等属于对因治疗。对症治疗用药后能改善患者疾病的症状。如应用解热镇痛药降低高热患者的体温、缓解疼痛，属于对症治疗。中医学提倡"急则治其标，缓则治其本"，有时应"标本兼

治"，这些是临床实践应遵循的原则。

[6 ~ 7]

答案：DB

解析：去甲肾上腺素可直接收缩血管，使血压升高（兴奋作用），同时也可以反射性地引起心率减慢（抑制作用）。

[8 ~ 10]

答案：AEB

解析：效价强度是指用于作用性质相同的药物之间的等效剂量或浓度的比较，是指能引起等效反应（一般采用 50% 效应量）的相对剂量或浓度，其值越小则强度越大；安全范围是 ED_{95} 和 LD_5 之间的距离，是较好的药物安全指标，数值越大越安全；决定药物是否与受体结合的指标可以用亲和力表示。

[11 ~ 13]

答案：AEB

解析：激动药，指与受体既有亲和力又有内在活性的药物；拮抗药，指只有亲和力，无内在活性，并可对抗激动剂激动作用的药物；竞争性拮抗药会使激动剂的量 - 效曲线平行右移，但最大效应不变。

[14 ~ 16]

答案：DAB

解析：药物与受体结合可以用 α 表示内在活性；用 pD_2（亲和力常数）反映激动药与 R 的亲和力，数值越大表示亲和力越强，二者成正比。用 pA_2 反应竞争性拮抗药的拮抗强度，数值越大表示拮抗强度越强。

[17 ~ 18]

答案：ED

解析：量 - 效曲线常以药理效应强度为纵坐标，药物剂量为横坐标作图得到。

[19 ~ 22]

答案：BCEA

解析：临床治疗疾病一般采用常用剂

量；引起药理效应的最小药量，即阈剂量；产生 50% 最大效应时的浓度或剂量，称为半数有效量；口服负荷剂量为常用剂量的 2 倍，称为首次剂量加倍，如某些抗生素和磺胺类药物等可采用负荷剂量。

[23 ~ 25]

答案：DEB

解析：丙磺舒抑制转运体用于痛风的治疗；补充机体缺乏的物质，如维生素、多种微量元素等属于非特异性作用机制；钙通道阻滞药硝苯地平可以阻滞 Ca^{2+} 通道，治疗高血压。

[26 ~ 28]

答案：BAE

解析：受体数量是有限的，其能结合的配体量也是有限的，因此受体具有饱和性，在药物的作用上反映为最大效应；受体对它的配体有高度识别能力，对配体的化学结构与立体结构具有很高的专一性，特定的受体只能与其特定的配体结合，产生特定的生理效应，称为特异性；同一受体可广泛分布于不同组织或同一组织不同区域，受体密度不同，称为多样性。

[29 ~ 31]

答案：ACE

解析：受体脱敏是指在长期使用一种激动药后，组织或细胞的受体对激动药的敏感性和反应性下降的现象。受体增敏是因长期应用拮抗药，造成受体数量或敏感性提高。同源脱敏是指只对一种类型受体的激动药的反应下降，而对其他类型受体激动药的反应不变。

[32 ~ 34]

答案：ACB

解析：激动药指与受体既有亲和力又有内在活性的药物，内在活性为 1 时称为完全激动药；

内在活性在 0 ~ 1，0 < a < 100% 为部分

激动药；只有亲和力，无内在活性（a = 0）称为拮抗药，使激动剂的量 - 效曲线平行右移，但最大效应不变的拮抗药称为竞争性拮抗药。

[35 ~ 37]

答案：ABE

解析：M 胆碱受体属于 G 蛋白偶联受体；N 胆碱受体属于配体门控的离子通道受体；肾上腺皮质激素受体属于细胞核激素受体。

[38 ~ 42]

答案：EDCBA

解析：多巴胺受体属于 G 蛋白偶联受体；GABA 受体属于配体门控的离子通道受体；表皮生长因子受体属于酪氨酸激酶受体；生长激素受体属于非酪氨酸激酶受体；甲状腺激素受体属于细胞核激素受体。

[43 ~ 44]

答案：AE

解析：多肽类激素、神经递质、细胞因子及药物等细胞外信使物质，属于第一信使；生长因子、转化因子等负责细胞核内外信息传递的物质，属于第三信使。

[45 ~ 47]

答案：ABC

解析：吗啡（α = 1）属于完全激动药；喷他佐辛（α = 0.25）属于部分激动药；地西泮对失活态的受体亲和力大于活化态，药物与受体结合后引起与激动药相反的效应，称为反向激动药。

[48 ~ 51]

答案：CCAB

解析：受体增敏是与受体脱敏相反的一种现象，可因长期应用拮抗药，造成受体数量或敏感性提高。应用普萘洛尔突然停药引起血压"反跳"以及磺酰脲类使胰岛素受体敏感性增强均属于受体增敏。受体脱敏是指在长期使用一种激动药后，组

织或细胞的受体对激动药的敏感性和反应性下降的现象。长期应用异丙肾上腺素治疗哮喘，异丙肾上腺素疗效逐渐减弱属于同源脱敏，维生素 A 使胰岛素受体脱敏为异源脱敏。

[52 ~ 55]

答案：ABCD

解析：饭前用药吸收好，作用快，如促消化药、胃黏膜保护药、降血糖药等，胰岛素宜饭前注射；饭后用药吸收较差，作用慢，但有利于维生素 B_2、螺内酯、苯妥英钠等的吸收，也可减少阿司匹林、硫酸亚铁、抗酸药等对胃肠道黏膜的刺激和损伤；催眠药宜在睡前服用。

[56 ~ 60]

答案：CEABD

解析：病原微生物或肿瘤细胞对抗菌药物的敏感性降低，甚至消失的现象称为耐药性。由一种药物诱发，同时对其他多种结构和作用机制完全不同的药物产生交叉耐药，致使化疗失败的现象称为多重耐药。少数药物在短时间内，应用几次后很快产生耐受，称之为快速耐受性。化学结构类似或作用机制相同的药物，机体对某药产生耐受性后，又对另一药物的敏感性也降低，如乙醇和巴比妥类能产生交叉耐受性。连续应用阿片类药物时出现身体依赖性，是由于反复用药所产生的一种适应状态，中断用药后可产生戒断综合征。

[61 ~ 63]

答案：BAE

解析：起效最快的给药方式是静脉注射；最常用、有首关消除的给药方式是口服给药；能够避免首关消除的给药方式是直肠给药。

[64 ~ 65]

答案：CE

解析：给药途径不同，药物的作用也不同。如硫酸镁，肌内或静脉注射时可以产生镇静、解痉和降低血压的作用；而口服则产生导泻作用。利多卡因若为静脉注射，能迅速达到有效血药浓度，立即产生抗心律失常作用；若硬脊膜外注射，很少吸收，只能在用药部位产生阻滞麻醉作用。

[66 ~ 68]

答案：DAB

解析：氨基糖苷类抗生素对第八对脑神经的毒性极易造成听觉损害；氯霉素主要在肝脏代谢，新生儿应用氯霉素后因为肝脏代谢能力较低，可造成灰婴综合征；四环素类药物容易沉积于骨骼和牙齿，造成骨骼发育障碍和牙齿黄染。

[69 ~ 71]

答案：ABD

解析：同一药物剂量大小和药物不良反应密切相关，例如临床用于治疗男性勃起功能障碍的西地那非，用药剂量为 25mg，服药者发生"蓝视"为 3%；剂量为 50 ~ 100mg 时，"蓝视"发生率上升到 10% 左右；服药超过 100mg 的患者，可能有 50% 服药者出现"蓝视"，甚至失明；

[72 ~ 74]

答案：ABD

解析：某些个体对药物产生不同于常人的反应，与其遗传缺陷有关，称为特异质反应；某些患者遗传性葡萄糖 -6 -磷酸脱氢酶缺乏，服用阿司匹林、对乙酰氨基酚可引起溶血性贫血；某些患者遗传性血浆胆碱酯酶活性低下，应用琥珀胆碱可致呼吸麻痹甚至呼吸停止；遗传性肥大性主动脉阻塞的患者，对洋地黄会出现异常反应。

[75 ~ 76]

答案：AB

解析：有些个体对药物剂量反应非常敏感，即在低于常用量下药物作用表现很强烈，称之为高敏性；有些个体需使用高于常用量的剂量，方能出现药物效应，称此为低敏性。

[77～78]

答案：BE

解析：患者的肝功能严重不足时，经肝脏代谢活化的药物如可的松、泼尼松等作用减弱；当细胞内缺 K^+ 时，使用洋地黄类药物易产生心律失常的不良反应。

[79～81]

答案：ACD

解析：酸性药物在酸性环境以及碱性药物在碱性环境的解离程度低，药物的非解离部分占多数，较易扩散通过细胞膜被吸收；反之酸性药物在碱性环境或碱性药物在酸性环境的解离程度高，扩散通过细胞膜的能力差，吸收减少。甲氧氯普胺通过加速胃的排空，使对乙酰氨基酚的吸收加快。一些药物如新霉素、对氨基水杨酸和环磷酰胺等能损害肠黏膜的吸收功能，引起药物吸收不良，对氨基水杨酸可使与之合用的利福平血药浓度降低一半。

[82～84]

答案：ABB

解析：氯贝丁酯、保泰松都有蛋白置换作用；保泰松使甲苯磺丁脲的降血糖作用加强，引起低血糖。氯贝丁酯和保泰松对华法林的蛋白置换作用可使后者延长凝血酶原时间的作用明显加强，可引起出血。

[85～88]

答案：ACDE

解析：磺胺药有蛋白置换作用，可使甲苯磺丁脲的降血糖作用加强，引起低血糖；与甲氨蝶呤合用可出现粒细胞缺乏症；与硫喷妥钠合用可使麻醉时间延长；与胆红素合用可出现新生儿核黄疸。

[89～91]

答案：ADC

解析：患者在口服抗凝血药双香豆素

期间加服苯巴比妥，后者会使血中双香豆素的浓度下降，抗凝作用减弱，表现为凝血酶原时间缩短；服用泼尼松控制哮喘发作的患者，在加服苯巴比妥后，可增加泼尼松的代谢，降低其血药浓度，导致哮喘发作次数增加；器官移植患者应用免疫抑制剂环孢素和泼尼松时，合用利福平其酶诱导作用可增加上述药物的代谢灭活，使机体出现排斥反应。

[92～94]

答案：EBC

解析：口服甲苯磺丁脲的糖尿病患者在同服氯霉素后可发生低血糖休克；氯霉素与双香豆素合用，可明显加强双香豆素的抗凝血作用，延长出血时间或发生出血。在静脉滴注普鲁卡因进行全身麻醉期间，加用骨骼肌松弛药琥珀胆碱，要特别慎重，因二者均被胆碱酯酶代谢灭活，普鲁卡因将竞争胆碱酯酶，影响琥珀胆碱的水解，加重后者对呼吸肌的抑制作用。

[95～97]

答案：DBC

解析：丙磺舒与青霉素二者均为酸性药，若同时应用，丙磺舒竞争性占据酸性转运系统，阻碍青霉素经肾小管的分泌，因而延缓青霉素的排泄使其发挥较持久的效果；高效利尿药呋塞米和依他尼酸（利尿酸）均能妨碍尿酸的排泄，造成尿酸在体内的积聚，引起痛风；双香豆素与保泰松都能抑制氯磺丙脲的排泄，加强后者的降糖作用。

[98～100]

答案：ABB

解析：氨基糖苷类抗生素（庆大霉素、链霉素、卡那霉素或新霉素）间相互合用或先后应用，对听神经和肾脏的毒性增加，应避免联合使用，属于相加作用；排钾利尿药呋塞米可引起血清 K^+ 浓度下降，改变电解质平衡产生的作用，增加洋地黄类对心肌的毒性，属于增强作用；可卡因无拟交感神经药物的作用，但它促进递质释放可增强肾上腺素的作用，属于增强作用。

[101～103]

答案：DBC

解析：若两药合用的效应是两药分别作用的代数和，称其为相加作用；两药合用时的作用大于单用时的作用之和，称其为增强作用；某药可使组织或受体对另一药的敏感性增强，称其为增敏作用。

[104～106]

答案：AEC

解析：两种激动药分别作用于生理作用相反的两个特异性受体，称为生理性拮抗；当一种药物与特异性受体结合后，阻止激动剂与其结合，称为药理性拮抗；某药可使组织或受体对另一药物的敏感性减弱，称为脱敏作用。

[107～109]

答案：ECA

解析：药理性拮抗是指当一种药物与特异性受体结合后，阻止激动剂与其结合，如β受体拮抗药可拮抗异丙肾上腺素的β受体激动作用，两药合用时的作用完全消失。苯巴比妥诱导肝微粒体酶，使避孕药代谢加速，效应降低，避孕失败，此为生化性拮抗。生理性拮抗是指两种激动药分别作用于生理作用相反的两个特异性受体，组胺和肾上腺素合用则发挥生理性拮抗作用。

[110～113]

答案：ACDE

解析：华法林与维生素K合用会使抗凝作用下降；降糖药与糖皮质激素合用会影响降糖作用；催眠药与咖啡因合用会阻碍催眠；左旋多巴与抗精神病药（有震颤麻痹不良反应者）合用会使抗震颤麻痹作用下降。

[114～117]

答案：CABE

解析：增敏作用指某药可使组织或受体对另一药的敏感性增强。近年研究的钙增敏药，作用于心肌收缩蛋白，可增加肌钙蛋白C对Ca^{2+}的亲和力，在不增加细胞内Ca^{2+}浓度的条件下，增强心肌收缩力。阿司匹林与对乙酰氨基酚合用可使解热、镇痛作用相加。增强作用是指两药合用时的作用大于单用时的作用之和。普鲁卡因注射液中加入少量肾上腺素，肾上腺素使用药局部的血管收缩，减少普鲁卡因的吸收，使其局麻作用延长，毒性降低，属于增强作用。药理性拮抗是指当一种药物与特异性受体结合舌，阻止激动剂与其结合，如H_1组胺受体拮抗药苯海拉明可拮抗H_1组胺受体激动药的作用，属于药理药性桔抗。

[118～120]

答案：BAD

解析：硫酸亚铁中的铁离子可以与多西环素形成难溶性络合物，降低多西环素的血药浓度。碳酸氢钠呈碱性，与弱酸性药物氨苄西林同服会增加氨苄西林的解离，减少其吸收。新霉素、对氨基水杨酸和环磷酰胺等能损害肠黏膜的吸收功能，引起药物吸不良；新霉素与地高辛合用时，后者吸收减少，血浆浓度降低。

[121～122]

答案：DC

解析：阿托品阻断副交感神经末梢支配效应器细胞上的M胆碱受体；钙通道阻滞药硝苯地平可以阻滞Ca^{2+}通道，降低细胞内Ca^{2+}浓度，致血管舒张，产生降压作用。

[123～125]

答案：CBA

解析：完全激动药对受体有很高的亲

和力和内在活性（$\alpha = 1$）。部分激动药对受体有很高的亲和力，但内在活性不强（$\alpha < 1$），量－效曲线高度（E_{max}）较低，即使增加剂量，也不能达到完全激动药的最大效应。拮抗药具有较强的亲和力，但缺乏内在活性（$\alpha = 0$）故不能产生效应。

[126～128]

答案：BAC

解析：连续多次用药后，其反应性会逐渐降低，需要加大药物剂量才能维持原有疗效，称之为耐受性；病原微生物对抗菌药物的敏感性降低，甚至消失，称耐药性或抗药性；药物依赖性是药物的生理反应，是由于反复用药所产生的一种适应状态，中断用药后可产生一种强烈的症状或损害，即为戒断综合征，表现为流涕、流泪、哈欠、腹痛、腹泻、周身疼痛等。

[129～130]

答案：BA

解析：患者的肝功能严重不足时，经肝脏代谢活化的药物如可的松、泼尼松等作用减弱；营养不良的患者血浆蛋白含量下降，可使血中游离药物浓度增加，而引起药物效应增加。

[131～132]

答案：AE

解析：硫酸镁，肌内或静脉注射时，可以产生镇静、解痉和降低颅内压的作用；口服则产生导泻作用。

C 型题

[1～3]

答案：1. B；2. A；3. D

解析：使用抗生素杀灭病原微生物，达到控制感染性疾病的目的属于对因治疗；应用解热镇痛药降低高热患者的体温，缓解疼痛属于对症治疗；碳酸氢钠通过碱化尿液促进水杨酸类的排泄，在水杨酸类药物和巴比妥类药物中毒时有实际应用价值。

[4～6]

答案：4. C；5. A；6. C

解析：竞争性拮抗药的特点是，加入竞争性拮抗药后可使相应受体激动药的量－效曲线平行右移，最大效应不变。pA$_2$值的大小反映竞争性拮抗药对其激动药的拮抗强度，药物的 pA$_2$ 值越大，其拮抗作用越强。A 药突然停药引起血压"反跳"现象为受体增敏，指的是因长期应用拮抗药，造成受体数量或敏感性提高。

X 型题

1. 答案 ABCDE

解析：药物作用是指药物与机体生物大分子相互作用所引起的初始作用，是动因。药理效应是机体反应的具体表现，是继发于药物作用的结果，使机体器官功能增强的称为兴奋，使机体器官功能减弱的称为抑制。药物在不同器官的同一组织，也可产生不同效应。药物作用一般分为局部作用和全身作用。

2. 答案：ABCD

解析：去甲肾上腺素与血管平滑肌细胞的 α 受体结合，属于去甲肾上腺素的药物作用；而去甲肾上腺素引起的血管收缩、血压上升，为其药理效应；去甲肾上腺素可直接收缩血管，使血压升高（兴奋作用），同时也可以反射性地引起心率减慢（抑制作用）。

3. 答案：ABDE

解析：药物在体内对不同的组织器官所引起的药理效应和强度不同，称为选择性。①药物作用的选择性有高低之分。②药物对受体作用的特异性与药理效应的选择性不一定平行。临床上用药一般应尽可能选用选择性高的药物，但效应广泛的药物在复杂病因或诊断未明时也有好处。③药物的选择性一般是相对的，有时与药物的剂量有关。④药物作用选择性是药物分类和临床应用的基础。

4. 答案：ABD

解析：药理效应是机体器官原有功能水平的改变，功能的增强称为兴奋，如咖啡因兴奋中枢神经，肾上腺素引起心肌收缩力加强、心率加快、血压升高等；功能的减弱称为抑制，如阿司匹林退热，苯二氮䓬类药物镇静、催眠等。去甲肾上腺素可直接收缩血管，使血压升高，同时也可以反射性地引起心率减慢。

5. 答案：ABCD

解析：对因治疗指用药后能消除原发致病因子，治愈疾病的药物治疗。例如使用抗生素杀灭病原微生物，达到控制感染性疾病；铁制剂治疗缺铁性贫血等属于对因治疗。此外，补充体内营养或代谢物质不足，称为补充疗法，又称替代疗法，也属于对因治疗。

6. 答案：ABE

解析：对症治疗用药后能改善患者疾病的症状。如应用解热镇痛药降低高热患者的体温，缓解疼痛；硝酸甘油缓解心绞痛；抗高血压药降低患者过高的血压等属于对症治疗。

7. 答案：ABCE

解析：药物剂量与效应关系简称量 – 效关系，是指在一定剂量范围内，药物的剂量（或浓度）增加或减少时，其效应随之增强或减弱，两者间有相关性。药物量效之间的函数关系可用曲线来表示。常以药理效应强度为纵坐标，药物剂量或浓度为横坐标，进行作图，得到直方双曲线。将药物浓度或剂量改用对数值作图，则呈现典型的 S 形曲线。

8. 答案：BCDE

解析：药理效应的强度呈连续性量的变化，可用数、量或最大反应的百分率来表示，称为量反应，如血压、心率、尿量、血糖浓度等。

9. 答案：ABCDE

解析：如果药理效应不是随着药物剂量或浓度的增减呈连续性量的变化，而为反应的性质变化，则称之为质反应，一般以阳性或阴性、全或无的方式表示，如存活与死亡、惊厥与不惊厥、睡眠与否等。

10. 答案：ACE

解析：在效应 16% ~ 84% 的区域，量 – 效曲线几乎呈一直线，其与横坐标夹角的正切值，称为量 – 效曲线的斜率。斜率大的药物，药量微小的变化，即可引起效应的明显改变；反之亦然。斜率大小在一定程度上反映了临床用药的剂量安全范围。

11. 答案：ABCE

解析：效价强度指能引起等效反应（一般采用 50% 效应量）的相对剂量或浓度，其值越大则强度越小，由大到小排序依次是环戊噻嗪 > 氢氯噻嗪 > 呋塞米 > 氯噻嗪。效能又称为最大效应，在一定范围内，增加药物剂量或浓度，其效应强度随之增加，但效应增至最大时，继续增加剂量或浓度，效应不能再上升，此效应为一极限，能反映药物的内在活性。呋塞米的效能最大，其余三个药的效能一样大。

12. 答案：CE

解析：治疗指数是药物 LD_{50} 与 ED_{50} 的比值，表示药物的安全性，数值越大越安全，A、B 两药的 LD_{50} 与 ED_{50} 数值相同，所以两药的治疗指数相同。安全范围是指 ED_{95} 和 LD_5 之间的距离，是较好的药物安全指标，数值越大越安全。从图中可以看出 A 药的安全范围更大。

13. 答案：AC

解析：药物的安全性一般与 LD_{50} 的大小成正比，与 ED_{50} 成反比，故常以药物 LD_{50} 与 ED_{50} 的比值表示药物的安全性，称为治疗指数。此数值越大越安全，但有时仅用治疗指数表示药物的安全性则欠合理，因为没有考虑药物在最大有效量时的毒性。较好的药物安全指标是 ED_{95} 和 LD_5 之间的距离。称为药物安全范围，其值越大越安全。

14. 答案：ABCDE

解析：五个药物均通过作用于相应的受体而发挥作用。

15. 答案：ABCDE

解析：酶是由机体细胞产生的具有催化作用的蛋白质，具有立体结构特异性、高度敏感性和高度活性，能促进各种细胞成分的代谢。许多药物是通过抑制酶活性产生治疗作用的，例如，抗高血压药物依那普利抑制血管紧张素转化酶，解热、镇痛、抗炎药阿司匹林抑制环氧合酶（COX），治疗充血性心力衰竭的药地高辛抑制 Na^+，K^+-ATP 酶；也有一些药物是通过激活酶的活性产生治疗作用的，例如，尿激酶激活血浆纤溶酶原，碘解磷定使有机磷酸酯抑制的胆碱酯酶复活。有些药物会对药物代谢酶产生作用，引起药物-药物相互作用，例如，苯巴比妥诱导肝药酶，氯霉素抑制肝药酶，而影响药物在体内的代谢；甚至有些药物本身就是酶，如胃蛋白酶、胰蛋白酶等。

16. 答案：ABCDE

解析：细胞膜上有许多离子通道，有些药物可以直接作用于这些通道，产生药理作用。如局麻药利多卡因抑制 Na^+ 通道，阻断神经冲动的传导，产生局麻作用；钙通道阻滞药硝苯地平、地尔硫草可以阻滞 Ca^{2+} 通道，降低细胞内 Ca^{2+} 浓度，致血管舒张，产生降压作用；抗心律失常药可分别影响 Na^+、K^+ 或 Ca^{2+} 通道，纠正心律失常；阿米洛利阻滞肾小管 Na^+ 通道；米诺地尔激活血管平滑肌 ATP 敏感的 K^+ 通道等。

17. 答案：ABCD

解析：氟尿嘧啶结构与尿嘧啶相似，掺入肿瘤细胞 DNA、RNA 中后，可干扰蛋白质合成而发挥抗肿瘤作用；磺胺类抗菌药通过抑制敏感细菌体内叶酸的代谢而干扰核酸的合成；喹诺酮类通过抑制细菌 DNA 回旋酶和拓扑异构酶Ⅳ发挥杀菌作用；而抗人类免疫缺陷病毒（HIV）药齐多夫定则是通过抑制核苷逆转录酶，进而抑制 DNA 链的增长，阻碍 HIV 病毒的复制，达到治疗艾滋病的目的。

18. 答案：AB

解析：有些药物通过补充生命代谢物质，治疗相应的缺乏症，如铁剂治疗缺铁性贫血、胰岛素治疗糖尿病等。

19. 答案：ABCDE

解析：有些药物常常是通过简单的化学反应或物理作用而产生药理效应，如口服氢氧化铝、三硅酸镁等抗酸药中和胃酸，可用于治疗胃溃疡；静脉注射甘露醇，其在肾小管内产生高渗透压而利尿；二巯基丁二酸钠等络合剂可将汞、砷等重金属离子络合成环状物，促使其随尿排出以解毒。此外，渗透性泻药硫酸镁和血容量扩张剂右旋糖酐等通过在局部形成高渗透压而产生相应的效应。

20. 答案：BC

解析：噻嗪类利尿药抑制肾小管 Na^+-Cl^- 转运体，从而抑制 Na^+-K^+、Na^+-H^+ 交换而发挥排钠利尿作用。丙磺舒竞争性抑制肾小管对弱酸性代谢物的转运体，抑制原尿中尿酸再吸收，可用于痛风的治疗。

21. 答案：ABCD

解析：许多疾病涉及免疫功能。免疫抑制药（环孢素）及免疫调节药（左旋咪唑）通过影响机体免疫功能发挥疗效，前者用于器官移植的排斥反应，后者用于免疫缺陷性疾病的治疗。另外，某些药物本身就是抗体（丙种球蛋白）或抗原（疫苗）。

22. 答案：ABCDE

解析：有些药物并无特异性作用机制，而主要与理化性质有关。如消毒防腐药对蛋白质有变性作用，因此只能用于体外杀菌或防腐，不能内服。有些药物利用自身酸碱性，产生中和反应或调节血液酸碱平衡，如碳酸氢钠、氯化铵等。还有些药物补充机体缺乏的物质，如维生素、多种微量元素等。

23. 答案：ABCDE

解析：药物的作用是药物小分子与机体生物大分子之间的相互作用，引起的机体生理生化功能改变。药物作用机制是研究药物如何与机体细胞结合而发挥作用的。药物与机体结合的部位就是药物作用的靶点。已知药物作用靶点涉及受体、酶、离子通道、核酸、免疫系统、基因等。此外，有些药物通过理化作用或补充体内所缺乏的物质而发挥作用。

24. 答案：ABCDE

解析：药物与机体结合的部位就是药物作用的靶点。已知药物作用靶点涉及受体、酶、离子通道、核酸、免疫系统、基因等。

25. 答案：ABCDE

解析：受体具有饱和性、特异性、可逆性、高灵敏性、多样性等五种特性。

26. 答案：ABDE

解析：受体的类型包括：①G蛋白偶联受体；②配体门控的离子通道受体；③酶活性受体；④细胞核激素受体。

27. 答案：ABD

解析：药物与受体相互作用有三个学说：①占领学说；②速率学说；③二态模型学说。

28. 答案：BCDE

解析：肾上腺皮质激素、甲状腺激素、维A酸、维生素A、维生素D等在细胞核上有相应的受体，这些位于细胞核的受体，称之为细胞核激素受体。

29. 答案：ABC

解析：配体门控的离子通道受体包括：N胆碱受体、兴奋性氨基酸受体、γ-氨基丁酸（GABA受体）。

30. 答案：CD

解析：胰岛素受体和表皮生长因子受体属于酪氨酸激酶受体。

31. 答案：AB

解析：生长激素受体和干扰素受体属于非酪氨酸激酶受体。

32. 答案：ABCDE

解析：第一信使是指多肽类激素、神经递质、细胞因子及药物等细胞外信使物质。胰岛素属于多肽类激素；乙酰胆碱与γ-氨基丁酸属于神经递质。

33. 答案：ABCDE

解析：环磷酸腺苷（cAMP）、环磷鸟苷（cGMP）、二酰基甘油（DG）和三磷酸肌醇（IP_3）、钙离子（Ca^{2+}）、甘碳烯酸类和一氧化氮（NO）等都属于受体信号转导的第二信使。

34. 答案：BC

解析：第三信使是指负责细胞核内外信息传递的物质，包括生长因子、转化因子等。

35. 答案：AB

解析：两药亲和力相等时，其效应取决于内在活性强弱；当内在活性相等时，则取决于亲和力的大小。a、b、c三药和受体的亲和力（pD_2）相等，内在活性（E_{max}）不等。x、y、z三药和受体的亲和力（pD_2）不等，内在活性（E_{max}）相等。

36. 答案：ABCD

解析：将与受体既有亲和力又有内在活性的药物称为激动药。根据亲和力和内在活性，激动药又能分为完全激动药和部分激动药。前者对受体有很高的亲和力和内在活性（$\alpha = 1$）；后者对受体有很高的亲和力，但内在活性不强（$\alpha < 1$），量－效曲线高度（E_{max}）较低，即使增加剂量，也不能达到完全激动药的最大效应，相反，却可因它占领受体，而拮抗激动药的部分药理效应。反向激动药对失活态的受体亲和力大于活化态，药物与受体结合后引起与激动药相反的效应。

37. 答案：ACE

解析：根据亲和力和内在活性，激动药又能分为完全激动药和部分激动药。部分激动药对受体有很高的亲和力，但内在活性不强（$\alpha < 1$），量－效曲线高度（E_{max}）较低，即使增加剂量，也不能达到完全激动药的最大效应，相反，却可因它占领受体，而拮抗激动药的部分药理效应。

38. 答案：BCE

解析：完全激动药对受体有很高的亲和力和内在活性（$\alpha = 1$）；吗啡（$\alpha = 1$）为完全激动药。

39. 答案：ABD

解析：非竞争性拮抗药与受体形成比较牢固的结合，因而解离速度慢；或者与受体形成不可逆的结合而引起受体构型的改变，阻止激动药与受体正常结合。因此，增加激动药的剂量也不能使量－效曲线的最大强度达到原来水平，使 E_{max} 下降。pA_2 反应竞争性拮抗药的拮抗强度。

40. 答案：ADE

解析：竞争性拮抗药可使激动药量－效曲线平行右移，但其最大效应不变，与受体结合可逆，可通过增加激动剂来争夺受体；竞争性拮抗药与受体的亲和力能用拮抗参数 pA_2 表示。

41. 答案：ACD

解析：竞争性拮抗药与受体的亲和力可用 pA_2 表示；pA_2 值的大小反映竞争性拮抗药对其激动药的拮抗强度；药物的 pA_2 值越大，其拮抗作用越强。

42. 答案：ABCE

解析：由于激动药与受体的结合是可逆的，可通过增加激动药的浓度使其效应恢复到原先单用激动药时的水平，使激动药的量－效曲线平行右移，但其最大效应不变，这是竞争性抑制的重要特征（图A）。非竞争性拮抗药与受体形成比较牢固的结合，因而解离速度慢，或者与受体形成不可逆的结合而引起受体构型的改变，阻止激动药与受体正常结合。因此，增加激动药的剂量也不能使量－效曲线的最大强度达到原来水平，使 E_{max} 下降（图B）。

43. 答案：ABCDE

解析：临床长期应用异丙肾上腺素治疗哮喘，可以引起异丙肾上腺素疗效逐渐变弱；维生素 A 可使胰岛素受体脱敏；β肾上腺素受体，可被甲状腺激素、糖皮质激素、性激素调节；M 胆碱受体可被血管活性肽调节；γ－氨基丁酸受体可被苯二氮䓬类调节；胰岛素受体可被 β 肾上腺素类药物调节等。

44. 答案：BC

解析：因长期应用拮抗药或激动药水平降低，造成受体数量或敏感性提高。例如，普萘洛尔突然停药，由于 β 受体的敏感性增高而引起"反跳"现象，导致血压升高；磺酰脲类也可使胰岛素受体增敏。

45. 答案：ABCDE

解析：①在一定范围内，随着给药剂量的增加，药物作用逐渐增强；超量者可产生严重的不良反应，甚至中毒，因此临床一般采用常用剂量。②同一药物在不同剂量时，作用强度不同，用途也不同，如苯二氮䓬类镇静催眠药。③同一药物剂量大小和药物不良反应密切相关，例如西地那非。④不同个体对同一药物的反应性存在差异，如普萘洛尔。⑤对安全性较大的药物，临床上可采取首次给予负荷剂量的方法，如某些抗生素和磺胺类药物可采用负荷剂量。

46. 答案：ABCD

解析：对胃肠道黏膜有刺激和损伤作用的药物宜饭后服用，其余均正确。

47. 答案：ABC

解析：影响药物作用的生理因素包括：年龄、性别及体重与体型。

48. 答案：ABCDE

解析：影响药物作用的疾病因素包括：心脏疾病、肝脏疾病、肾脏疾病、胃肠疾病、营养不良、酸碱平衡失调、电解质紊乱、发热等。

49. 答案：ABDE

解析：影响药物作用的遗传因素包括：种族差异、特异质反应、个体差异及种属差异。

50. 答案：ABCD

解析：无目的联合用药不仅不能提高疗效，反能增加药物不良反应的发生率；联合用药并不都产生协同作用。

51. 答案：ABCD

解析：结合型药物不呈现药理活性，故答案 E 是错误的。

52. 答案：ABCE

解析：药物相互作用对药动学的影响包括 4 个环节，即吸收、分布、代谢、排泄。

53. 答案：ABCDE

解析：当同时应用一种或多种药物时，它们有可能在血浆蛋白结合部位发生竞争，结果将使某一药物从蛋白结合部位被置换出来变成游离型，这样在剂量不变的情况下，加大了该药的毒性。阿司匹林、吲哚美辛、氯贝丁酯、保泰松、水合氯醛及磺胺药等都有蛋白置换作用。

54. 答案：ABCDE

解析：一些药物能增加肝微粒体酶的活性，即酶的诱导。它们通过这种方式加速另一种药的代谢而影响该药的作用。如苯巴比妥、水合氯醛、格鲁米特、甲丙氨酯、苯妥英钠、扑米酮、卡马西平、尼可刹米、灰黄霉素、利福平、螺内酯等均有药酶诱导作用。

55. 答案：ACDE

解析：肝微粒体酶的活性能被某些药物抑制，称酶抑制。该酶被抑制的结果将使另一药物的代谢减慢，因而加强或延长其作用。具有酶抑制作用的常用药物有：氯霉素、西咪替丁、异烟肼、胺碘酮、红霉素、甲硝唑、咪康唑等。

56. 答案：ABCD

解析：肾小管分泌是一个主动转运过程，要通过肾小管的特殊转运载体。当两种酸性药物或两种碱性药物并用时，可相互竞争载体，出现竞争性抑制，使其中一种药物由肾小管分泌明显减少，有可能增强其疗效或毒性。如丙磺舒与青霉素二者均为酸性药，同时应用丙磺舒，会延缓青霉素的排泄，使其发挥较持久的效果。高效利尿药呋塞米和依他尼酸（利尿酸）均能妨碍尿酸的排泄，引起痛风。阿司匹林妨碍甲氨蝶呤的排泄，加大后者毒性。双香豆素与保泰松都能抑制氯磺丙脲的排泄，加强后者的降糖作用。

57. 答案：ACDE

解析：一些药物能增加肝微粒体酶的活性，即酶的诱导。它们通过这种方式加速另一种药的代谢而影响该药的作用。苯巴比妥、水合氯醛、苯妥英钠、卡马西平、利福平、螺内酯等都属于酶的诱导剂。

58. 答案：ABCD

解析：能使药酶活性减弱，进而使另外一种药物代谢减慢，称为药酶抑制剂。其他常见抑制剂有氯霉素、异烟肼、西咪替丁、胺碘酮、红霉素、甲硝唑、咪康唑。

59. 答案：CDE

解析：协同作用指两药同时或先后使用，可使原有的药效增强，包括相加作用、增强作用和增敏作用。

60. 答案：ABCD

解析：若两药合用的效应是两药分别作用的代数和，称其为相加作用。例如，阿司匹林与对乙酰氨基酚合用可使解热、镇痛作用相加；β受体拮抗药阿替洛尔与利尿药氢氯噻嗪合用后，降压作用相加。阿司匹林与可待因片合用一方面发挥了中枢和外周双重镇痛作用，提高了药效；另一方面，减少了两种药物的剂量，避免了胃肠道难以耐受的不良反应。氨基糖苷类抗生素（庆大霉素、链霉素、卡那霉素或新霉素）间相互合用或先后应用，对听神经和肾脏的毒性增加，应避免联合使用。

61. 答案：ABCDE

解析：增强作用是指两药合用时的作用大于单用时的作用之和。例如磺胺甲噁唑与甲氧苄啶合用（SMZ + TMP），其抗菌作用增加 10 倍，由抑菌变成杀菌；普鲁卡因注射液中加入少量肾上腺素，肾上腺素使用药局部的血管收缩，减少普鲁卡因的吸收，使其局麻作用延长，毒性降低；治疗幽门螺杆菌引起的消化性溃疡的三联疗法，即克拉霉素、奥美拉唑和阿莫西林三药联用；可卡因无拟交感神经药物的作用，但它促进递质释放可增强肾上腺素的作用；排钾利尿药呋塞米引起血清 K^+ 浓度下降，改变电解质平衡产生的作用，增加奎尼丁产生心室节律紊乱的危险性。

62. 答案：ABCDE

解析：氨基糖苷类抗生素（庆大霉素、链霉素、卡那霉素或新霉素）间相互合用或先后应用毒性增加，应避免联合使用；排钾利尿剂如呋塞米等增加洋地黄类对心肌的毒性，增加奎尼丁、索他洛尔、普鲁卡因胺、胺碘酮产生心室节律紊乱的危险性；髓袢利尿药可增加庆大霉素等的肾毒性；补钾会加剧留钾利尿药螺内酯、氨苯蝶啶以及血管紧张素转化酶抑制剂（卡托普利、依那普利）的高钾血症；甲氨蝶呤与复方磺胺甲噁唑合用会引起巨幼红细胞症。

63. 答案：ABC

解析：①组胺作用于 H_1 组胺受体，肾上腺素作用于 β 肾上腺素受体，合用发挥生理性拮抗作用。②单胺氧化酶抑制剂与拟肾上腺素药（麻黄碱、间羟胺、哌醋甲酯）和合成去甲肾上腺素的前体（酪胺、左旋多巴）合用时，出现高血压危象。③三环类抗抑郁药可通过抑制去甲肾上腺素摄入末梢，引起高血压危象。

64. 答案：ABCD

解析：华法林 + 维生素 K 使抗凝作用下降；甘珀酸 + 螺内酯妨碍溃疡愈合；催眠药 + 咖啡因阻碍催眠；抗精神病药 + 左旋多巴抗震颤麻痹作用下降。

65. 答案：ABC

解析：药物相互作用的预测方法主要包括：体外筛查、根据体外代谢数据预测及根据患者个体情况预测 3 种方法。

66. 答案：ABCDE

解析：在影响药物作用的因素中，属于机体方面因素的有：生理因素、精神因素、疾病因素、遗传因素、时辰因素、习惯与环境等。

67. 答案：BCDE

解析：在影响药物作用的因素中，属

于药物方面因素的有：药物剂量、给药时间、疗程、剂型与给药途径。

68. 答案：ABCD

解析：属于受体信号转导第二信使的有：环磷酸腺苷（cAMP）、环磷酸鸟苷（cGMP）、钙离子（Ca^{2+}）和一氧化氮（NO）；乙酰胆碱（Ach）是神经递质，属于第一信使。

69. 答案：ACD

解析：药物的协同作用指两药同时或先后使用，可使原有的药效增强，称为协同作用，包括相加作用、增强作用和增敏作用。

第八章 药品不良反应与药物滥用监控

A 型题

1. 答案：B

解析：特异质反应是因先天性遗传异常，大多是由于机体缺乏某种酶，药物在体内代谢受阻所致的反应。

2. 答案：B

解析：继发性反应是由于药物的治疗作用所引起的不良后果。

3. 答案：E

解析：A 型不良反应包括副作用、毒性反应、后遗效应、首剂效应、继发反应和停药综合征等。

4. 答案：B

解析：B 型不良反应指与药物常规药理作用无关的异常反应，如特异质反应、过敏反应。

5. 答案：D

解析：一般容易预测不属于 B 型不良反应。

6. 答案：A

解析：C 型不良反应指与药品本身药理作用无关的异常反应。

7. 答案：C

解析：B 类反应分为遗传药理学不良反应和药物变态反应。前者又称特异质反应，后者即过敏反应，如青霉素引起的过敏性休克。

8. 答案：A

解析：副作用是指在药物按正常用法用量使用时，出现的与治疗目的无关的不适反应。

9. 答案：D

解析：首剂效应是指一些患者在初服某种药物时，由于机体对药物作用尚未适应而引起不可耐受的强烈反应。

10. 答案：E

解析：药物致畸作用最终的结果是导致胎儿死亡、婴儿出现机能或结构异常。如沙利度胺早期用于孕妇的早期妊娠反应，后发现用过此药的孕妇常分娩四肢短小的畸形胎儿。

11. 答案：E

解析：停药反应是指长期服用某些药物，机体对这些药物产生了适应性，若突然停药或减量过快易使机体的调节功能失调而发生功能紊乱，导致病情加重或临床症状上的一系列反跳回升现象，又称反跳反应。

12. 答案：B

解析：特异性反应是因先天性遗传异常，少数患者用药后发生与药物本身药理作用无关的有害反应。该反应和遗传有关，与药理作用无关。如假性胆碱酯酶缺乏者，应用琥珀胆碱后，由于延长了肌肉松弛作用而常出现呼吸暂停反应。

13. 答案：D

解析：继发性反应是由于药物的治疗作用所引起的不良后果，又称治疗矛盾。若长期应用广谱抗生素如四环素，由于许多敏感的菌株被抑制，而使肠道内菌群间的相对平衡状态遭到破坏，以至于一些不敏感的细菌如耐药性的葡萄球菌大量繁殖，则可引起葡萄球菌伪膜性肠炎，此称二重感染。

14. 答案：A

解析：副作用是指在药物按正常用法用量使用时，出现的与治疗目的无关的不适反应。阿托品用于解除胃肠痉挛时，会引起口干、心悸、便秘等副作用。

15. 答案：E

解析：F类反应具有家族性，又称家族性反应，反应特性由家族性遗传疾病（或缺陷）决定。

16. 答案：D

解析：E类反应又称撤药反应，它们只发生在停止给药或剂量突然减小后，该药再次使用时可使症状得到改善，反应的可能性更多与给药时程有关，而不是与剂量有关。

17. 答案：A

解析：G类反应又称基因毒性反应，一些药物能损伤基因，出现致癌、致畸等不良反应。

C类反应（chemical reaction，化学反应）

18. 答案：C

解析：C类反应又称化学反应，许多不良反应取决于药物或赋形剂的化学性质而不是药理学作用，它们以化学刺激为基本形式，致使大多数患者在使用某制剂时会出现相似的反应。

19. 答案：E

解析：药品不良反应发生的原因中药物的剂量与剂型属于药物方面的因素。

20. 答案：B

解析：药品不良反应发生的原因中，机体方面的因素包括种族差别、性别、年龄、个体差异、用药者的病理状况以及烟酒嗜好等。

21. 答案：A

解析：按照药品不良反应新的分类方法，B类反应，又称为过度反应或微生物反应，其直接的和主要的药理作用是针对微生物而不是人体。因此抗生素引起体内耐药菌群的过度生长，引发的二重感染属于B类反应。

22. 答案：A

解析：肯定判定数据：用药及反应发生时间顺序合理；停药以后反应停止，或迅速减轻或好转；再次使用，反应再现，并可能明显加重；同时有文献资料佐证；并已排除原患疾病等其他混杂因素影响。

23. 答案：E

解析：无法评价的判定标准：报表缺项太多，因果关系难以定论，资料又无法补充。

24. 答案：D

解析：监测对象不尽相同：药品不良反应监测的对象是质量合格的药品，而药物警戒涉及除质量合格药品之外的其他药品，如低于法定标准的药品、药物与化合物、药物及食物的相互作用等。

25. 答案：E

解析：药源性疾病一般不包括药物过量导致的急性中毒。

26. 答案：E

解析：不同年龄人群药源性疾病的发生率不同，如新生儿服氯霉素后因其葡萄糖醛酸结合力低下，对药物缺乏解毒能力，可致"灰婴综合征"。

27. 答案：A

解析：在因果关系评定依据中，只有肯定时，再次使用，反应再现，并可能明显加重。

28. 答案：A

解析：原则上若怀疑出现的病症是由药物所致，首先应停止应用所有药物，终止致病药物继续损害机体，并采取及时的抢救措施。

29. 答案：D

解析：药物流行病学的研究对象是

人群。

30. 答案：D

解析：阿片类药物的依赖性治疗包括美沙酮替代治疗、可乐定治疗、东莨菪碱综合戒毒法、预防复吸及心理干预和其他疗法。

31. 答案：C

解析：精神活性物质的分类，包括麻醉药品、精神药品和烟草、酒精及挥发性溶剂等不同类型的物质。

32. 答案：E

解析：精神药品的种类，包括镇静催眠药和抗焦虑药、中枢兴奋药以及致幻药等。

33. 答案：E

解析：联合用药有时毒性相加，是否需要联合使用需根据患者情况而定。

34. 答案：A

解析：不是所用药物均需要实施血药浓度检测，表述失当。

35. 答案：A

解析：流行病学的主要任务包括药品上市前临床试验的设计和上市后药品有效性评价、上市后药品的不良反应或非预期作用的监测、国家基本药物的遴选、药物利用情况的调查研究、

药物经济学研究。

36. 答案：D

解析：致幻剂是使人对现实真实性产生各种奇异虚幻感知的精神活性物质。其中被广为滥用的氯胺酮。

37. 答案：D

解析：血管紧张素转换酶抑制药可引起迟发性血管性水肿。

38. 答案：E

解析：连续反复地应用精神活性物质，机体对其反应增强，呈现药物敏化；机体对其反应减弱，呈现耐受性。

39. 答案：A

解析：由于许多药物缺乏高度的选择性，在实现治疗目的过程中，对一些无关的系统、脏器和功能也产生影响，有的甚至有毒害作用。例如抗恶性肿瘤药物，在杀死肿瘤细胞的同时，也杀伤宿主功能活跃的正常细胞。

40. 答案：D

解析：病例对照研究与队列研究在研究对象的基础上是有差别的。病例对照研究是在有病与无病的基础上，研究其对药物暴露与否；而队列研究是在是否暴露于某种药物的基础上，研究其疾病的过程。

41. 答案：C

解析：凡是不符合用药目的并给患者带来不适或痛苦的反应统称为药品不良反应（adverse drug reaction，ADR）。

42. 答案：D

解析：迟发型Ⅳ型变态反应症状为接触性皮炎、药热、移植性排斥反应。磺胺类药、氯霉素等所致的是迟发型Ⅳ型变态反应。

43. 答案：E

解析：同一种药物，因生产厂家不同，制剂技术差别，杂质去除率不同，其不良反应的发生率也不同。如氯贝丁酯中的对氯苯酚是发生皮炎的原因。

44. 答案：B

解析：病例报告即可疑的药品不良反应的自发报告。不良反应自发报告具有来源广、情况反应迅速等优点，是最早发现严重事件的最有效途径。

45. 答案：E

解析：随机对照试验是评价药物疗效和生物制品预防效果的根本方法，但不能专门用于药品不良反应的确证。

46. 答案：E

解析：A类反应是药物对人体呈剂量相关的不良反应，可根据药物或赋形剂的

药理学和作用模式来预知。

47. 答案：E

解析：服用苯二氮䓬类（如地西泮）镇静催眠药物后，在次晨仍有乏力、困倦等"宿醉"现象。

B 型题

[1～3]

答案：BDC

解析：患者在初次服用哌唑嗪时，由于机体对药物作用尚未适应而引起不可耐受的强烈反应，该反应是首剂效应。服用地西泮催眠，次晨出现乏力、倦怠等"宿醉"现象，该不良反应是后遗效应。服用阿托品治疗胃肠绞痛，出现口干等症状，该不良反应是副作用或副反应。

[4～7]

答案：ABCE

解析：药物在治疗量时引起的与治疗目的无关的不适反应是副作用或副反应。药物剂量过大或体内蓄积过多时发生的危害机体的反应是毒性作用。药物引起的与免疫反应有关的生理功能障碍或组织损伤是变态反应。药物引起的与遗传异常有关的不良反应是特异质反应。

[8～10]

答案：DAE

解析：一般来说，对于药品的不良反应，女性较男性更为敏感，关键词"女性"与"男性"，为性别因素影响。儿童和老人慎用影响水、盐代谢及酸碱平衡的药物，关键词"儿童和老人"，涉及年龄，为年龄因素影响。一般人对阿司匹林的过敏反应不常见，但慢性支气管炎患者对其过敏反应发生率却高很多，慢性支气管炎为疾病，为用药者的病理状况因素影响。

[11～12]

答案：ED

解析：按药理作用的关系分型，特异

性反应属于 B 型 ADR；按药理作用的关系分型，致畸、致癌、致突变等属于 C 型 ADR。

[13～14]

答案：ED

解析：肯定：用药及反应发生时间顺序合理；停药以后反应停止，或迅速减轻或好转（根据机体免疫状态，某些 ADR 反应可出现在停药数天以后）；再次使用，反应再现，并可能明显加重（即再激发试验阳性）；同时有文献资料佐证；并已排除原患疾病等其他混杂因素影响。很可能：无重复用药史，余同"肯定"，或虽然有合并用药，但基本可排除合并用药导致反应发生的可能性。

[15～18]

答案：EACB

解析：由于许多药物缺乏高度的选择性，例如抗恶性肿瘤药物，在杀死肿瘤细胞的同时，也杀伤宿主功能活跃的正常细胞。长期大剂量使用糖皮质激素，能使毛细血管出血，皮肤、黏膜出现红斑、瘀点，出现肾上腺皮质功能亢进等，属于药理作用延伸。药物的附加剂指药物生产过程中加入的稳定剂、赋形剂、着色剂，例如胶囊染料常会引起固定性皮疹。同一种药物，因生产厂家不同，制剂技术差别，杂质去除率不同，其不良反应的发生率也不同，氨苄西林中的蛋白质是发生药疹的原因。

[19～21]

答案：ACD

解析：药物流行病学的研究方法包括三大方面，即描述性研究、分析性研究和实验性研究。描述性研究即描述与药物有关的事件在人群、时间和地区的频率分布特征和变动趋势，对比提供药物相关事件发生和变动原因的线索，病例报告、生态学研究、横断面调查均属于描述性研究方法。分析性研究包括病例对照研究和队列研究。实验性研究是按照随机分配的原则将研究人群分为实验组和对照组，实验组使用一种试验药物，对照组使用另一种已知效应的药物或安慰剂，对比药物的临床疗效或不良反应。

[22～24]

答案：BDA

解析：可待因属于阿片类，甲基苯丙胺属于中枢神经兴奋药，氯胺酮属于致幻剂。

[25～28]

答案：ABCD

解析：过敏性休克、外源性支气管哮喘、麻疹、血管神经性水肿、食物过敏属于Ⅰ型变态反应；溶血性贫血、粒细胞减少症、血小板减少性紫癜、输血反应属于Ⅱ型溶细胞反应；血清病、类风湿性关节炎、内源性支气管哮喘属于Ⅲ型免疫复合物反应；接触性皮炎、药热、移植性排斥反应属于Ⅳ型变态反应。

[29～30]

答案：AD

解析：描述性研究是药物流行病学研究的起点；可以是前瞻性研究，也可以是回顾性研究的是队列研究。

[31～34]

答案：EABD

解析：磺胺二甲基嘧啶导致不良反应的原因是乙酰化代谢异常；易引起药源性氧化性溶血性贫血的原因是葡萄糖－6－磷酸脱氢酶缺陷；止痛药引起高铁血红蛋白血症的原因是红细胞生化异常；两岁以下的幼儿由于血脑屏障不完善，对吗啡也特别敏感。

[35～37]

答案：DCB

解析：预防复吸可以采用终身美沙酮替代治疗；可卡因和苯丙胺类依赖性戒断症状较轻，可以采用5－HT₃受体阻断药治疗；镇静催眠药产生依赖性的治疗采用慢弱类镇静催眠药的方法。

[38～40]

答案：BDA

解析：别名为撤药反应的是 E 类；别名为过敏反应的是 H 类；别名为微生物反应的是 B 类。

[41～43]

答案：ADB

解析：滥用药物导致奖赏系统反复、非生理性刺激所致的特殊精神状态属于精神依赖性；滥用阿片类药物产生药物戒断综合征的药理反应是身体依赖性；人体在重复用药条件下形成的一种对药物的反应性逐渐减弱的状态称为药物耐受性。

[44～46]

答案：DCB

解析：有些药物可引起心血管系统的损害，如能引起心律失常的药物有强心苷类药物，地高辛属于强心苷类药物；氨基糖苷类抗生素有潜在的耳毒性，庆大霉素属于氨基糖苷类抗生素；异烟肼－利福平的肝毒性比单个药严重，其原因为其中一药能诱导 CYP450，增加另一药物的毒性代谢产物生成增加。

C 型题

[1～3]

答案：1. A；2. D；3. A

解析：普萘洛尔属于芳氧丙醇胺类 β 受体阻断剂；根据药品不良反应的性质分类，β 受体阻断药普萘洛尔降压，治疗一段时间后，自觉病情好转，遂立即停药，之后出现了血压升高等反跳回升现象，原有病情加重的情形，这种情况属于停药反应；普萘洛尔会引起心脏传导阻滞，根据药物不良反应的传统分类，这种情况属于

A 型不良反应。

X 型题

1. 答案：ABCDE

解析：世界卫生组织关于药品不良反应的分类，可以分为副反应、不良反应、不良事件、严重不良事件（SAE）、非预期不良反应（UADR）、信号等。

2. 答案：ABCDE

解析：药品不良反应因果关系评定的依据，包括时间相关性、文献合理性、撤药结果、再次用药结果、影响因素甄别等。

3. 答案：ABCDE

解析：药物警戒的主要内容包括早期发现未知药品的不良反应及其相互作用；发现已知药品的不良反应的增长趋势；分析药品不良反应的风险因素和可能的机制；对风险、效益评价进行定量分析，发布相关信息，促进药品监督管理和指导临床用药等。

4. 答案：ABCDE

解析：地高辛、胺碘酮、新斯的明、奎尼丁、利多卡因均有药源性心血管系统损害作用。

5. 答案：ABDE

解析：庆大霉素、布洛芬、万古霉素、四环素均有药源性耳聋与听力障碍作用。

6. 答案：ABCDE

解析：药物流行病学的研究范畴有药物利用研究、药物有利作用研究、药物经济学研究、药物相关事件和决定因素的分析、药物安全性研究等。

7. 答案：ABC

解析：药物流行病学的描述性研究方法包括病例报告、横断面调查、生态学研究。

8. 答案：ACD

解析：可待因、美沙酮、印度大麻属于麻醉药品。

9. 答案：ABCD

解析：阿片类药物的依赖性治疗有效的是美沙酮替代治疗、可乐定治疗、东莨菪碱综合戒毒法、预防复吸等。

10. 答案：ABCDE

解析：能够诱发药源性疾病的因素有不合理用药、乙酰化代谢异常、葡萄糖 - 6 - 磷酸脱氢酶缺陷、红细胞生化异常、性别、年龄等。

11. 答案：ABCDE

解析：药物不良事件包括药品不良反应、药品标准缺陷、药物质量问题、用药失误、药物滥用等。

12. 答案：AD

解析：副作用是指在药物按正常用法用量使用时，出现的与治疗目的无关的不适反应。阿托品用于解除胃肠痉挛时，会引起口干、心悸、便秘等副作用；用麻黄碱治疗支气管哮喘时有中枢神经兴奋作用，可引起患者失眠。

13. 答案：BCDE

解析：药物警戒的目的包括：①评估药物的效益、危害、有效及风险，以促进其安全、合理及有效地应用；②防范与用药相关的安全问题，提高患者在用药、治疗及辅助医疗方面的安全性；③教育、告知患者药物相关的安全问题，增进涉及用药的公众健康与安全。

14. 答案：ABD

解析：药品不良反应的宏观评价包括信号出现期、信号加强期、信号评价期。

15. 答案：ABCD

解析：药物警戒贯穿于药物发展到应用的全过程，即从药物的研究设计就开始着手。在药物上市前阶段，主要通过临床试验的方式，也包括体外实验、动物毒理学试验等方式发现药物的安全问题。在上市后监测阶段，药物警戒的重要挑战就在于如何收集、分析上市后的药物的观察性数据，并得出具有较强说服力的结论，这也是药品不良反应监测的重要内容。

16. 答案：ABCD

解析：毒性作用是指在药物剂量过大或体内蓄积过多时发生的危害机体的反应，一般较为严重。

17. 答案：ABCD

解析：药物警戒的主要内容包括早期发现未知药品的不良反应及其相互作用；发现已知药品的不良反应的增长趋势；分析药品不良反应的风险因素和可能的机制；对风险、效益评价进行定量分析，发布相关信息，促进药品监督管理和指导临床用药。

18. 答案：ABC

解析：药物依赖性的治疗原则包括控制戒断症状、预防复吸和回归社会。

19. 答案：ABCDE

解析：国际药物滥用管制措施：①改进药品管制系统；②在合理用药目标下，使麻醉药品与精神药品的供需达到平衡；③断绝非法来源的药物供应；④减少药物的非法贩运；⑤减少对非法药品的需求，防止不恰当地或非法使用合法药品；⑥使药物滥用者得到治疗和康复，并重返社会。

20. 答案：ABCDE

解析：能引起药源性肝疾病的药物有四环素类、他汀类、抗肿瘤药等；复方制剂如磺胺甲噁唑 - 甲氧苄啶、阿莫西林 - 克拉维酸、异烟肼 - 利福平的肝毒性比单个药严重。

21. 答案：ABCDE

解析：根据 Karch 和 Lasagna 评定方法，药品不良反应因果关系评定可以分为肯定、很可能、可能、条件和可疑五级。

22. 答案：ABC

解析：药物警戒的最终目标是为合理、安全地使用药品；对已上市药品进行风险/效益评价和交流；对患者进行培训、教育，及时反馈相关信息。

23. 答案：ABCD

解析：药源性疾病包括：①药物在正常用法、用量情况下所产生的不良反应；②由于超量、误服、错用以及不正常使用药物而引起的疾病；③一般不包括药物过量导致的急性中毒。

第九章　药物的体内动力学过程

A 型题

1. 答案：D

解析：本题考查的是房室模型的概念。房室是一个假设的结构，在临床上它并不代表特定的解剖部位，所以不具有生理学和解剖学的意义。

2. 答案：A

解析：本题考查的是表观分布容积的性质。表观分布容积是体内药量与血药浓度间相互关系的一个比例常数，用"V"表示。一般水溶性或极性大的药物，不易进入细胞内或脂肪组织中，血药浓度较高，表观分布容积较小；亲脂性药物在血液中的浓度较低，表观分布容积通常较大，往往超过体液总体积。

3. 答案：D

解析：药物进入机体后，体内的药量或血药浓度始终在不断变化。药物动力学研究用隔室来模拟药物在机体内的转运过程，用数学分析方法定量地描述这些转运过程的动态变化规律，这种理论称为隔室模型理论。隔室的概念比较抽象，无生理学和解剖学意义。隔室模型是最常用的药物动力学模型。

4. 答案：E

解析：清除率是单位时间从体内消除的含药血浆体积；清除率表示从血液中清除药物的速率或效率，并不表示被清除的药量；Cl 具有加和性；$Cl = kV$。

5. 答案：B

解析：表观分布容积是指体内药量与血药浓度间相互关系的比例常数；表观分布容积不具有直接的生理意义；通常水溶性和极性大的药物，血药浓度较高，表观分布容积较小；亲脂性药物血药浓度较小，表观分布容积较大。

6. 答案：D

解析：$V = X_0 / C_0$。

7. 答案：E

解析：本题考查的是生物半衰期的性质。生物半衰期指药物在体内的量或血药浓度降低一半所需要的时间，常以 $t_{1/2}$ 表示，单位取"时间"。生物半衰期表示药物从体内消除的快慢，代谢快、排泄快的药物，其 $t_{1/2}$ 小；代谢慢、排泄慢的药物，其 $t_{1/2}$ 大。$t_{1/2}$ 是药物的特征参数，不因药物剂型、给药途径或剂量而改变。但消除过程具零级动力学的药物，其生物半衰期随剂量的增加而增加。药物在体内的消除速度取决于剂量的大小。

8. 答案：C

解析：生物半衰期简称半衰期，指体内药量或血药浓度下降一半所需要的时间；一级速度过程的消除半衰期与剂量无关，而与消除速率常数成反比，因而半衰期为常数。但消除过程具零级动力学的药物，其生物半衰期随剂量的增加而增加；药物在体内的消除速度取决于剂量的大小。

9. 答案：B

解析：n = $-3.32\lg$（$1 - f_{ss}$）

10. 答案：D

解析：$t_{1/2} = 0.693/k$，$k = 0.693/t_{1/2}$。

11. 答案：B

解析：$t_{1/2} = 0.693/k$。

12. 答案：E

解析：药代动力学是指研究人体对药物的影响，包括药物的吸收、分布、排泄及代谢的过程以及血药浓度变化规律。线性药物动力学的基本特征是血药浓度与体内药量成正比，药物在机体内的动力学过程可以用线性微分方程组来描述；非线性药物动力学是指等量消除。有的药物开始呈线性消除但是剂量大时会呈非线性消除。

13. 答案：D

解析：稳态时的血药浓度和体内药量皆保持恒定不变。但不论何种药物，达稳态相同分数所需的半衰期个数 n 相同。欲滴注达稳态浓度的99%，需滴注6.64个半衰期。

14. 答案：E

解析：许多药物有效血药浓度为稳态水平，故一般半衰期大于 1 小时的药物单独静滴给药时起效可能过慢、意义不大。为了克服这一缺点，通常是先静脉注射一个较大的剂量，使血药浓度 C 立即达到稳态血药浓度 C_{ss}，然后再恒速静脉滴注，维持稳态浓度。这个较大的剂量一般称为首剂量或者负荷剂量。

15. 答案：D

解析：单室模型血管外给药的血药浓度与时间的关系式：$\lg C = -\dfrac{kt}{2.303} + \lg\dfrac{k_a F X_0}{V(k_a - k)}$。

16. 答案：B

解析：平均稳态血药浓度：当血药浓度达到平衡后，在一个剂量间隔时间内，血药浓度－时间曲线下的面积除以间隔时间所得的商。平均稳态血药浓度 $\bar{C}_{ss} = -\dfrac{X_0}{Vk\tau}$。

17. 答案：C

解析：α 称为分布速度常数或快配置

速度常数；β 称为消除速度常数或慢配置速度常数。

18. 答案：C

解析：波动度（degree of fluctuation，DF）系指稳态最大血药浓度与稳态最小血药浓度之差与平均稳态血药浓度的比值。

19. 答案：D

解析：平均稳态血药浓度是重复给药达稳态后，在一个给药间隔时间内血药浓度－时间曲线下的面积除以给药间隔时间的商值，它用符号 $C-_{ss}$ 表示，是一个重复给药情况下非常有用的参数，其所谓平均并非最高值与最低值的代数平均值。

$$\bar{C}_{ss} = \dfrac{\int_0^\tau C_{ss} dt}{\tau}$$

20. 答案：A

解析：表示单室模型，多剂量静脉注射给药后的稳态最大血药浓度的公式为

$$(C_\infty)_{max} = \dfrac{X_0}{V}\left(\dfrac{1}{1 - e^{-k\tau}}\right)。$$

21. 答案：C

解析：具有非线性药物动力学特征：①只能用米氏方程来描述，米氏过程的药物动力学特征包括两种极端情况。第一种极端情况：当大剂量给药时，血药浓度较高（C 远大于 K_m）时，米氏方程可简化为零级动力学过程，即呈现零级动力学过程；第二种极端情况：当药物浓度降低到一定程度或小剂量给药，血药浓度较低（C 远小于 K_m）时，米氏方程可简化为一级动力学过程，即具有一级动力学特征。②生物半衰期：非线性动力学过程，生物半衰期随剂量增加而延长。③血药浓度－时间曲线下面积：非线性动力学过程，血药浓度－时间曲线下面积与给药剂量不成正比。

22. 答案：A

解析：Michaelis－Menten 方程 $-\dfrac{dC}{dt} =$

$\dfrac{V_m C}{k_m + C}$ 式中：K_m 为米氏常数；V_m 为该过程理论最大速率；C 为血药浓度。

23. 答案：A

解析：生物等效性是指一种药物的不同制剂在相同试验条件下，给以相同剂量，反映其吸收程度和速度的主要药物动力学参数无统计学差异。

24. 答案：A

解析：①生物利用度是指药物被吸收进入血液循环的速度和程度，是评价药物有效性的指标，通常用药时曲线下浓度、达峰时间、峰值血药浓度来表示（吸收程度用 AUC 表示，而且吸收速度是以用药后到达最高血药浓度的时间即达峰时间来表示）。②绝对生物利用度是药物吸收进入体循环的量与给药剂量的比值，是以静脉给药制剂为参比制剂获得的药物吸收进入体循环的相对量。③相对生物利用度又称比较生物利用度，是以其他非静脉途径给药的制剂为参比制剂获得的药物吸收进入体循环的相对量，是同一种药物不同制剂之间比较吸收程度与速度而得到的生物利用度。

25. 答案：B

解析：根据"药物制剂人体生物利用度和生物等效性试验指导原则"，最低定量限是标准曲线上的最低浓度点，也称灵敏度，表示测定样品中符合准确度和精密度要求的最低药物浓度。要求 LOQ 至少能满足测定 3～5 个半衰期时样品中的药物浓度，或 C_{max} 的 1/10～1/20 时的药物浓度。人体生物利用度测定中采集血样时间至少应为 3～5 个 $t_{1/2}$。

26. 答案：B

解析：影响生物利用度的因素包括剂型因素和生理因素两个方面：①剂型因素，如药物的脂溶性、水溶性、pK_a值、晶型、颗粒的大小、药物的剂型特性（如崩解时限、溶出速率）及一些工艺条件的差别；②生理因素，包括胃肠道内液体的作用、药物在胃肠道内的转运情况、吸收部位的表面积与局部血流、药物代谢的影响、肠道菌株及某些影响药物吸收的疾病等。

B 型题

[1～4]

答案：BEDA

解析：本题考查的是药动学的常用参数。生物半衰期，常以 $t_{1/2}$ 表示。表观分布容积，用"V"表示。清除率，常用"Cl"表示。曲线下面积，常用 AUC 表示。

[5～8]

答案：CEAD

解析：本题考查药动学中常用的基本概念。

[9～12]

答案：BEDA

解析：本题考查药动学中常用的参数符号。

[13～14]

答案：EA

解析：本题考查药动学中常用的基本概念。

[15～16]

答案：DE

解析：本题考查药动学中常用的参数符号。

[17～19]

答案：CBE

解析：从表中可知，$C_0 = 11.88\mu g/mL$，其降低一半时为 $5.94\mu g/mL$，$t_{1/2} = 2h$；根据 $t_{1/2} = 0.693/k$，求得消除速率常数中 $k = 0.3465\ h^{-1}$；据 $V = X_0/C_0$，表现分布容积 $V = 8.42L$。

[20～22]

答案：AAA

解析：本题考查药动学中常用的基本

概念。清除率是指单位时间内从体内消除的含药血浆体积或单位时间从体内消除的药物表观分布容积。

[23～26]

答案：CBEA

解析：本题考查药动学公式。

给药方式		血药经时过程的基本公式
单室模型	静脉注射	$X = X_0 e^{-kt}$，$C = C_0 e^{-kt}$，$lgC = -\dfrac{kt}{2.303} +$ lgC_0，$t\frac{1}{2} = \dfrac{0.693}{k}$ $AUC = \dfrac{C_0}{k} = \dfrac{X_0}{kV}$，$Cl = kV$
	静脉滴注	$X = \dfrac{k_0}{k}(1 - e^{-kt})$，$C = \dfrac{k_0}{kV}(1 - e^{-kt})$ $C_{ss} = \dfrac{k_0}{kV}$，$X_0 = C_{ss}V$ $f_{ss} = 1 - e^{-kt}$，$n = -3.32 lg(1 - f_{ss})$
	血管外	$X = \dfrac{k_a F X_0}{k_a - k} \cdot (e^{-kt} - e^{-k_a t})$ $C = \dfrac{k_a F X_0}{V(k_a - k)} \cdot (e^{-kt} - e^{-k_a t})$ $lgC = -\dfrac{kt}{2.303} + lg\dfrac{k_a F X_0}{V(k_a - k)}$，$AUC = \dfrac{F X_0}{Vk}$ $t_{max} = \dfrac{2.303}{k_a - k} \cdot lg\dfrac{k_a}{k}$，$C_{max} = \dfrac{F X_0}{V} e^{-kt_{max}}$
双室模型	静脉注射	$C = \dfrac{X_0(\alpha - k_{21})}{V_c(\alpha - \beta)} e^{-\alpha t} + \dfrac{X_0(k_{21} - \beta)}{V_c(\alpha - \beta)} e^{-\beta t}$ $C = A e^{-\alpha t} + B e^{-\beta t}$
	静脉滴注	$C = \dfrac{k_0}{V_c K_{10}}\left\{1 - \dfrac{K_{10} - \beta}{\alpha - \beta} e^{-\alpha t} - \dfrac{\alpha - k_{10}}{\alpha - \beta} e^{-\beta t}\right\}$ $C_{ss} = k_0 / (V_c k_{10})$

注：X 为体内药量、C 为血药浓度、X_u 为尿中原形药物累积量、C_{ss} 为稳态血药浓度、$\overline{C}_{ss}$ 为平均稳态血药浓度、k_0 为零级静脉滴注速度、k_a 为吸收速度常数、F 为吸收系数、α 为分布速度常数或快配置速度常数、β 为消除速度常数或慢配置速度常数、X_0 为首剂量或负荷剂量、f_{ss} 为达坪分数。

[27～28]

答案：AE

解析：本题考查药动学公式。

[29～31]

答案：DBA

解析：本题考查药动学公式。统计矩

法：用统计矩分析药物的体内过程，其计算主要依据是血药浓度－时间曲线下面积，不受数学模型的限制，适用于任何房室模型，故为非房室分析方法之一。①零阶矩（AUC）：血药浓度－时间曲线从零到无限大时的曲线下面积定义为零阶矩。②一阶矩（MRT）：药物通过机体（包括释放、吸收、分布和消除过程）所需要的平均滞留时间称为一阶矩，MRT = AUMC/AUC。③二阶矩（VRT）：平均滞留时间的方差称为二阶矩。因较高阶矩误差大，所以二阶矩在药物动力学中较少应用，仅零阶矩与一阶矩用于药物动力学分析。

[32～35]

答案：CAEB

解析：本题考查药动学公式。

[36～37]

答案：EB

解析：本题考查多剂量药动学公式。单室模型重复静脉注射给药的蓄积系数 $r = \dfrac{1}{1 - e^{-k\tau}}$；单室模型血管外重复给药，血药浓度与时间的关系式：$C_n = \dfrac{k_a F X_0}{V(k_a - k)}$ $\left(\dfrac{1 - e^{-nk\tau}}{1 - e^{-k\tau}} \cdot e^{-kt} - \dfrac{1 - e^{-nk\tau}}{1 - e^{-k\tau}} \cdot e^{-k_a t}\right)$

[38～41]

答案：BADE

解析：本题考查相关药动学参数含义的及符号。治疗药物监测（therapeutic drug monitoring，简称 TDM）是指在临床进行药物治疗过程中，观察药物疗效的同时，定时采集患者的血液（有时采集尿液、唾液等液体），测定其中的药物浓度，探讨药物的体内过程，以便根据患者的具体情况。以药动学和药效学基础理论为指导，借助先进的分析技术与电子计算机手段，并利用药代动力学原理和公式，使给药方案个体化，从而达到满意的疗效及避免发生毒副反应；同时也可以为药物过量中毒的诊断和处理提供有价值的实验室依据，将临床用药从传统的经验模式提高到比较科学的水平。多剂量给药体内药量的蓄积系数是稳态最小血药浓度与第一次给药后的最小血药浓度的比值。

[42～45]

答案：DEAC

解析：本题考查药动学中常用的基本概念。

C 型题

[1～3] 答案：1. B；2. C；3. E

解析：本题以注射用美洛西林/舒巴坦为案例，综合考查注射剂的配伍、质量要求和药动学负荷剂量计算。负荷剂量：凡首次给药时血药浓度达到稳态水平的剂量称为负荷剂量。负荷剂量 $X_0 = C_{ss}V$。

[4～5]

答案：EC

解析：为达到安全有效的治疗目的，根据患者的具体情况和药物的药效学与药动学特点而拟定的药物治疗计划称给药方案；给药方案包括剂量、给药间隔时间、给药方法和疗程等；影响给药方案的因素有药物的药理活性、药动学特性和患者的个体因素等。

X 型题

1. 答案：AB

解析：隔室模型：将身体视为一个系统，系统内部按动力学特点，分为若干室，只要体内某些部位接受药物及消除药物速率相似，都可归纳为一个房室。

2. 答案：ABCE

解析：双室模型假设身体由两部分组成，即药物分布速率比较大的中央室与分布较慢的周边室。中央室包括血液及血流供应充沛的组织中心、肝、肾、肺、内分泌腺及细胞外液，药物进入体循环后能很快地分布在整个中央室，血液与这些组织中的药物浓度可迅速达到平衡。周边室代表血液供应较少的组织，如肌肉、皮肤、脂肪组织等，药物的分布较慢。双室模型药物由中央室进入系统，并从中央室消除，在中央室与周边室之间药物进行着可逆性的转运。

3. 答案：CD

解析：生物半衰期是指药物在体内的量或血药浓度通过各种途径消除一半所需要的时间，用 $t_{1/2}$ 表示。特点：一级速率过程的消除半衰期与剂量无关，而与消除速率常数成反比因而半衰期为常数。

4. 答案：ACD

解析：表观分布容积是体内药量与血药浓度相互关系的一个比例常数。它可以设想为体内的药物按血浆浓度分布时，所需要体液的理论容积。表观分布容积大的药物与组织蛋白结合多，主要分布于细胞内液及组织间液。表观分布容积小的药物与血浆蛋白结合多，较集中于血浆。

5. 答案：ABDE

解析：尿药排泄速度法：药物从体内消除分为肾排泄和肾外途径排泄，当药物大部分以原形药从肾排出时，药物的消除可用一级肾消除速度过程来描述。其动力学方程为：$\lg (dX_u/dt) = (-kt/2.303) + \lg (k_e X_0)$，即以 $\lg (dX_u/dt) \to t$ 作图为一直线。①由公式可求出斜率 k，进而求 $t_{1/2}$；②由截距可求出 k_e（肾排泄速度常数）。

尿药速度法：尿释采集时间短，且缺少 1～2 样对结果无影响；缺点是数据波动大。

总量减量法：优点是波动小所求参数较精确；缺点是需 5～7 个 $t_{1/2}$ 的时间采样。

6. 答案：AE

解析：达峰时间指单次服药以后，血

药浓度达到峰值的时间，$t_{max} = \dfrac{2.303}{k_a - k} \cdot \lg \dfrac{k_a}{k}$。只与吸收速度常数 k_a 和消除速度常数 k 有关。

7. 答案：DE

解析：具有非线性药物动力学特征，只能用米氏方程来描述。Michaelis－Menten 方程中：K_m 为米氏常数；V_m 为该过程理论最大速率。

8. 答案：AE

解析：根据"药物制剂人体生物利用度和生物等效性试验指导原则"，通常采用双周期两制剂交叉试验设计；两个试验周期之间为洗净期，洗净期通常为1周或2周；一个完整的血药

浓度－时间曲线应包括吸收相、分布相和消除相；一般在血药浓度－时间曲线峰前部至少取4个点，峰后部取6个或6个以上的点，峰时间附近应有足够的取样点，总采样点不少于11个点；取样持续到3~5个半衰期或血药浓度为 C_{max} 的 1/10~1/20；采集血样时间至少应为 3~5 个 $t_{1/2}$；药物剂量一般应与临床用药剂量一致；多剂量给药连续服药时间至少经过7个消除半衰期后，连续测定3天的谷浓度（C_{min}），以确定血药浓度是否达稳态。

9. 答案：ACE

解析：评价指标 AUC、t_{max}、C_{max}。

10. 答案：ACD

解析：给药方案个体化方法有：比例法、一点法、重复一点法。

11. 答案：ABCD

解析：本题考查的是给药方案设计的一般原则。安全范围广的药物不需要严格的给药方案。对于治疗指数小的药物，要求血药浓度的波动范围在最低中毒浓度与最小有效浓度之间，因为患者的吸收、分布、消除的个体差异常常影响血药浓度水平，因而需要制定个体化给药方案。对于在治疗剂量即表现出非线性动力学特征的药物，剂量的微小改变，可能会导致治疗效果的显著差异，甚至会产生严重毒副作用，此类药物也需要制定个体化给药方案。给药方案设计和调整，常常需要进行血药浓度监测，但血药浓度监测仅在血药浓度与临床疗效相关，或血药浓度与药物副作用相关时才有意义。

第十章　药品质量与药品标准

A 型题

1. 答案：D

解析：《中国药典》，即《中华人民共和国药典》，由国家食品药品监督管理部门颁布执行，具有法律效力。

2. 答案：D

解析：《中国药典》每 5 年出版 1 版，版次以出版的年份表示；2015 年版的药典记为《中国药典》(2015 年版)，英文表示为 ChP (2015)。《中国药典》由一部、二部、三部、四部增补本组成。其中，一部分为两部分，第一部分收载药材和饮片、植物油脂和提取物，第二部分收载成方制剂和单味制剂；二部也分为两部分，第一部分收载化学药、抗生素、生化药品，第二部分收载放射性药品及其制剂；三部收载生物制品；四部收载凡例、通则 (包括：制剂通则、通用方法/检测方法与指导原则)、药用辅料品种正文。

3. 答案：B

解析：《中国药典》标准体系构成：凡例、通则及各部的标准正文。"凡例"是为正确使用《中国药典》进行药品质量检定的基本原则，是对《中国药典》正文及与质量检定有关的共性问题的统一规定，在总则及各部中列于正文之前。"凡例"中的有关规定具有法定的约束力。

4. 答案：B

解析：《中国药典》收载的药品中文名称为法定名称。

5. 答案：C

解析：《中国药典》收载的药品名称包括中文名称 (中国药品通用名称)、中文名称的汉语拼音和英文名称 (INN, 国际非专利药名)。

6. 答案：B

解析：《中国药典》收载的药品英文名称采用 INN (国际非专利药名)。

7. 答案：D

解析：《中国药典》附录中收载的内容有：制剂通则、通用的检测方法、生物检定法、试药、试液、指示剂与指示液、缓冲液、滴定液、标准品与对照品表、原子量表等。

8. 答案：A

解析：JP 的药品质量标准中列有：品名、有机药物的结构式、分子式与分子量、来源或有机药物的化学名称、CA 登录号、含量或效价的规定、性状、鉴别、检查、含量或效价测定、容器和贮藏、有效期。

USP 品种项下列有：品名、有机药物的结构式、分子式与分子量、来源或有机药物的化学名称、CA 登录号、含量或效价的规定、包装和贮藏、参考物质要求、鉴别、检查、含量或效价测定。

9. 答案：E

解析：药品质量标准中性状项主要记载药品的外观、臭味、溶解度以及物理常数。

10. 答案：C

解析：本题考查的是计量单位的符号。长度 m；体积 L；波数 cm^{-1}；黏度 Pa. s；密度 kg/m^3。

11. 答案：E

解析：《中国药典》凡例规定，法定

计量单位中密度的符号为千克每立方米（kg/m³）、克每立方 cm（g/cm³）。

12. 答案：D

解析：取样的件数因产品批量的不同而不同。设药品包装（如箱、桶、袋、盒等）总件数为 n，当 n≤3 时，应每件取样；当 3 < n≤300 时，取样的件数应为 $\sqrt{n}+1$；当 n > 300 时，按 $\sqrt{n}/2+10$ 的件数取样。

13. 答案：E

解析：通常药物中含有杂质是影响纯度的主要因素。药物的纯度是指药物的纯净程度；药物纯度合格是指不超过该药物杂质限量的规定。

14. 答案：D

解析：药典是记载国家药品标准的主要形式，是一个国家对药品质量进行监督、管理的法定技术标准。

15. 答案：B

解析："精密量取"指量取体积的准确度应符合国家标准中对该体积移液管的精密度要求。

16. 答案：B

解析：除另有规定外，《中国药典》系用钠光谱的 D 线（589.3nm）测定旋光度，测定管长度为 1dm（如使用其他管长，应进行换算），测定温度为 20℃。

17. 答案：D

解析：《中国药典》规定"熔点"系指固体熔化时自初熔至全熔的一段温度。

18. 答案：D

解析：熔点是药物的特征性物理常数，可用作药物的鉴别，也可反映药物的纯度。

19. 答案：C

解析：《中国药典》收藏 3 种测定熔点的方法。第一法用于测定易粉碎的固体药品；第二法用于测定不易粉碎的固体药品，如脂肪、脂肪酸、石蜡、羊毛脂等；

第三法用于测定凡士林或其类似物。当各品种项下未注明测定熔点方法时，均系指用第一法。

20. 答案：A

解析：液体制剂包装瓶上应贴有标签。习惯上内服液体制剂的标签为白底蓝字或黑字；外用液体制剂的标签为白底红字或黄字。

21. 答案：D

解析：本题考查的是贮藏的条件。阴凉处系指贮藏处温度不超过 20℃；凉暗处系指贮藏处避光且温度不超过 20℃；冷处系指贮藏处温度为 2～10℃；常温系指温度为 l0～30℃。

22. 答案：D

解析：本题考查的是贮藏的条件。

23. 答案：E

解析：本题考查的是贮藏的条件。

24. 答案：A

解析：《中国药典》凡例中精密度项下规定，精密度可根据数值的有效位数来确定，如称取 0.1g，系指称取重量可为 0.06～0.14g；称取 2g，是指称取重量可为 1.5～2.5g。采用"四舍六入，五留双"的原则处理。

25. 答案：B

解析：本题考查的是精确度。称取"0.1g"，系指称取重量可为 0.06～0.14g；称取"2g"，指称取重量可为 1.5～2.5g；称取"2.0g"，指称取重量可为 1.95～2.05g；称取"2.00g"，指称取重量可为 1.995～2.005g。

26. 答案：C

解析：本题考查的是精确度。

27. 答案：D

解析：《中国药典》规定取用量为"约"若干时，则取用量不得超过规定量的 ±10%。

28. 答案：A

解析：《中国药典》规定取用量为"约"若干时，则取用量不得超过规定量的±10%。药取"约"1g时，取用量应是（1 − 1 × 10%）—（1 + 1 × 10%），即 0.9 ~ 1.1g。

29. 答案：B

解析：原料药的百分含量，除有规定外，均按重量百分率计。如规定上限为 100%以上时，并非药物的真实含量，是药典规定方法测定时所能达到的数值，它为药典规定的限度或允许偏差；如未规定上限时，是指不超过101.0%。

30. 答案：B

解析：《中国药典》凡例部分收载的"精密度"项下规定：精密称定系指称取重量应准确至所取重量的千分之一。精密量取系指量取体积的准确度应符合国家标准中对该体积移液管的精密度要求。

31. 答案：B

解析：测量值与真实值的偏离称为误差，误差越小，测量的准确度越高。按计算方法不同，误差可分为绝对误差和相对误差；按来源不同又可分为系统误差和偶然误差。

32. 答案：B

解析：在测定条件有小的变动时，测定结果不受其影响的承受程度，称为耐用性。

33. 答案：E

解析：分析方法在其他组分存在时，能准确地测出被测组分的特性（能力），称为该方法的专属性。专属性有时也称选择性。

34. 答案：B

解析：药品标准分析方法的验证内容包括：准确度、精密度、专属性、检测限、定量限、线性、范围、耐用性等。准确

度一般用回收率表示，回收率 = 测得量/加入量 × 100%。

35. 答案：B

解析：药品质量标准中含量或效价的规定称为含量限度。含量限度系指用规定的检测方法测得的有效物质含量的限度。

36. 答案：D

解析：化学分析法的特点是精密度高、准确度好，因此建立原料药的法定分析方法时，应选用化学分析法。

37. 答案：C

解析：在滴定分析中，滴定反应进行完全的一点，称为化学计量点。但这一点在实际工作中是很难测知的，一般用合适的指示剂或其他合适的方法来判断滴定反应完全点。这一点应在化学计量点附近（0.1%），称为滴定终点。

38. 答案：C

解析：在滴定分析中，滴定反应进行完全的一点，称为化学计量点；指示剂变色点称为滴定终点。

39. 答案：D

解析：非水碱量法通常是以冰醋酸或冰醋酸－醋酐为溶剂，用高氯酸的冰醋酸溶液为滴定液（浓度为 0.1mol/L）滴定，以结晶紫或电位法指示滴定终点。

40. 答案：B

解析：用亚硝酸钠滴定液在盐酸溶液中与芳伯氨基定量发生重氮化反应，生成重氮盐以测定药物含量的方法，称为亚硝酸钠滴定法，其指示终点的方法有：电位法、永停滴定法、内指示剂法和外指示剂法。《中国药典》采用永停滴定法指示终点。凡药物分子的结构中含有芳伯氨基或潜在的芳伯氨基，都可用该法进行滴定，如盐酸普鲁卡因。

41. 答案：C

解析：本题考查的是铈量法。铈量法

以硫酸铈为滴定剂。

42. 答案：B

解析：在红外吸收图谱中，羰基在 $1650 \sim 19000 \mathrm{cm}^{-1}$ 处具有强吸收峰。

43. 答案：E

解析：药物分子对特定波长的光的吸收程度除了与药物分子的结构有关外，还与药物溶液的浓度有关。用于药物含量测定的方法主要有对照品比较法和吸收系数法，目前各国药典主要采用对照品比较法；摩尔吸收系数（ε）、比吸收系数（$E_{1cm}^{1\%}$），而在药品检验中常采用 $E_{1cm}^{1\%}$；$A = -\lg(I/I_0) = -\lg T = Ecl$。

44. 答案：B

解析：检验记录作为检验的第一手资料，应妥善保存，备查。

45. 答案：E

解析：药品检验后出具的检验报告书内容如下：①品名、规格、批号、数量、来源、检验依据；②取样日期、报告日期；③检验结果；④结论；⑤检验人、复核人、负责人签名或盖章。

46. 答案：A

解析：本题考查的是体内样品的种类。在体内药物检测中最为常用的样本是血液，因为它能够较为准确地反映药物在体内的状况。

47. 答案：A

解析：根据流动相和固定相的相对极性不同，液相色谱分为正相色谱和反相色谱。流动相极性大于固定相极性的情况，称为反相色谱；反之叫正相色谱。

48. 答案：D

解析：体内药物免疫分析法包括放射免疫分析法（RIA）、酶免疫分析法（EIA）和荧光免疫分析法（FIA）。免疫分析是利用半抗原药物与标记药物竞争抗体结合原理的一种分析方法，具有快速、简便和灵敏度高的特点。放射免疫法是使放射性标记抗原和未标记抗原（待测物）与不足量的特异性抗体竞争性地结合，反应后分离并测量放射性而求得未标记抗原的量。非放射免疫法是使用荧光基团、化学发光或生物发光组分以及酶作标记物。

49. 答案：E

解析：准确度用相对回收率表示，即采用"回收试验"或"加样回收试验"得到药物在样品中的回收率，一般应在 85% ~ 115% 范围内，最低定量限应在 80% ~ 120% 范围内。

50. 答案：C

解析：内标法可以克服样品中一些基质的干扰，使测定更准确。

51. 答案：A

解析：检测限是指分析方法在规定的实验条件下所能检出被测组分的最低浓度或最低量；定量限是指分析方法可定量测定样品中待测组分的最低浓度或最低量。两者的区别在于，定量限所规定的最低浓度，应满足一定的精密度和准确度的要求。

52. 答案：A

解析：检验报告内容包括：①检验报告应盖有"药品报告专用章"或"检验报告专用章"；②复制报告应重新加盖"药品报告专用章"或"检验报告专用章"；③检验报告一般不得涂改；④要求有该药品检验所的技术负责人的授权签字和签发日期等。一般在进行全项检验，其"检验项目"依次为【性状】、【鉴别】、【检查】、【含量测定】。

53. 答案：A

解析：微生物计数法用于能在有氧条件下生长的嗜温细菌和真菌的计数。本法用于检查非无菌制剂及其原料、辅料是否符合相应的微生物限度标准，不适用于活菌制剂的检查。计数方法包括：平皿法、薄膜过滤法和最可能数法（Most – Probable – Number Method，简称 MPN 法）。

54. 答案：D

解析：①药品质量标准中含量或效价的规定又称为含量限度；含量限度是指用规定的检测方法测得的有效物质含量的限度。②原料药：用"含量测定"的药品，其含量限度均用有效物质的百分数（%）表示，此百分数均系指重量百分数。为了能正确反映药品的含量，一般应通过检查项下的"干燥失重"或"水分"，将药品的含量换算成干燥品的含量；用"效价测定"的抗生素或生化药品，其含量限度用效价单位（国际单位 IU）表示。③制剂：含量（效价）的限度一般用含量占标示量的百分率来表示。

55. 答案：E

解析：血浆（plasma）和血清（serum）是体内药物分析最常采用的样本；其中选用最多的是血浆，因血浆中的药物浓度可反映药物在体内（靶器管）的状况。血浆是全血（whole blood）在加肝素、枸橼酸、草酸盐等抗凝剂并经离心后取得，量约为全血的一半；血清则是在血液中纤维蛋白原等影响下，引起析出血块，离心取得；全血也应加入抗凝剂混匀，以防凝血。

56. 答案：D

解析：色谱参数：①保留时间（t_R）：从进样开始到组分色谱峰顶点的时间间隔称为该组分的保留时间；②半高峰宽（$W_{h/2}$）：峰高一半处的峰宽称为半高峰宽；③峰宽（W）：通过色谱峰两侧的拐点作切线，在基线上的截距称为峰宽，或称基线宽度；④峰高（h）：组分色谱峰顶点至时间轴的垂直距离称为峰高；⑤峰面积（A）：组分色谱峰与基线围成的区域的面积称为峰面积。色谱参数应用：保留时间主要用于组分的鉴别；半高峰宽或峰宽主要用于色谱柱柱效的评价；峰高或峰面积主要用于组分的含量测定。

B 型题

[1～2]

答案：BD

解析：①美国药典：USP（37）– NF（32），2014.05.01 生效。USP – NF 的基本内容包括：凡例、通则和标准正文，共 4 卷。②英国药典：BP（2014），2014.01.01 生效。英国制药标准的唯一法定来源，共 6 卷。③欧洲药典：Ph. Eur. 8.0 或 EP 8.0，2014.01.01 生效，具有法律约束力，是在欧洲上市药品强制执行的法定标准；Ph. Eur. 不收载制剂，但收载有制剂通则；Ph. Eur. 目前出版周期为 3 年，共 2 卷。④日本药典：即《日本药局方》，JP（16），2012。

[3～5]

答案：DBA

解析：本题考查的是精确度。称取"2g"，指称取重量可为 1.5～2.5g；"精密称定"指称取重量应准确至所取重量的千分之一；"称定"指称取重量应准确至所取重量的百分之一；"精密量取"指量取体积的准确度应符合国家标准中对该体积移液管的精密度要求；取用量为"约"若干时，指该量不得超过规定量的 ±10%。

[6～10]

答案：DACBE

解析：药典法定计量单位名称和单位符号：①长度：米（m）、分米（dm）、厘米（cm）、毫米（mm）、微米（μm）、纳米（nm）；②体积：升（L）、毫升（mL）、微升（μL）；③质（重）量：千克（kg）、克（g）、毫克（mg）、微克（μg）、纳克（ng）、皮克（pg）；④压力：帕（Pa）、千帕（kPa）、兆帕（MPa）；⑤动力黏度：

帕秒（Pa·s）、毫帕秒（mPa·s）；⑥运动黏度：平方米每秒（m²/s）、平方毫米每秒（mm²/s）；⑦密度：千克每立方米 kg/m³；⑧波数：厘米的倒数（cm⁻¹）。

[11~12]

答案：AD

解析：①极易溶解系指溶质 1g（mL）能在溶剂不到 1mL 中溶解；②易溶系指溶质 1g（mL）能在溶剂 1~10mL 中溶解；③溶解系指溶质 1g（mL）能在溶剂 10~30mL 中溶解；④略溶系指溶质 1g（mL）能在溶剂 30~100mL 中溶解；⑤微溶系指溶质 1g（mL）能在溶剂 100~1000mL 中溶解；⑤极微溶解系指溶质 1g（mL）能在溶剂 1000~10000mL 中溶解；⑥几乎不溶或不溶系指溶质 1g（mL）在溶剂 10000mL 中不能完全溶解。

[13~14]

答案：CE

解析：对照品、标准品系指用于药物鉴别、检查、含量测定的标准物质，由国务院药品监督管理部门指定的单位制备、标定和供应。标准品系指用于生物检定、抗生素或生化药品含量或效价测定的标准物质，按效价单位（或 μg）计，以国际标准品标定。对照品除另有规定外，均按干燥品（或无水物）进行计算后使用。

[15~19]

答案：ABCCD

解析：药品质量标准的检查项下，收载有反映药品安全性、有效性的试验方法和限度，以及均一性、纯度等制备工艺要求的内容。①安全性检查的项目有"无菌""热原""细菌内毒素"等。②有效性的检查是指和药物的疗效有关，但在鉴别、纯度检查和含量测定中不能有效控制的项目。如抗酸药物需检查"制酸力"；含氟的有机药物因氟为其有效基团，要检查"含氟量"；含乙炔基的药物要检查"乙炔基"；对难溶性的药物，为改善溶解性，要求达到微粉化，需检查"粒度"等。③均一性检查主要是检查制剂的均匀程度，如片剂等固体制剂的"重量差异"检查、"含量均匀度"检查等。④纯度检查是检查项下的主要内容，是对药物中的杂质进行检查。药物中的杂质按来源可分为一般杂质和特殊杂质。一般杂质是指在自然界中分布广泛，在多种药物的生产中可能引入的杂质，如水分、氯化物、硫酸盐、铁盐、重金属、砷盐等。一般杂质的检查方法收载在《中国药典》的附录中。特殊杂质是指个别药物的生产和贮存中引入的杂质，如阿司匹林中的游离水杨酸、异烟肼中的游离肼等。

[20~24]

答案：BCADE

解析：百分吸收系数 $E_{1cm}^{1\%}$、折光率 n_D^t、比旋度 $[\alpha]_D^t$、熔点 mp、沸点 bp。

[25~28]

答案：DCBA

解析：保留时间主要用于组分的鉴别；半高峰宽或峰宽主要用于色谱柱柱效的评价；峰高或峰面积主要用于组分的含量测定。

[29~33]

答案：BCADE

解析：本题考查滴定分析法的指示液。酸碱滴定法：酸碱滴定法是以质子转移反应为基础的滴定分析方法，以酸碱指示剂指示滴定终点，有甲基橙、石蕊和酚酞等。非水溶液滴定：①非水碱量法：以冰醋酸或冰醋酸-醋酐为溶剂，用高氯酸的冰醋酸溶液为滴定液（浓度为 0.1mol/L）滴定，以结晶紫或电位法指示滴定终点；②非水酸量法：以乙二胺或二甲基甲酰胺为溶剂，用甲醇钠为滴定液，麝香草酚蓝作指示剂。氧化还原滴定：①碘量法：以碘作为氧化剂，或以碘化钾作为还原剂进行氧化还原滴定，淀粉作指示剂；②铈量法：亦称硫酸铈滴定法，是以硫酸铈 $Ce(SO_4)_2$ 为滴定剂，在酸性条件下测定还原性物质的滴定方法，采用邻二氮菲作指示剂；③亚硝酸钠法：用亚硝酸钠滴定液在盐酸溶液中与芳伯氨基定量发生重氮化反应，生成重氮盐以测定药物含量的方法，指示终点的方法有电位法、永停滴定法、内指示剂法和外指示剂法；《中国药典》采用永停滴定法指示终点。

[34～36]

答案：BEA

解析：本题考查的是滴定分析法。盐酸普鲁卡因是一种芳香胺类药物，分子结构中含有芳伯氨基，在酸性溶液中可定量地与亚硝酸钠发生重氮化反应。采用亚硝酸钠滴定法，以亚硝酸钠滴定仪滴定。苯巴比妥是一种巴比妥类药物，该类药物在适当的碱性溶液中，易与重金属离子反应，可定量地形成盐，故常用银量法进行本类药物的含量测定。地西泮是一种苯并二氮䓬类化合物，且在非水溶液滴定时为游离碱，采用非水碱量法滴定，滴定液为高氯酸。

C 型题

[1～3]

答案：1. A；2. A；3. E

解析：本题考查的是药品的检验。①药品出厂检验系药品生产企业对放行出厂的产品按企业药品标准进行的质量检验过程。②由批号可知该批药品生产日期为 2014 年 10 月 2 日，有效期 2 年，有效期应该是到标示日期的前一天即 2016 年 10 月 1 日。③取样的件数因产品批量的不同而不同。设药品包装（如箱、桶、袋、盒等）总件数为 n，当 n ≤ 3 时，应每件取样；当

3 < n ≤ 300 时，取样的件数应为 $n^{1/2} + 1$；当 n > 300 时，按在 $n^{1/2}/2 + 1$ 的件数取样。该批样品共 1600 件，即取样量为 $1600^{1/2}/2 + 1 = 40/2 + 1 = 21$。

[4～7]

答案：4. B；5. E；6. B；7. A

解析：本题综合考查体内药物分析的特性。体内药物分析的特点：①生物样品组成复杂，干扰杂质多，大多需要分离和净化；②可供分析的样品量少，尤其是连续测定时，很难再度获得完全相同的样品；③被测药物和代谢物的浓度或活性极低，且波动范围大；④某些样品的测定往往要求很快地提供结果，尤其在毒物检测工作中；⑤实验室应具有现代化仪器设备，应有多种检测手段，可进行多项分析工作；⑥测定数据的处理和阐明有时较为困难；⑦工作量较大，随着工作的深入开展，会成倍甚或按指数级数增加。

影响液－液提取的主要因素为：提取剂的选择、pH 的范围、温度的确定、盐析、溶剂、去乳化的作用等。

光学类检测器：①紫外吸收检测器（UVD）要求被检测样品组分有紫外吸收，属于选择性检测器；②二极管阵列检测器（PDAD）吸收光谱用于定性（确证是否是单一纯物质），色谱用于定量，常用于复杂样品（如生物样品、中草药）的定性定量分析；③荧光检测器（FLD）适用于能激发荧光的化合物；电化学检测器（ECD）为一种灵敏的检测器。根据电化学原理，色谱柱流出物的响应值随电位的变化而不同，在一定电位条件下，可得到不同保存时间的色谱图，灵敏度可达 pg 水平；④电化学检测器只适用于一些具有电化学活性的物质检出。通用型检测器：①示差折光检测器（RID），只要被测组分与洗脱液的折光指数有差别就可使用；②蒸发光散射

检测器（ELSD）可检测挥发性低于流动相的任何样品，而不需要样品含有发色基团；③质谱检测器（MSD）在灵敏度、选择性、通用性及化合物的分子量和结构信息的提供等方面都有突出的优点，但昂贵操作费用和复杂性限制了它的推广应用。内标物的选择原则：①它应该是试样中不存在的纯物质；②加入的量应接近于被测组分；③要求内标物的色谱峰位于被测组分色谱峰附近，或几个被测组分色谱峰的中间，并与这些组分完全分离；④应注意内标物与欲测组分的物理及物理化学性质（如挥发度、化学结构、极性以及溶解度等）相近，内标物的加入量也应接近试样中待测组分的含量。

X 型题

1. 答案：ABC

解析：国家药品标准的主要内容有品名、有机药物的结构式、分子式和分子量、来源或有机药物的化学名称、含量或效价的规定、处方、制法、性状、鉴别、检查、含量或效价测定、类别、规格、贮藏及制剂等。

2. 答案：ACDE

解析：本题考查的是标准物质。标准品与对照品系指用于鉴别、检查、含量测定的标准物质。标准品与对照品（不包括色谱用的内标物质）均由国务院药品监督管理部门指定的单位制备、标定和供应。标准品系指用于生物检定、抗生素或生化药品中含量或效价测定的标准物质，按效价单位（或 μg）计，以国际标准品标定；对照品除另有规定外，均按干燥品（或无水物）进行计算后使用。

3. 答案：ABCE

解析：国家药品标准的制定原则：①针对性：检测项目的制定要有针对性；②科学性：检验方法的选择要有科学性；③合理性：检验方法的选择要有可行性；④合理性：

标准限度的规定要有合理性。

4. 答案：ABCDE

解析：《美国药典》最新版本为 USP（37）–NF（32），于 2014.05.01 生效；USP–NF 的基本内容包括凡例、通则和标准正文，共 4 卷。

5. 答案：ABCE

解析：《中国药典》标准体系构成：凡例、通则及各部的标准正文。

6. 答案：BDE

解析：对照品、标准品系指用于药物鉴别、检查、含量测定的标准物质，由国务院药品监督管理部门指定的单位制备、标定和供应。对照品除另有规定外，均按干燥品（或无水物）进行计算后使用。

7. 答案：ABC

解析：标准品系指用于生物检定、抗生素或生化药品含量或效价测定的标准物质，按效价单位（或 μg）计，以国际标准品标定。

8. 答案：ABCDE

解析：药品质量标准分析方法验证中有准确度、精密度、专属性、检测限、定量限、线性与范围。

9. 答案：BD

解析：在药物分析中，精密度是表示该法的重复性和测量值与真值接近的程度。

10. 答案：ABCDE

解析：药品质量标准的主要内容包括：名称、性状、物理常数、鉴别、检查、含量测定、类别、贮藏和制剂。

11. 答案：ABCD

解析：①化学鉴别法：颜色反应、沉淀反应、气体生成反应、焰色反应；②光谱鉴别法：紫外–可见分光光度法（UV）、红外分光光度法（IR）；③色谱鉴别法：薄层色谱法（TLC）、高效液相色谱法（HPLC）。

12. 答案：ACE

解析：熔点是物质的物理常数。测定熔点可以鉴别药物，也可以反映药物的纯杂程度。

13. 答案：ABC

解析：酸碱指示剂是一些有机弱酸或有机弱碱，在不同的酸碱性溶液中电离程度就不同，会显示不同的颜色。常用的酸碱指示剂主要有：①硝基酚类：是一类酸性显著的指示剂，如对硝基酚等；②酚酞类：有酚酞、百里酚酞和α-萘酚酞等，属于有机弱酸；③磺代酚酞类：有酚红、甲酚红、溴酚蓝、百里酚蓝等，属于有机弱酸；④偶氮化合物类：有甲基橙、中性红等，属于两性指示剂，既可作酸式离解，也可作碱式离解。

14. 答案：ABCDE

解析：非水碱量法通常是以冰醋酸为溶剂、高氯酸为滴定液测定含氮碱性有机药物及其氢卤酸盐、磷酸盐、硫酸盐或有机酸盐的分析方法，如地西泮、肾上腺素、盐酸利多卡因、奋乃静、盐酸麻黄碱、盐酸吗啡、氢溴酸东莨菪碱、盐酸氯丙嗪、硫酸阿托品、硫酸奎宁、马来酸氯苯那敏、重酒石酸去甲肾上腺素、枸橼酸钾、水杨酸二乙胺等。

15. 答案：ABD

解析：氧化还原法中常用的滴定液是碘滴定液、硫酸铈滴定液、亚硝酸钠滴定液。

16. 答案：ABCDE

解析：氧化还原滴定法有碘量法、铈量法和亚硝酸钠法。

17. 答案：CDE

解析：亚硝酸钠滴定法中，可用于指示终点的方法有电位法、永停滴定法、内指示剂法和外指示剂法；《中国药典》采用永停滴定法指示终点。

18. 答案：BCD

解析：用亚硝酸钠滴定液在盐酸溶液中与芳伯氨基定量发生重氮化反应，生成重氮盐以测定药物含量的方法。

19. 答案：ACDE

解析：以国家食品药品监督管理局和各级地方药监局为主要行政监督部门。食品药品检验所提供技术检验支持；药品不良反应监测中心监测药品、医疗器械上市后使用的安全性。

20. 答案：ABCDE

解析：药品质量监督检验的类型有出厂检验、委托检验、抽查检验、复核检验、进口药品检验等。

21. 答案：ABCDE

解析：药品质量标准分析方法验证内容包括：准确度、精密度（包括重复性、中间精密度和重现性）、专属性、检测限、定量限、线性范围和耐用性等。

22. 答案：ABC

解析：药品检验报告书是对药品质量作出的技术鉴定，是具有法律效力的技术文件，要求做到：依据准确，数据无误，结论明确，文字简洁，书写清晰，格式规范；每一张药品检验报告书只针对一个批号。

23. 答案：ABD

解析：检验记录与检验卡是出具检验报告的依据，为保证药品检验工作的科学性和规范化，检验记录应原始、真实，记录完整、简明、具体，书写字迹应清晰、色调一致，不得任意涂改。若发现记录有误，可用单线或双线划去（删除），但应保持原有字迹可辨，并在修改处签名或盖章，以示负责。

24. 答案：ABCDE

解析：检验人员在检验前，应注意检品标签与所填检验卡的内容是否相符，逐一查对检品的编号、品名、规格、批号和有效期、生产单位或产地、检验目的和收检日期、以及样品的数量和封装情况等。

25. 答案：ABC

解析：本题考查如何判断药品检验报告书中检查项目合格与否。

26. 答案：ABCD

解析：体内药物分析方法学研究要求考察：长期贮存稳定性、短期室温稳定性、冷冻－解冻稳定性和贮备液稳定性。

27. 答案：ABCDE

解析：①生理因素：年龄、性别、肥胖、遗传、其他（生活因素、环境因素）。②病理因素：肝功能损害：消除速率常数 k，血浆半衰期发生改变；肾功能损害：消除速率常数 k 降低，血浆半衰期延长；心脏疾病：引起血液分布、流速等血流动力学的改变；胃肠疾病：改变吸收速率常数 k_a 值和吸收分数 F 值。③药物因素：制剂因素、药物的相互作用。

28. 答案：ABC

解析：用于体内药物检测的体内样品包括：血浆和血清；尿样；唾液；乳汁、动物脏器组织匀浆等。

29. 答案：ABCDE

解析：非无菌药品的微生物限度标准是基于药品的给药途径和对患者健康潜在的危害以及药品的特殊性而制定的。①制剂通则、品种项下要求无菌的制剂及标示无菌的制剂和原辅料应符合无菌检查法规定；②用于手术、烧伤或严重创伤的局部给药制剂应符合无菌检查法规定；③非无菌化学药品制剂、生物制品制剂、不含药材原粉的中药制剂的控制菌照"非无菌产品微生物限度检查法"。各品种项下规定的需氧菌总数、霉菌和酵母菌总数标准解释如下：①$10^1$cfu：可接受的最大菌数为 20；②$10^2$cfu：可接受的最大菌数为 200；③$10^3$cfu：可接受的最大菌数为 2000；依此类推。

30. 答案：CDE

解析：①免疫分析法：放射免疫法、荧光免疫法、酶免疫法和电化学免疫法等；②色谱分析法：气相色谱法（GC）、高效液相色谱法（HPLC）和色谱－质谱联用法（GC－MS、LC－MS）等。这些方法适用于体内复杂样品中微量药物的专属准确定量。

31. 答案：AC

解析：生物利用度是指药物经血管外途径给药后吸收进入全身血液循环的相对量。根据试验试剂和参比试剂给药途径的异同，可分为绝对生物利用度和相对生物利用度。由血浆浓度－时间数据来评定生物利用度通常涉及三个参数：最大（峰）血浆药物浓度、达到最大血浆药物浓度的时间（达峰时间）和血浆浓度－时间曲线下面积。对生物利用度测定中分析方法的基本要求：检测限至少能检测出 3～5 个半衰期样品中的浓度；绝对回收率要求在 90%～110% 之间；标准曲线应覆盖高浓度范围，低浓度范围 不得外推；首选色谱法。

第十一章　常用药物的结构特征与作用

第一节　精神与中枢神经系统疾病用药

A 型题

1 答案：C

解析：氯丙嗪等吩噻嗪类抗精神病药物，遇光会分解，生成自由基并与体内一些蛋白质作用，发生过敏反应。故一些患者在服用药物后，在日光照射下皮肤会产生红疹，称为光毒化过敏反应。服用氯丙嗪等药物后应尽量减少户外活动，避免日光照射。

2. 答案：D

解析：地西泮在体内代谢，3 位羟基化、1 位去甲基可以得到奥沙西泮。

3. 答案：D

解析：本题考查阿片类镇痛药与受体的作用，其中只有盐酸纳洛酮对阿片受体有拮抗作用。

4. 答案：B

解析：苯妥英钠为乙内酰脲类的抗癫痫药物，代谢具有"饱和代谢动力学"的特点。

5. 答案：D

解析：利培酮的结构中没有三环结构，所以不属于三环类药物。

6. 答案：E

解析：由于吩噻嗪环的 S 和 N 有丰富的电荷密度，易被氧化，在空气或日光中放置，会渐变为红色。

7. 答案：A

解析：5 位取代基的氧化是巴比妥类药物代谢的主要途径，也是决定药物作用时间长短的因素。

8. 答案：A

解析：氟西汀为 5 - 羟色胺（5 - HT）重摄取抑制剂。

9. 答案：C

解析：卡马西平属于二苯并氮杂䓬类抗癫痫药。

10. 答案：E

解析：在 1，4 - 苯二氮䓬的 1，2 位并上三（氮）唑环，不仅使代谢稳定性增加，而且提高了与受体的亲和力，活性显著增加。

11. 答案：C

解析：盐酸阿米替林的作用机制为去甲肾上腺素重摄取抑制剂。

12. 答案：D

解析：枸橼酸芬太尼含有 4 - 苯胺基哌啶结构。

13. 答案：A

解析：唑吡坦为含有咪唑并吡啶结构非苯二氮䓬类镇静催眠药。

14. 答案：D

解析：硫喷妥解离度增大，且脂溶性也增加，易透过血脑屏障，进入中枢发挥作用，故起效很快。而由于脂溶度大，它可再分配到其他脂肪和肌肉组织中，使脑中药物浓度很快下降，所以持续时间很短。

15. 答案：C

解析：利培酮是通过运用拼合原理设计的非经典的抗精神病药物。

16. 答案：B

解析：氯米帕明是在丙米嗪 2 位引入氯原子的抗抑郁药物，具有起效快的特点，同时还能抗焦虑。

17. 答案：B

解析：多塞平具有两个几何异构体，Z 型异构体抑制 5 - 羟色胺重摄取的活性较强，E 型异构体抑制去甲肾上腺素重摄取的活性较优。

18. 答案：A

解析：氟西汀及其代谢产物去甲氟西汀都选择性地抑制中枢神经系统对 5 - HT 的再吸收，延长和增加 5 - HT 的作用，为较强的抗抑郁药。氟西汀的口服吸收良好，生物利用度为 100%。氟西汀在体内代谢成去甲氟西汀，去甲氟西汀的 $t_{1/2}$ 为 330 小时。由于去甲氟西汀的半衰期很长，会产生药物积蓄及排泄缓慢的现象。

19. 答案：D

解析：文拉法辛属于 5 - 羟色胺 - 去甲肾上腺素重摄取抑制剂。文拉法辛的初级代谢产物 O - 去甲文拉法辛，在药理活性和功能上几乎和文拉法辛等价。

20. 答案：A

解析：分子中有氨基酮结构，用于吗啡、海洛因等成瘾造成的戒断症状的治疗药物是美沙酮。

21. 答案：D

解析：在 1，4 - 苯二氮䓬的 1，2 位并上三唑环，不仅可使代谢稳定性增加，而且提高了与受体的亲和力，活性显著增加，如阿普唑仑。

22. 答案：D

解析：帕利哌酮是利培酮的活性代谢产物。

B 型题

[1 ~ 3]

答案：ABE

解析：口服吸收好，生物利用度高，属于 5 - 羟色胺摄取抑制剂的抗抑郁药是氟西汀；因左旋体引起不良反应，而以右旋体上市，具有短效催眠作用的药物是艾司佐匹克隆；可用于阿片类成瘾替代治疗的氨基酮类药物是美沙酮。

[4 ~ 6]

答案：ABE

解析：结构中含有苯并二氮䓬环的镇静催眠药是地西泮；结构中含有二苯并氮䓬环的抗癫痫药是卡马西平；结构中含有吩噻嗪环的抗精神病药是奋乃静。

[7 ~ 8]

答案：AB

解析：含有环状丙二酰脲结构，在体内作用时间较长的抗癫痫药是苯巴比妥；含有乙内酰脲结构，具有"饱和代谢动力学"特点的抗癫痫药是苯妥英钠。

[9 ~ 11]

答案：ADE

解析：瑞芬太尼具有起效快，维持时间短，在体内迅速被非特异性酯酶代谢为无活性的羧酸衍生物，无累积性阿片样效应；卡马西平代谢为活性的环氧卡马西平；地西泮体内代谢时在 3 位上引入羟基可以增加其分子的极性，易于与葡萄糖醛酸结合排出体外。3 位羟基衍生物可保持原有药物的活性，临床上较原药物更加安全。

X 型题

1. 答案：ABE

解析：苯并二氮杂䓬类的镇静催眠药中苯并二氮杂䓬母核是必须基团；7 位引入吸电子取代基吸电子越强，作用越强；3 位引入羟基极性增加，毒性小，更安全；5 位取代苯环的 2′ 位引入体积小的吸电子基团可使活性增加；苯并二氮䓬的 1，2 位并上三（氮）唑环，不仅使代谢稳定性增加，而且提高了与受体的亲和力，活性显著增加。

2. 答案：BD

解析：舍曲林为含两个手性中心的选择性 5 - 羟色胺重摄取抑制剂，目前使用的是 S，S - （ + ）构型异构体；帕罗西汀包含两个手性中心，市售帕罗西汀的构型是 （3S，4R） - （ - ） - 异构体。

3. 答案：ABCD

解析：曲马多对呼吸抑制的作用小，成瘾性也小，其余均正确。

4. 答案：ACD

解析：根据吗啡及合成镇痛药的共同药效构象提出了吗啡受体活性部位模型。按照这个模型，主要结合点为：①一个负离子部位；②一个适合芳环的平坦区；③一个与烃基链相适应的凹槽部位。

5. 答案：ABCD

解析：具有苯并二氮䓬母核的药物有艾司唑仑、硝西泮、卡马西平、地西泮等。

6. 答案：ACD

解析：氟西汀为 5 - 羟色胺 （5 - HT）重摄取抑制剂，口服生物利用度为 100%，

去甲氟西汀是其活性代谢产物，有手性碳，药用外消旋混合物。

7. 答案：ABCDE

解析：吩噻嗪环的 2 位引入吸电子基团，抗精神病活性增强；吩噻嗪侧链碱性氨基与环之间相隔 3 个碳原子为宜；吩噻嗪母核上的氮原子（10 位）侧链末端的取代基为含 N 的碱性基团，常为叔胺，也可为氮杂环，以哌嗪取代的侧链作用最强（如奋乃静）。

8. 答案：ABE

解析：拼合原理设计合成的非经典抗精神病药物有利培酮、帕利哌酮、齐拉西酮。

9. 答案：ABCE

解析：代谢产物仍然具有抗抑郁活性的药物有氟西汀、文拉法辛、舍曲林、盐酸阿米替林等。

10. 答案：ABD

解析：具有三环结构的药物有氯丙嗪、奋乃静及阿米替林。

11. 答案：ABCDE

解析：阿米替林、舍曲林、文拉法辛、艾司西酞普兰和氟西汀在体内可发生去甲基化代谢，其代谢产物仍具有抗抑郁活性。

第二节 解热、镇痛、抗炎药及抗痛风药

A 型题

1. 答案：A

解析：对乙酰氨基酚分子中具有酰胺键，相对稳定，在 25℃ 和 pH 6 条件下，$t_{1/2}$ 可为 21.8 年。

2. 答案：C

解析：别嘌醇是通过抑制黄嘌呤氧化酶来抑制尿酸生成的药物。

3. 答案：B

解析：含有芳基丙酸结构，有一个手

性碳，R - 异构体在体内可转化为 S - 异构体的非甾体抗炎药是布洛芬。

4. 答案：B

解析：对乙酰氨基酚极少部分可由细胞色素 P450 氧化酶系统代谢为对肝有毒害的 N - 羟基衍生物，此物质还可转化成毒性代谢产物乙酰亚胺醌，该代谢产物是对乙酰氨基酚产生肾毒性和肝毒性的主要原因。

5. 答案：D

解析：对乙酰氨基酚在体内可转化成

毒性代谢产物乙酰亚胺醌，该代谢产物是对乙酰氨基酚产生肾毒性和肝毒性的主要原因。误使用过量对乙酰氨基酚，应用含有巯基结构的药物如谷胱甘肽或乙酰半胱氨酸解毒。

6. 答案：C

解析：萘丁美酮在体内对环氧酶 -2 有选择性的抑制作用，用于治疗类风湿性关节炎，服后对胃肠道的不良反应较低。

7. 答案：A

解析：秋水仙碱能抑制细胞菌丝分裂，有一定的抗肿瘤作用，并可以控制尿酸盐对关节造成的炎症，可在痛风急症时使用。

8. 答案：D

解析：美洛昔康作用于环氧酶 -2，几乎无胃肠副作用。

9. 答案：A

解析：含有 1，2 - 苯并噻嗪结构的抗炎药被称为昔康类，其分子含有烯醇结构药效团。

10. 答案：E

解析：丙磺舒与青霉素一起合用可以延缓青霉素的排泄，起到抗菌增效的作用，同时也具有抗痛风作用。

11. 答案：B

解析：贝诺酯为对乙酰氨基酚与阿司匹林形成的酯的前药，相对的胃肠道反应小。

12. 答案：D

解析：昔布这类药物有增大心血管事件的风险。

13. 答案：A

解析：根据结构可知为贝诺酯，所以为非甾体抗炎药。

14. 答案：D

解析：其分子中由于含有酚羟基，在空气中久置，易被氧化成一系列淡黄、红棕甚至深棕色的醌型有色物质，而使阿司

匹林成品变色。

B 型题

[1～3]

答案：CAE

解析：贝诺酯为对乙酰氨基酚与阿司匹林形成的酯的前药，相对的胃肠道反应小，在体内水解成原药，具有解热、镇痛及抗炎作用；阿司匹林具有解热、镇痛、抗炎的作用，在阻断前列腺素生物合成的同时，也可减少血小板血栓素 A2 的生成，起到抑制血小板凝聚和防止血栓形成的作用；布洛芬通常以外消旋体上市，因为布洛芬在体内会发生手性异构体间转化，无效的（R）异构体可转化为有效的（S）异构体。

[4～6]

答案：ABE

解析：秋水仙碱能抑制细胞有丝分裂，有一定的抗肿瘤作用，并可以控制尿酸盐对关节造成的炎症，可在痛风急症时使用；丙磺舒抑制尿酸盐在近曲小管的主动重吸收，增加尿酸的排泄而降低血中尿酸盐的浓度；苯溴马隆通过抑制肾小管对尿酸的重吸收，从而降低血中的尿酸浓度。

[7～9]

答案：CDB

解析：萘丁美酮为非酸性的前体药物。萘普生（S）异构体的活性是（R）异构体的 35 倍，芳基丙酸类非甾体抗炎药物通常上市的是（S）异构体；但布洛芬的情况有所不同，通常以外消旋体上市，因为布洛芬在体内会发生手性异构体间转化，无效的（R）异构体可转化为有效的（S）异构体。

[10～12]

答案：DCE

解析：利用电子等排原理，将吲哚环上的"—N—"换成"—CH—"得到茚类

衍生物，得到了舒林酸；萘普生（S）异构体的活性是（R）异构体的35倍，芳基丙酸类非甾体抗炎药物通常上市的是（S）异构体；昔康类药物多显酸性，酸性来自于烯醇结构。

[13～15]

答案：DBA

解析：含有磺酰胺基的非甾体抗炎药是塞来昔布；丙磺舒为含有磺酰胺基的抗痛风药；磺胺甲噁唑是含有磺酰胺基的抗菌药。

[16～18]

答案：CEB

解析：美洛昔康含有1，2-苯并噻嗪结构，能选择作用于环氧酶-2（COX-2）；布洛芬为芳基丙酸类的非甾体抗炎药；吲哚美辛为芳基乙酸类非甾体抗炎药。

[19～20]

答案：AB

解析：舒林酸属前体药物，它在体外无效，在体内经肝代谢，甲基亚砜基被还原为甲硫基化合物而显示生物活性；萘丁美酮为非酸性的前体药物，其本身无环氧酶抑制活性，经肝脏首过效应代谢为活性代谢物，即原药6-甲氧基-2-萘乙酸起作用。萘丁美酮在体内对环氧化酶-2有选择性的抑制作用。

[21～22]

答案：BA

解析：塞来昔布是用于类风湿关节炎治疗的选择性环氧化酶-2（COX-2）抑制剂；舒林酸在体外无效，体内经还原代谢产生甲硫基化合物而显示生物活性。

C型题

[1～3]

答案：1. B；2. A；3. D

解析：在药物结构中含有酯键，抑制环氧化酶（COX），影响前列腺素合成，具有解热、镇痛和抗炎作用，还有抑制血小板凝聚

作用的是阿司匹林，其主要不良反应是胃肠刺激作用，所以禁用于胃溃疡患者。

X型题

1. 答案：CDE

解析：芳基丙酸类药物是在芳基乙酸的α-碳原子上引入甲基得到的，引入甲基后使羧基α位碳原子成为手性碳原子。

2. 答案：ACDE

解析：吲哚美辛属于芳基乙酸类药物，其余选项均与吲哚美辛性质相符。

3. 答案：ACDE

解析：阿司匹林结构中含有酯键，没有酰胺键，其余均与阿司匹林相符。

4. 答案：ABC

解析：舒林酸属前体药物，它在体外无效，在体内经肝代谢，甲基亚砜基被还原为甲硫基化合物而显示生物活性；贝诺酯为对乙酰氨基酚与阿司匹林形成的酯的前药，在体内水解成原药；萘丁美酮为非酸性的前体药物，经肝脏首过效应代谢为活性代谢物，即原药6-甲氧基-2-萘乙酸起作用。

5. 答案：ABDE

解析：吲哚美辛、舒林酸、双氯芬酸钠结构中含有乙酸基侧链；萘丁美酮在体内经肝脏首过效应代谢为活性代谢物，即原药6-甲氧基-2-萘乙酸起作用。所以它们均属于芳基烷乙酸类非甾体抗炎药物。

6. 答案：BCDE

解析：美洛昔康、萘丁美酮、塞来昔布及罗非昔布均选择性作用于环氧化酶-2（COX-2）。

7. 答案：CD

解析：别嘌醇是通过抑制黄嘌呤氧化酶来抑制尿酸生成的药物；非布索坦为新型的黄嘌呤氧化酶抑制剂，对黄嘌呤氧化酶具有高度的选择性，并对氧化型和还原型均有显著的抑制作用。

第三节　呼吸系统疾病用药

A 型题

1. 答案：B

解析：丙酸氟替卡松属于糖皮质激素的平喘药。

2. 答案：C

解析：色甘酸钠含有苯并吡喃的双色酮结构。

3. 答案：A

解析：乙酰半胱氨酸可作为谷胱甘肽的类似物，用于对乙酰氨基酚中毒的解毒。

4. 答案：E

解析：在沙丁胺醇侧链氮原子上的叔丁基用一长链的亲脂性取代基取代得到沙美特罗，是长效 β_2 受体激动剂。

5. 答案：D

解析：丙酸氟替卡松的分子结构中存在 17 位 β 羧酸的衍生物，经水解可失活，能避免皮质激素的全身作用。

6. 答案：B

解析：齐留通是 5 - 脂氧酶抑制剂，可减少体内白三烯的合成。

7. 答案：E

解析：茶碱的化学结构与咖啡因的相似；咖啡因主要用于中枢兴奋，而茶碱用于控制哮喘。

8. 答案：D

解析：体内代谢在肝脏进行，约有 8% 的可待因代谢后生成吗啡，可产生成瘾性，仍需对其的使用加强管理。

9. 答案：A

解析：溴己新分子在体内可发生环己烷羟基化、N - 去甲基的代谢得到活性代谢物氨溴索。

10. 答案：D

解析：属于糖皮质激素的平喘药是丙酸倍氯米松。

11. 答案：A

解析：可待因系吗啡的 3 位甲醚衍生物，约有 8% 的可待因代谢后生成吗啡，可产生成瘾性，仍需对其的使用加强管理。

12. 答案：B

解析：右美沙芬通过抑制延髓咳嗽中枢而发挥中枢性镇咳作用。本药无镇痛作用，但其对映体左旋美沙芬无镇咳作用，却有镇痛作用。

13. 答案：C

解析：孟鲁司特是选择性白三烯受体的拮抗剂，口服吸收迅速而完全，几乎完全被代谢，并全部从胆汁排泄。

14. 答案：A

解析：噻托溴铵为将东莨菪碱季铵化，并将其托品酸改造为二噻酚羟基乙酸而衍生出的药物。

15. 答案：E

解析：茶碱能抑制磷酸二酯酶的活性。

16. 答案：B

解析：布地奈德属于糖皮质激素的平喘药。

B 型题

[1~2]

答案：BE

解析：羧甲半胱氨酸为半胱氨酸的类似物，用作黏痰调节剂；约有 8% 的可待因代谢后生成吗啡，可产生成瘾性，仍需对其使用加强管理。

[3~4]

答案：BE

解析：乙酰半胱氨酸可作为谷胱甘肽的类似物用于对乙酰氨基酚中毒的解毒；右美沙芬具有苯吗喃的基本结构，通过抑制延髓咳嗽中枢而发挥中枢性镇咳作用。

[5～7]

答案：BDE

解析：在沙丁胺醇侧链氮原子上的叔丁基用一长链的亲脂性取代基取代可得到沙美特罗；将特布他林苯环上两个酚羟基酯化制成的双二甲氨基甲酸酯前药为班布特罗；含有内酰胺结构的平喘药是丙卡特罗。

[8～9]

答案：BC

解析：丙酸氟替卡松的分子结构中存在 17 位 β - 硫代羧酸的衍生物；结构中含有缩醛结构的糖皮质激素平喘药为布地奈德。

[10～12]

答案：ECB

解析：异丙托溴铵是 M 胆碱受体拮抗剂的平喘药；孟鲁司特是选择性白三烯受体的拮抗剂的平喘药；茶碱是磷酸二酯酶抑制剂的平喘药。

[13～14]

答案：BD

解析：扎鲁司特是选择性白三烯受体的拮抗剂；齐留通是 5 - 脂氧酶抑制剂，可以抑制白三烯的合成。

C 型题

[1～3]

答案：1. E；2. C；3. D

解析：丙酸氟替卡松的分子结构中存在 17 位 β 羧酸的衍生物。由于仅 17 位 β 羧酸酯衍生物具有活性，而 β 羧酸衍生物不具活性，故丙酸氟替卡松经水解可失活，能避免皮质激素的全身作用。气雾剂吸入结束后用清水漱口，以清除口腔残留的药物；如使用激素类药物应刷牙，避免药物对口腔黏膜和牙齿的损伤。肾上腺皮质激素在细胞核上有相应的受体，这些位于细胞核的受体，称为细胞核激素受体；丙酸氟替卡松属于糖皮质激素。

X 型题

1. 答案：ABDE

解析：沙丁胺醇结构中不含有儿茶酚结构，其余均正确。

2. 答案：ABCDE

解析：沙丁胺醇、沙美特罗、福莫特罗、班布特罗及丙卡特罗均属于 β₂ 受体激动剂的平喘药。

3. 答案：BC

解析：扎鲁司特和孟鲁司特属于选择性白三烯受体的拮抗剂。

4. 答案：ABCD

解析：扎鲁司特及孟鲁司特属于选择性白三烯受体的拮抗剂；曲尼司特是一种过敏介质阻滞剂；齐留通是 5 - 脂氧酶抑制剂，能阻止白三烯的合成。它们均属于影响白三烯的药物。

5. 答案：BC

解析：沙美特罗是 β₂ 受体激动剂，结构中含有长链的苯丁氧己基，不含儿茶酚结构，所以不易被 COMT、MAO 或硫酸酯酶代谢，为长效的平喘药。

6. 答案：AC

解析：噻托溴铵为 M 胆碱受体阻断剂；含有季铵碱，脂溶性低，不能透过血脑屏障，所以中枢副作用小；通过将东莨菪碱的托品酸改造为二噻酚羟基乙酸得到。

7. 答案：ABC

解析：丙酸倍氯米松、丙酸氟替卡松、布地奈德属于糖皮质激素的平喘药。

8. 答案：ACDE

解析：茶碱、氨茶碱、二羟丙茶碱、多索茶碱属于磷酸二酯酶抑制剂的平喘药。

9. 答案：ABCD

解析：氨溴索为溴己新分子在体内发生环己烷羟基化、N - 去甲基的代谢得到的活性代谢物，为黏痰溶解剂，有一定的镇咳作用。

10. 答案：ABCD

解析：乙酰半胱氨酸分子中的巯基水溶液在空气中易氧化变质，应临用前配制；具有较强的黏液溶解作用，可用作祛痰剂，该作用在 pH7 时最弱；在酸性环境下作用最大，也可用于对乙酰氨基酚过量中毒的解救，与抗生素如两性霉素、氨苄西林有配伍禁忌。

第四节 消化系统疾病用药

A 型题

1. 答案：B

解析：山莨菪碱是山莨菪醇与托品酸结合的酯，天然品具左旋性称 654 - 1，合成品为外消旋体称 654 - 2。

2. 答案：B

解析：奥美拉唑 S - （ - ）- 异构体称为埃索美拉唑，在体内的代谢更慢，并且经体内循环更易重复生成，导致血药浓度更高，维持时间更长，其疗效和作用时间都优于奥美拉唑。

3. 答案：C

解析：奥美拉唑是质子泵抑制剂的抗溃疡药。

4. 答案：A

解析：甲氧氯普胺结构与普鲁卡因胺类似，均为苯甲酰胺的类似物，系中枢性和外周性多巴胺 D_2 受体拮抗剂，具有促动力作用和止吐的作用。

5. 答案：E

解析：具有 H_2 受体拮抗剂结构类型的有咪唑类、呋喃类、噻唑类和哌啶甲苯类，不包括苯并咪唑类。

6. 答案：B

解析：奥美拉唑具弱碱性和弱酸性，稳定性较差，需低温避光保存。

7. 答案：D

解析：奥美拉唑分子具较弱的碱性，可集中于强酸性的壁细胞泌酸小管口，酸质子对苯并咪唑环上 N 原子的催化下，通过发生重排、共价结合和解除结合等一系列的反应，称为奥美拉唑循环或前药循环，发挥作用。

8. 答案：D

解析：东莨菪碱在 6，7 位间比阿托品多一个 β 取向的氧桥基团，这使得东莨菪碱的脂溶性增强，易进入中枢神经系统。

9. 答案：E

解析：东莨菪碱脂溶性强，易进入中枢神经系统；山莨菪碱在 6 位多了一个 β 取向的羟基，这使得山莨菪碱分子的极性增强，难以透过血脑屏障，中枢作用很弱。阿托品中枢作用介于两者之间。

10. 答案：B

解析：阿托品结构中的酯键在弱酸性、近中性条件下较稳定，碱性溶液易水解；水解产物为莨菪醇和消旋莨菪酸。

11. 答案：A

解析：阿拉品左旋体的中枢兴奋作用比右旋体强 8 ~ 50 倍，毒性更大。所以临床用更安全，也更易制备的外消旋体阿托品。

12. 答案：C

解析：罗沙替丁为哌啶甲苯类，结构中有含氧四原子链。

13. 答案：B

解析：东莨菪碱在 6，7 位间比阿托品多一个 β 取向的氧桥基团，这使得东莨菪碱的脂溶性增强，易进入中枢神经系统，是莨菪生物碱中中枢作用最强的药物。

B 型题

[1~3]

答案：DAC

解析：奥美拉唑是质子泵（H^+，K^+-ATP 酶）抑制剂；西咪替丁为含有咪唑环的 H_2 受体拮抗剂；多潘立酮为含有苯并咪唑环的外周性多巴胺 D_2 受体拮抗剂的胃动力药。

[4~6]

答案：DAC

解析：东莨菪碱结构中 6 位无羟基，6，7 位有氧桥；山莨菪碱结构中 6 位有羟基，6，7 位无氧桥；阿托品结构中 6 位无羟基，6，7 位无氧桥。

[7~9]

答案：BCD

解析：东莨菪碱结构中含有环氧基，脂溶性大，容易透过血脑屏障，对中枢具有较强作用；山莨菪碱结构中含有羟基，极性大，难以透过血脑屏障；丁溴东莨菪碱结构中含有季铵基团，中枢作用较弱。

[10~11]

答案：AC

解析：奥美拉唑 S-（-）-异构体称为埃索美拉唑，现已上市。埃索美拉唑在体内的代谢更慢，并且经体内循环更易重复生成，导致血药浓度更高，维持时间更长，其疗效和作用时间都优于奥美拉唑。泮托拉唑具有两个手性异构体，在体内可发生右旋体向左旋体的单方向构型转化。

X 型题

1. 答案：AC

解析：H_2 受体拮抗剂都具有两个药效团：具碱性的芳环结构和平面的极性基团。碱性的芳环与受体上谷氨酸残基阴离子结合，而平面极性基团可能与受体发生氢键键合的相互作用。

2. 答案：ABCD

解析：除多潘立酮外，其余药物均含有苯甲酰胺类结构。

3. 答案：ABCE

解析：6，7 位的氧桥可使中枢作用增加，如东莨菪碱的中枢作用强；6，7 位无氧桥时中枢作用减弱，如阿托品的中枢作用弱于东莨菪碱；6 位上的羟基因为极性增加，使中枢作用更弱，如山莨菪碱。

4. 答案：ABDE

解析：从图上可知：只有罗沙替丁的结构中不含有硫原子。

5. 答案：ADE

解析：质子泵抑制剂类药物的结构中均含有亚砜基团，且具有光学活性。

6. 答案：ABCD

解析：阿托品为抗 M 胆碱作用的解痉药，可治疗各种内脏绞痛，临床使用的是外消旋体，为莨菪醇与莨菪酸结合形成的酯，可以通过血脑屏障，产生中枢兴奋作用。

第五节　循环系统疾病用药

A 型题

1. 答案：B

解析：辛伐他汀分子中是内酯结构，所以体外无 HMG-CoA 还原酶抑制作用，需进入体内后分子中的羟基内酯结构水解为 3，5-二羟基戊酸才表现出活性。

2. 答案：A

解析：氨氯地平 4 位碳原子具手性，可产生两个光学异构体，临床用外消旋体和左旋体。

3. 答案：E

解析：卡托普利是含巯基的 ACE 抑制

剂的唯一代表。

4. 答案：C

解析：3，5 位羧酸酯的结构不同，因而 4 位碳原子具手性，可产生两个光学异构体。

5. 答案：D

解析：硝酸甘油是一种硝酸酯类的药物，在体内会水解代谢。

6. 答案：A

解析：普罗帕酮结构中含有芳氧丙醇胺基团，具有阻断 β 受体的作用。

7. 答案：D

解析：洛伐他汀分子中是内酯结构，需进入体内后分子中的羟基内酯结构水解为 3，5 - 二羟基戊酸才表现出活性。

8. 答案：E

解析：拉贝洛尔含有芳（苯）乙醇胺结构，具有 α_1、β_1 和 β_2 拮抗活性的药物。

9. 答案：D

解析：美西律的化学结构与利多卡因类似，其抗心律失常的作用和局部麻醉作用与利多卡因相同。

10. 答案：D

解析：由于普萘洛尔游离碱的高度脂溶性，易产生中枢效应，还有较强的抑制心肌收缩力和引起支气管痉挛及哮喘的副作用。

11. 答案：A

解析：卡托普利不属于血管紧张素 Ⅱ 受体拮抗剂。

12. 答案：E

解析：依那普利是前体药物，口服给药后在体内水解代谢为依那普利拉。依那普利拉口服吸收极差，只能静脉注射给药。

13. 答案：E

解析：沙坦类，即血管紧张素 Ⅱ（A Ⅱ）受体拮抗剂类药物没有干咳的副作用，

只有 ACE 抑制剂才可能引起干咳。

14. 答案：A

解析：硝苯地平为对称结构的二氢吡啶类药物，所以无手性中心。

15. 答案：E

解析：地尔硫䓬口服吸收迅速完全，但有较高的首过效应，导致生物利用度下降。

16. 答案：E

解析：羟甲基戊二酰辅酶 A 还原酶（HMG - CoA 还原酶）是体内生物合成胆固醇的限速酶。羟甲基戊二酰辅酶 A 还原酶抑制剂可以减少胆固醇的生物合成。

17. 答案：C

解析：洛伐他汀的作用靶点是羟甲基戊二酰辅酶 A 还原酶。

18. 答案：D

解析：洛伐他汀是天然的 HMG - CoA 还原酶抑制剂，由于分子中是内酯结构，所以体外无 HMG - CoA 还原酶抑制作用，需进入体内后分子中的羟基内酯结构水解为 3，5 - 二羟基戊酸才表现出活性。

19. 答案：D

解析：硝酸异山梨酯进入人体后很快被代谢为 2 - 单硝酸异山梨酯和 5 - 硝酸异山梨酯，两者均具有抗心绞痛活性。

20. 答案：A

解析：依那普利是对依那普利拉结构中的羧基进行成酯的修饰得到的前体药物。

21. 答案：C

解析：盐酸维拉帕米呈弱酸性，不管在加热、光化学降解条件，还是酸、碱水溶液，化学稳定性均良好。

22. 答案：E

解析：依那普利是前体药物，口服给药后在体内水解代谢为依那普利拉；依那普利拉是一种长效的血管紧张素转化酶抑制剂。

B 型题

[1 ~ 4]

答案：BDEC

解析：二氢吡啶类钙通道阻滞剂为地平类药物，硝苯地平没有手性碳原子，氨氯地平有 1 个手性碳原子；维拉帕米为含有 1 个手性碳的芳烷基胺类钙通道阻滞剂；地尔硫䓬为苯硫氮杂䓬类钙通道阻滞剂；氟桂利嗪为三苯哌嗪类钙通道阻滞剂。

[5 ~ 7]

答案：AEB

解析：辛伐他汀为羟甲基戊二酰辅酶 A 还原酶抑制剂；赖诺普利为血管紧张素转化酶抑制剂；美托洛尔为 β_1 受体阻滞剂。

[8 ~ 11]

答案：BAEC

解析：不含手性碳，具有二氢吡啶结构的钙通道阻滞剂为硝苯地平；具有苯并硫氮杂䓬结构的抗心绞痛药为盐酸地尔硫䓬；含有 1 个手性碳，具有二氢吡啶结构，且 2 位甲基被 2 - 氨基乙氧基甲基取代的钙通道阻滞剂为氨氯地平；芳氧丙醇胺结构为 β 受体阻断剂的特征结构，故盐酸普萘洛尔含有芳氧丙醇胺结构。

[12 ~ 15]

答案：BAEC

解析：洛伐他汀为含有氢化萘环骨架和羟基内酯结构的 HMG - CoA 还原酶抑制剂的调血脂药；瑞舒伐他汀为含有嘧啶环骨架和 3，5 - 二羟基戊酸活性结构的 HMG - CoA 还原酶抑制剂的调血脂药；非诺贝特结构中含有酯键，为前药，在体内代谢后产生活性物质苯氧羧酸；吉非罗齐为含有芳氧羧酸结构的调血脂药。

[16 ~ 18]

答案：BCD

解析：洛伐他汀能竞争性抑制羟甲基戊二酰辅酶 A（HMG - CoA）还原酶；卡托普利能够抑制血管紧张素转化酶（ACE）；氯沙坦为血管紧张素 Ⅱ（A Ⅱ）受体拮抗剂。

[19 ~ 21]

答案：ACB

解析：卡托普利为结构中含有巯基的抗高血压药；甲氨蝶呤为结构中含有巯基的抗肿瘤药；乙酰半胱氨酸为结构中含有巯基的镇咳祛痰药。

[22 ~ 24]

答案：CDE

解析：福辛普利含有膦酰结构；赖诺普利含有碱性的赖氨酸基团残基；依那普利含有苯丁酸乙酯基团。

[25 ~ 28]

答案：DBEA

解析：缬沙坦为不含咪唑环的血管紧张素 Ⅱ 受体拮抗剂类抗高血压药；厄贝沙坦属于螺环化合物的血管紧张素 Ⅱ 受体拮抗剂类抗高血压药；坎地沙坦酯为前药的血管紧张素 Ⅱ 受体拮抗剂类抗高血压药；替米沙坦为不含四氮唑环的血管紧张素 Ⅱ 受体拮抗剂类抗高血压药。

[29 ~ 31]

答案：DBE

解析：普罗帕酮分子中存在手性碳原子，R、S 两个旋光异构体都有钠通道阻滞作用，但药效学和药代动力学方面存在差异；利多卡因结构中含有酰胺键，是由普鲁卡因改造得到的抗心律失常药物；胺碘酮分子内含有碘原子，结构与甲状腺素类似，可影响甲状腺素代谢。

[32 ~ 35]

答案：CAED

解析：阿托伐他汀分子内含有吡咯结构；瑞舒伐他汀分子内含有嘧啶结构；氟伐他汀分子内含有吲哚结构；普伐他汀为非前药，分子中含有多氢萘环结构。

C型题

[1～3]

答案：1. A；2. B；3. A

解析：非选择性β受体阻断药，具有较强的抑制心肌收缩力作用，同时具有引起支气管痉挛及哮喘的副作用。普萘洛尔

结构中含有典型的萘环 ，属于芳氧丙醇胺类结构类型。对于合并糖尿病的室上性心动过速患者，宜选用选择性β₁受体阻断药，这样不会影响胰岛细胞，适于糖尿病患者使用。

X型题

1. 答案：ABCE

解析：替米沙坦结构中用羧基取代了四氮唑环，其余沙坦结构中均含有四氮唑环。

2. 答案：CE

解析：普利类ACE抑制剂容易产生干咳的副作用，所以只能用其他类型的抗高血压药替换。

3. 答案：ABC

解析：二氢吡啶类钙通道阻滞剂多数药物含有2，6位甲基，氨氯地平2位甲基被2-氨基乙氧基甲基取代，其他地平类均含有2，6位甲基。

4. 答案：BCE

解析：雷米普利、福辛普利、依那普

利需要在体内代谢后才能产生活性。

5. 答案：BCDE

解析：硝苯地平为对称结构的1，4-二氢吡啶类钙通道阻滞剂，没有手性碳，其余均有手性碳原子。

6. 答案：BE

解析：洛伐他汀和辛伐他汀结构中含有δ-（六元）内酯环，为前药。

7. 答案：ABDE

解析：硝酸酯类药物具有爆炸性，不宜以纯品形式放置或运输。

8. 答案：ABCE

解析：按化学结构特征可把钙通道阻滞剂分为四类：二氢吡啶类、芳烷基胺类、苯硫氮䓬类和三苯哌嗪类。

9. 答案：ACD

解析：β受体拮抗剂的临床用途包括降低血压、抗心绞痛和抗心律失常。

10. 答案：BCD

解析：依那普利、雷米普利、贝那普利均属于双羧基ACE抑制剂。

11. 答案：BCE

解析：结构中含有3，5-二羟基羧酸结构片断，抑制体内胆固醇生物合成的药物有阿托伐他汀、普伐他汀、氟伐他汀，而洛伐他汀结构中含有δ-（六元）内酯环。

第六节　内分泌系统疾病用药

A型题

1. 答案：A

解析：糖皮质激素均含有甾体母核。

2. 答案：D

解析：瑞格列奈中含有苯甲酸结构，分子中含有一个手性碳，S-异构体的活性大于R-异构体。

3. 答案：B

解析：倍他米松为地塞米松的16位差向异构体的糖皮质激素，含有16β-甲基。

4. 答案：E

解析：苯丙酸诺龙可显著降低雄性激素作用，提高蛋白同化作用。

5. 答案：B

解析：将睾酮的 17 - OH 进行丙酸酯化制成的前药丙酸睾酮，肌内注射后在体内缓慢吸收，并逐渐水解释放出原药睾酮，使药物作用时间大大延长，注射一次可持续作用 2~4 天。

6. 答案：C

解析：将睾酮 19 位甲基去除，得到苯丙酸诺龙，可显著降低雄性激素作用，提高蛋白同化作用。

7. 答案：E

解析：睾酮 19 位去甲基后，即成为雌甾烷结构的蛋白同化激素类药物。

8. 答案：A

解析：在睾酮的 17α 位引入甲基，增大 17 位的代谢位阻，得到可口服的甲睾酮。

9. 答案：D

解析：在可的松和氢化可的松的 1 位增加双键，由于 A 环几何形状从半椅式变为平船式构象，增加了与受体的亲和力并改变了药动学性质，使其抗炎活性增大 4 倍，不增加钠潴留作用。

10. 答案：A

解析：雌二醇为天然的雌激素，在肠道中大部分被微生物降解，虽有少量在肠道可被迅速吸收，但在肝脏又被迅速代谢，所以口服几乎无效。

11. 答案：A

解析：氢化可的松为黄体酮的 11β、17α、21 位三羟基的药物。

12. 答案：C

解析：地塞米松为氢化可的松结构中引入 $\triangle^{1,2}$、9α - F 和 16α - CH_3 得到的强效、长效的糖皮质激素。

13. 答案：C

解析：罗格列酮属于噻唑烷二酮类口服胰岛素增敏剂。

14. 答案：E

解析：格列美脲化学结构上的特点是脲上取代基为甲基环己基，甲基处在环己烷的平伏键上，阻碍了像格列喹酮等其他药物分子环己烷上的羟基化反应，因此具有高效、长效降血糖作用。

B 型题

[1~2]

答案：BE

解析：B 项的结构为瑞格列奈，含有 D - 苯丙氨酸结构，被称为"餐时血糖调节剂"的药物。E 项的结构为二甲双胍，含双胍类结构母核，属于胰岛素增敏剂的口服降糖药物。

[3~4]

答案：EC

解析：苯丙酸诺龙结构为去 19 位甲基睾酮的衍生物，具有蛋白同化激素样作用；炔诺酮结构为去 19 位甲基睾酮的衍生物，具有孕激素样作用的药物。

[5~7]

答案：DAE

解析：格列吡嗪属于磺酰脲类胰岛素分泌促进剂的降血糖药物；那格列奈属于非磺酰脲类胰岛素分泌促进剂的降血糖药物；吡格列酮属于噻唑烷二酮类胰岛素增敏剂的降血糖药物。

[8~9]

答案：DE

解析：伏格列波糖为氨基糖类似物的 α - 葡萄糖苷酶抑制剂；米格列醇为葡萄糖类似物的 α - 葡萄糖苷酶抑制剂。

[10~11]

答案：AE

解析：罗格列酮为增加胰岛素敏感性的降血糖药物；阿卡波糖为通过竞争性地与 α - 葡萄糖苷酶结合而抑制其活性的降血糖药物。

[12～13]

答案：AD

解析：瑞格列奈属于非磺酰脲类促胰岛素分泌剂的药物；二甲双胍属于非噻唑烷二酮类胰岛素增敏剂的药物。

[14～15]

答案：BE

解析：在糖皮质激素分子 16 位引入阻碍 17 位氧化代谢的甲基，使抗炎活性增加，钠潴留作用减少，如地塞米松；在 9α-位引入氟原子、C16 引入羟基并与 C17α-羟基一道制成丙酮的缩酮，可抵消 9α-氟原子取代增加钠潴留作用，糖皮质激素作用大幅度增加，如曲安奈德。

[16～17]

答案：EC

解析：含有乙炔基的雌激素是炔雌醇；含有乙炔基的孕激素是炔诺酮。

[18～19]

答案：AD

解析：在睾酮的 17α 位引入甲基而得到甲睾酮，主要目的是增加口服活性；把睾酮的 17-OH 酯化的主要目的是增强脂溶性，使作用时间延长。

[20～21]

答案：EA

解析：雌二醇口服无效，引入 17α-乙炔基可使口服有效；雌二醇将 17β-羟基酯化或将 3-羟基酯化可以延长作用时间。

[22～24]

答案：BCA

解析：孕甾烷的 10 位和 13 位都有角甲基，17 位有乙基取代；雌甾烷的 10 位没有角甲基，13 位有角甲基，17 位没有碳链取代；雄甾烷的 10 位和 13 位都有角甲基，17 位没有碳链取代。

X 型题

1. 答案：ABCDE

解析：肾上腺糖皮质激素的基本结构是含有 $\triangle$4-3，20-二酮和 11，17α，21-三羟基孕甾烷；若结构中不同时具有 17-α 羟基和 11-氧（羟基或氧代）的为盐皮质激素；11 位和 17 位均具有含氧取代基时为糖皮质激素类化合物。

2. 答案：ABCDE

解析：对骨质疏松症有治疗作用的药物是依替膦酸二钠、阿仑膦酸钠、阿法骨化醇、骨化三醇以及利塞膦酸钠。

3. 答案：ABCDE

解析：题目中内容均与糖皮质激素的构效关系相符。

4. 答案：BCDE

解析：可以通过 1，2 位引入双键，6α 位、9α 位引入氟原子，16α 位引入甲基等途径增强糖皮质激素的抗炎作用。

5. 答案：ACDE

解析：从结构可以看出，只有雌二醇结构中的 A 环是苯环，没有 3-酮-4-烯的结构，其余均有。

6. 答案：ACD

解析：孕甾烷母核的结构特征为 10 位和 13 位都有角甲基，17 位有乙基取代。一般糖皮质激素和孕激素类药物中常含有孕甾烷母核，所以黄体酮、氢化可的松及醋酸甲地孕酮结构中含有孕甾烷母核。

7. 答案：ABCE

解析：磺酰脲类胰岛素分泌促进剂一般是"格列××"类药物；甲苯磺丁脲是这类药物开发的第一个药物；瑞格列奈属于非磺酰脲类胰岛素分泌促进剂。

8. 答案：AC

解析：胰岛素增敏剂临床上常见的有双胍类和噻唑烷二酮类。

9. 答案：BDE

解析：阿卡波糖、伏格列波糖、米格列醇属于 α - 葡萄糖苷酶抑制剂。

10. 答案：BCDE

解析：除了不属于非磺酰脲类胰岛素分泌促进剂外，其余均正确。

11. 答案：BCD

解析：将雌二醇的 3 位和 17β 位羟基酯化，得到作用时间长的酯类前药，如苯甲酸雌二醇和戊酸雌二醇。在雌二醇的 17α 位引入乙炔基，因增大了空间位阻，提高了 D 环的代谢稳定性，得到了口服有效的炔雌醇。由于 17α 位引入乙炔基之后，使 17β - OH 的代谢受阻，在胃肠道中也可抵御微生物降解，其口服活性是雌二醇的 10～20 倍。将炔雌三醇的 3 位羟基醚化，提高了 A 环的代谢稳定性，得到尼尔雌醇，是可口服的长效雌激素。

第七节　抗菌药物

A 型题

1. 答案：C

解析：舒巴坦为不可逆竞争性 β - 内酰胺酶抑制剂，可增强 β - 内酰胺类抗生素对 β - 内酰胺酶的稳定性。

2. 答案：C

解析：阿米卡星是在卡那霉素分子的链霉胺部分引入氨基羟丁酰基侧链得到的半合成类抗生素。

3. 答案：B

解析：氟康唑具有 1，2，4 - 三氮唑类结构，具有很好的抗真菌应用价值。

4. 答案：D

解析：阿奇霉素为将红霉素扩环得到的产物，将氮原子引入到大环内酯骨架中制得第一个环内含氮的 15 元环大环内酯类抗生素。阿奇霉素由于其碱性增大，具有独特的药动学性质，吸收后可被转运到感染部位，达到很高的组织浓度，一般可比细胞外浓度高 300 倍。

5. 答案：A

解析：米诺环素为四环素脱去 6 位甲基和 6 位羟基，同时在 7 位引入二甲氨基得到的衍生物，由于脱去 6 位羟基，盐酸米诺环素对酸很稳定，不会发生脱水和重排形成内酯环的产物。

6. 答案：C

解析：将喹诺酮 1 位和 8 位成环得到氧氟沙星，此环含有手性碳原子，左旋体的抗菌作用比右旋体大 8～128 倍。

7. 答案：B

解析：乙胺丁醇含两个构型相同的手性碳，分子呈对称性仅有三个旋光异构体，右旋体的活性是内消旋体的 12 倍，为左旋体的 200～500 倍，药用为右旋体。

8. 答案：A

解析：乙酰肼是在使用异烟肼治疗时产生肝毒性的原因，可将肝蛋白乙酰化，导致肝坏死。

9. 答案：C

解析：杂质青霉噻唑高聚物是引起其过敏反应的根源。由于青霉噻唑基是青霉素类药物所特有的结构，因此青霉素类药物这种过敏反应是交叉过敏反应。

10. 答案：E

解析：亚胺培南单独使用时，在肾脏受肾肽酶代谢而分解失活。在临床上亚胺培南通常与肾肽酶抑制剂西司他丁钠合并使用。

11. 答案：A

解析：将青霉素 6 位侧链改为具有吸电子作用的苯氧乙酰氨基得到耐酸的半合成青霉素，可以口服使用。

12. 答案：C

解析：舒巴坦为不可逆竞争性 β - 内酰胺酶抑制剂。

13. 答案：E

解析：亚胺培南属于碳青霉烯结构的非典型 β - 内酰胺类抗生素。

14. 答案：B

解析：氨曲南是全合成单环 β - 内酰胺类抗生素。

15. 答案：E

解析：阿米卡星是卡那霉素改造得到的氨基糖苷类半合成抗生素。

16. 答案：C

解析：氨基糖苷类抗生素除了对肾脏产生毒性外，另一个较大毒性为对第八对脑神经有损害作用，可引起不可逆耳聋，尤其对儿童毒性更大。

17. 答案：E

解析：头孢克洛为头孢氨苄的 C - 3 位甲基以卤素氯替代得到的可口服的半合成头孢菌素。

18. 答案：D

解析：阿奇霉素是将氮原子引入到大环内酯骨架中制得的第一个环内含氮的 15 元环大环内酯类抗生素。

19. 答案：D

解析：在喹诺酮类抗菌药分子中的关键药效团是 3 位羧基和 4 位羰基，该药效团与 DNA 螺旋酶和拓扑异构酶Ⅳ结合起至关重要的作用。

20. 答案：E

解析：有些喹诺酮类药物的活性可以与第三代头孢相媲美。

21. 答案：B

解析：将喹诺酮 1 位和 8 位成环得到氧氟沙星。

22. 答案：E

解析：磺胺类药物作用的靶点是细菌的二氢蝶酸合成酶。

23. 答案：C

解析：磺胺类药物作用的靶点是细菌的二氢蝶酸合成酶。抗菌增效剂甲氧苄啶是二氢叶酸还原酶可逆性抑制剂，当磺胺类药物和抗菌增效剂甲氧苄啶一起使用时，磺胺类药物能阻断二氢叶酸的合成，而甲氧苄啶又能阻断二氢叶酸还原成四氢叶酸。二者合用，可产生协同抗菌作用，使细菌体内叶酸代谢受到双重阻断，抗菌作用增强数倍至数十倍。

24. 答案：B

解析：磺胺甲噁唑，又名新诺明，可与抗菌增效剂甲氧苄啶按 5∶1 比例配伍合用，其抗菌作用可增强数倍至数十倍。

25. 答案：E

解析：在喹诺酮类抗菌药分子中的关键药效团是 3 位羧基和 4 位羰基。该药效团极易和钙、镁、铁、锌等金属离子螯合，不仅降低了药物的抗菌活性，也是造成体内的金属离子流失，引起妇女、老人和儿童缺钙、贫血、缺锌等副作用的主要原因。

26. 答案：B

解析：以含有 3 - 苯基 - 5 - 甲基异噁唑结构侧链引入青霉素 6 位得到苯唑西林，该基团具有较大的体积阻止了药物与 β - 内酰胺酶活性中心的结合，保护 β - 内酰胺环不被破坏，成为耐青霉素酶的半合成青霉素。

27. 答案：D

解析：氨苄西林和阿莫西林水溶液中若含有磷酸盐、山梨醇、硫酸锌、二乙醇胺等时，会发生分子内成环反应，生成 2，5 - 吡嗪二酮。

28. 答案：B

解析：氟康唑结构中含有 2 个弱碱性的三氮唑环和一个亲脂性的 2，4 - 二氟苯基，脂溶性大，可以通过血脑屏障进入脑脊液。

B 型题

[1~2]

答案：ED

解析：他唑巴坦属于青霉烷砜类抗生素；亚胺培南属于碳青霉烯类抗生素。

[3~6]

答案：BCAE

解析：克拉维酸为天然来源的β-内酰胺酶抑制剂，临床上常与阿莫西林组成复方制剂；舒巴坦因口服吸收差，可与氨苄西林以 1:1 的形式以次甲基相连，得到舒他西林；丙磺舒与青霉素合用，可降低青霉素的排泄速度，从而增强青霉素的抗菌活性；甲氧苄啶本身具有广谱抗菌作用，与磺胺类药物合用可显著增强抗菌作用。

[7~9]

答案：BDC

解析：美罗培南属于碳青霉烯类的β-内酰胺类抗生素；克拉维酸属于氧青霉烷类的β-内酰胺类抗生素；舒巴坦属于青霉烷砜类的β-内酰胺类抗生素。

[10~13]

答案：ABDC

解析：阿奇霉素为含氮原子的 15 元环大环内酯类抗生素；罗红霉素为含肟结构片断的 14 元大环内酯类抗生素；琥乙红霉素为含丁二酸单酯片断的 14 元大环内酯类抗生素；克拉霉素为通过对红霉素 6 位进行甲基化得到的 14 元大环内酯类抗生素。

[14~16]

答案：ACB

解析：耐酸的半合成青霉素设计思路是侧链引入吸电子基团；广谱的半合成青霉素设计思路是侧链酰胺上引入极性基团；耐酶的半合成青霉素设计思路是侧链酰胺上引入体积较大的基团。

[17~18]

答案：DB

解析：头孢菌素 3 位取代基的改造，可以明显改善抗菌活性和药物代谢动力学性质；头孢菌素 7α 氢原子换成甲氧基后，可以增加对β-内酰胺酶的稳定性。

[19~20]

答案：CA

解析：甲氧苄啶为二氢叶酸还原酶抑制剂；磺胺甲噁唑为二氢蝶酸合成酶抑制剂。

[21~24]

答案：BEDC

解析：C-3 位为氯原子，亲脂性强，口服吸收好的药物是头孢克洛；C-3 位含有酸性较强的杂环，可通过血-脑屏障，用于脑部感染治疗的药物是头孢曲松；C-3 位含有季铵基团，能迅速穿透细菌细胞壁的药物是头孢吡肟；C-3 位含有氨基甲酸酯基团的药物是头孢呋辛。

[25~27]

答案：CBD

解析：8 位引入氟原子，口服吸收迅速、完全，但光毒性也增大的药物是洛美沙星；8 位甲氧基取代，对光稳定且潜在光毒性很低，7 位的二氮杂双环取代的是莫西沙星；将喹诺酮 1 位和 8 位成环得到氧氟沙星，左旋体的抗菌作用大于右旋异构体。

[28~29]

答案：EB

解析：含有哌嗪酮基团，对铜绿假单胞菌作用强的头孢菌素类药物是头孢哌酮；含有哌嗪酮基团，对铜绿假单胞菌作用强的青霉素类药物是哌拉西林。

X 型题

1. 答案：ABCDE

解析：四环素类药物分子中含有多个

羟基、烯醇羟基及羧基，在近中性条件下能与多种金属离子形成不溶性螯合物。由于四环素类药物能和钙离子形成螯合物，在体内该螯合物呈黄色，可沉积在骨骼和牙齿上，儿童服用会发生牙齿变黄，孕妇服用后其产儿可能发生牙齿变色、骨骼生长抑制。

2. 答案：DE

解析：属于碳青霉烯类的药物有亚胺培南和美罗培南。此处容易把法罗培南误认为正确答案，其实法罗培南属于青霉烯类非经典的 β - 内酰胺抗生素。

3. 答案：ADE

解析：结构中含三氮唑环的抗真菌药物有伊曲康唑、氟康唑、伏立康唑。

4. 答案：BC

解析：氨苄西林和阿莫西林水溶液不太稳定，在室温放置 24 小时会生成无抗菌活性的聚合物。其主要原因是 6 位酰胺侧链中游离的氨基具有亲核性，可以直接进攻 β - 内酰胺环的羧基，而使 β - 内酰胺开环发生聚合反应。

5. 答案：CDE

解析：侧链酰胺上引入体积较大基团、7α - 氢原子被 α - 甲氧基取代以及 C - 7 位的氨基上引入顺式的甲氧肟基酰基侧链均

可以得到耐 β - 内酰胺酶的半合成头孢菌素。

6. 答案：ABD

解析：细菌对氨基糖苷类抗生素易产生对这类抗生素的钝化酶（磷酸转移酶、核苷转移酶、乙酰转移酶），而易导致耐药性。

7. 答案：ABCD

解析：克拉维酸、舒巴坦可以对 β - 内酰胺类抗生素增效；丙磺舒可以抑制青霉素 G 的排泄速度而增效；甲氧苄啶可以通过抑制二氢叶酸还原酶从而增强磺胺类药物的抗菌作用。

8. 答案：ABC

解析：四环素类药物在 pH 2 ~ 6 条件下，C - 4 位上二甲氨基易发生可逆差向异构化反应，生成差向异构体，其活性极低且毒性较大。

9. 答案：AB

解析：因为儿童使用四环素类药物和喹诺酮类药物易引起钙离子流失，所以不能选用这两类药物。

10. 答案：ACD

解析：含有咪唑环结构的抗真菌药物有益康唑、咪康唑和酮康唑。

第八节 抗病毒药

A 型题

1. 答案：A

解析：奥司他韦是流感病毒的神经氨酸酶抑制剂，通过抑制 NA，能有效地阻断流感病毒的复制过程，对流感的预防和治疗发挥重要的作用。

2. 答案：C

解析：对能引起艾滋病病毒和 T 细胞白血病的 RNA 肿瘤病毒有抑制作用，为抗逆转录酶病毒药物。

3. 答案：E

解析：阿昔洛韦是开环的鸟苷类似物的抗病毒药。

4. 答案：B

解析：泛昔洛韦是喷昔洛韦 6 - 脱氧衍生物的二乙酯，是喷昔洛韦的前体药物。

5. 答案：A

解析：更昔洛韦的侧链比阿昔洛韦多

一个羟甲基，可以看成是具有 C3′ – OH 和 C5′ – OH 的开环脱氧鸟苷衍生物。

6. 答案：E

解析：金刚烷胺可以抑制病毒颗粒进入宿主细胞，也可以抑制病毒早期复制和阻断病毒基因的脱壳及核酸向宿主细胞的侵入。

7. 答案：C

解析：拉米夫定是双脱氧硫代胞苷化合物，有 β – D – （ + ）及 β – L – （ – ）两种异构体。两种异构体都具有较强的抗 HIV – 1 的作用，可用于艾滋病及其相关综合征的治疗。

B 型题

[1~2]

答案：DB

解析：奥司他韦是流感病毒的神经氨酸酶抑制剂；拉米夫定是具有抗乙肝病毒作用的核苷类药物。

[3~5]

答案：BAD

解析：齐多夫定是非开环核苷逆转录酶抑制剂类的抗病毒药物；阿昔洛韦是开环核苷类抗病毒药物；膦甲酸钠为焦磷酸盐的有机类似物，可抑制巨细胞病毒。

[6~9]

答案：BEAC

解析：含有叠氮基的抗病毒药物是齐多夫定；含有全碳六元环的抗病毒药物是奥司他韦；含有三氮唑环的抗病毒药物是利巴韦林；金刚烷胺为对称三环状胺类的抗病毒药。

[10~11]

答案：AC

解析：司他夫定为非开环核苷类抗病毒药；更昔洛韦为开环核苷类抗病毒药。

[12~13]

答案：BD

解析：泛昔洛韦为喷昔洛韦的前体药物；喷昔洛韦为更昔洛韦的生物电子等排体衍生物。

[14~15]

答案：DC

解析：奥司他韦是流感病毒的神经氨酸酶抑制剂；阿昔洛韦是开环的鸟苷类似物，可以看成是在糖环中失去 C – 2′和 C – 3′的嘌呤核苷类似物。

第九节　抗肿瘤药

A 型题

1. 答案：A

解析：环磷酰胺是在氮芥的氮原子上连有一个吸电子的环状磷酰胺内酯，属于氮芥类。

2. 答案：C

解析：异环磷酰胺主要毒性为骨髓抑制、出血性膀胱炎、尿道出血等，须和尿路保护剂美司纳（巯乙磺酸钠）一起使用，以降低毒性。

3. 答案：A

解析：环磷酰胺在肝脏中被细胞色素

P450 氧化酶氧化生成 4 – 羟基环磷酰胺。4 – 羟基环磷酰胺可经过进一步氧化代谢为无毒的 4 – 酮基环磷酰胺，也可经过互变异构生成开环的醛基化合物，并在肝脏中进一步氧化生成无毒的羧酸化合物。而肿瘤组织中因缺乏正常组织所具有的酶，则不能进行上述代谢，只能经非酶促反应 β – 消除生成丙烯醛和磷酰氮芥。磷酰氮芥及其他代谢产物都可经非酶水解生成去甲氮芥。它们均为强的烷化剂。

4. 答案：D

解析：甲氨蝶呤为叶酸类抗代谢物，

不属于嘌呤类，其余均正确。

5. 答案：E

解析：氟尿嘧啶属于嘧啶类抗代谢物。

6. 答案：C

解析：由于甲氨蝶呤是二氢叶酸还原酶的抑制剂，阻断二氢叶酸转变为四氢叶酸，当使用甲氨蝶呤剂量过大引起中毒时，可用亚叶酸钙解救。亚叶酸钙是四氢叶酸钙甲酰衍生物的钙盐，系叶酸在体内的活化形式，在体内可转变为四氢叶酸，能有效地对抗甲氨蝶呤引起的毒性反应；与甲氨蝶呤合用可降低毒性，不降低抗肿瘤活性。

7. 答案：A

解析：昂丹司琼可用于治疗癌症患者的恶心呕吐症状，辅助癌症患者的药物治疗，其止吐剂量仅为甲氧氯普胺有效剂量的1%；无锥体外系的副作用，毒副作用极小。昂丹司琼还用于预防和治疗手术后的恶心和呕吐。

8. 答案：A

解析：氮芥类药物是β-氯乙胺类化合物的总称，其中β-氯乙胺是产生烷基化的关键药效基团。

9. 答案：B

解析：属于前药的抗肿瘤药物是环磷酰胺。肿瘤组织中因缺乏正常组织所具有的酶，只能经非酶促反应β-消除生成丙烯醛和磷酰氮芥。磷酰氮芥及其他代谢产物都可经非酶水解生成去甲氮芥。它们均为强的烷化剂。

10. 答案：C

解析：巯嘌呤属于嘌呤类抗代谢的抗肿瘤药物。

11. 答案：C

解析：伊马替尼在体内外均可在细胞水平上抑制"费城染色体"的Bcr-Abl酪氨酸激酶。

B 型题

[1～3]

答案：BCD

解析：含有三苯乙烯结构，通过拮抗雌激素受体，用于乳腺癌治疗的药物是他莫昔芬；氟尿嘧啶含有嘧啶结构，为治疗实体肿瘤的首选药物；氟他胺含有酰苯胺结构，通过拮抗雄激素受体，用于前列腺癌治疗。

[4～6]

答案：AED

解析：作用于DNA拓扑异构酶Ⅰ的天然来源药物是喜树碱；作用于DNA拓扑异构酶Ⅱ的半合成药物是依托泊苷；对喜树碱进行结构修饰得到的水溶性前药是伊立替康。

[7～8]

答案：AC

解析：含有咪唑结构的 5-TH$_3$ 受体拮抗剂是昂丹司琼；含有吲哚羧酸酯结构的 5-TH$_3$ 受体拮抗剂托烷司琼。

[9～11]

答案：EAC

解析：能够抑制胸苷酸合成酶、二氢叶酸还原酶等具有多靶点抑制作用的药物是培美曲塞；结构上看是胞嘧啶核苷抗代谢物，实际上是氟尿嘧啶的前体药物是卡培他滨；阿糖胞苷是胞嘧啶类抗代谢物。

[12～14]

答案：CAD

解析：吉非替尼为表皮生长因子受体酪氨酸激酶抑制剂；美法仑含有L-苯丙氨酸结构，为氮芥类抗肿瘤药物；黄嘌呤6位羟基以巯基取代得到的抗肿瘤药物为巯嘌呤。

[15～17]

答案：BED

解析：多西他赛是由10-去乙酰基浆

果赤霉素进行半合成得到的紫杉烷类抗肿瘤药物；长春碱分子中具有吲哚环结构；依托泊苷为含有糖结构的半合成抗肿瘤药物。

[18～19]

答案：BD

解析：塞替哌属于乙撑亚胺类的抗肿瘤药物；奥沙利铂属于金属配合物类的抗肿瘤药物。

[20～22]

答案：EBC

解析：作用于拓扑异构酶Ⅰ的抑制剂是喜树碱；作用于 DNA 拓扑异构酶Ⅱ的抗肿瘤药物是依托泊苷；属于有丝分裂抑制剂的抗肿瘤药物是紫杉醇。

[23～25]

答案：ABC

解析：蒽醌类抗肿瘤抗生素大多具有：①抑制 TopoⅡ功能，引起 DNA 断裂；②直接作用于 DNA 或嵌入 DNA 的双链中，形成稳定复合物，阻止 DNA 复制和 RNA 的转录，是细胞周期非特异性药物。伊立替康是羟基喜树碱改造得到的抗肿瘤药，作用于 DNA 拓扑异构酶Ⅰ产生抗肿瘤作用；替尼泊苷作用机制同依托泊苷，即作用于 DNA 拓扑异构酶Ⅱ，导致双链或单链破坏使细胞不能通过 S 期。

[26～28]

答案：CDA

解析：多柔比星是蒽醌类抗肿瘤抗生素；伊立替康是喜树碱类抗肿瘤药物；多西他赛是紫杉烷类广谱的抗肿瘤药物。

[29～31]

答案：ACD

解析：伊马替尼在体内外均可抑制"费城染色体"的 Bcr - Abl 酪氨酸激酶，还可抑制血小板衍化生长因子受体、干细胞因子、c - Kit 受体的酪氨酸激酶；吉非

替尼是选择性表皮生长因子受体酪氨酸激酶抑制剂；他莫昔芬为三苯乙烯类抗雌激素药物。

[32～34]

答案：EBA

解析：氟尿嘧啶属嘧啶类抗代谢的药物；巯嘌呤属嘌呤类抗代谢的药物；甲氨蝶呤属叶酸类抗代谢的药物。

[35～37]

答案：ABE

解析：紫杉醇属有丝分裂抑制剂或纺锤体毒素；他莫昔芬为三苯乙烯类抗雌激素药物；靶向抗肿瘤药多为酪氨酸激酶抑制剂，如伊马替尼。

C 型题

[1～2]

答案：1. A；2. C

解析：蒽醌类抗肿瘤抗生素，主要代表有阿霉素和柔红霉素等。这些抗生素大多是：①抑制 TopoⅡ功能，引起 DNA 断裂；②直接作用于 DNA 或嵌入 DNA 的双链中，形成稳定复合物，阻止 DNA 复制和 RNA 的转录。蒽醌类抗肿瘤抗生素的毒性主要为骨髓抑制和心脏毒性，可能是醌环被还原成半醌自由基，诱发了脂质过氧化反应，引起心肌损伤。

X 型题

1. 答案：BCE

解析：环磷酰胺在体内代谢得到的活性代谢产物，其中丙烯醛、磷酰氮芥及去甲氮芥三者都是较强的烷化剂。

2. 答案：ABCDE

解析：选项中的药物均含有嘧啶基团。

3. 答案：BCD

解析：多柔比星，又名阿霉素，是蒽醌糖苷类抗生素；喜树碱是从喜树中分离得到的含五个稠和环的内酯生物碱；长春碱是从长春花中提取的生物碱。

4. 答案：BCE

解析：在体内伊立替康经代谢生成SN-38 而起作用，属前体药物。肿瘤组织中因缺乏正常组织所具有的酶，不能进行上述代谢，只能经非酶促反应 β-消除生成丙烯醛和磷酰氮芥。磷酰氮芥及其他代谢产物都可经非酶水解生成去甲氮芥。它们均为强的烷化剂。塞替哌可认为是替哌的前体药物。

5. 答案：ABCDE

解析：结构中的药物为吉西他滨、阿糖胞苷、氟尿嘧啶、巯嘌呤及甲氨蝶呤，均属于抗代谢药物。

6. 答案：ABCD

解析：环磷酰胺、奥沙利铂、塞替哌及喜树碱均属于直接作用于 DNA 的抗肿瘤药物。

7. 答案：ABCD

解析：氟尿嘧啶和阿糖胞苷属于嘧啶类抗代谢物；巯嘌呤属于嘌呤类抗代谢物；甲氨蝶呤属于叶酸类抗代谢物。

8. 答案：ABD

解析：塞替哌属于乙撑亚胺类烷化剂；美法仑和环磷酰胺属于氮芥类烷化剂。

9. 答案：BCDE

解析：羟基喜树碱和伊立替康是拓扑异构酶Ⅰ的抑制剂；依托泊苷、多柔比星作用于拓扑异构酶Ⅱ。

10. 答案：BCD

解析：索拉非尼为多激酶靶点的抑制剂，一方面直接抑制肿瘤细胞增殖，另一方面可抑制肿瘤血管生成；伊马替尼为酪氨酸激酶抑制剂，可抑制"费城染色体"的 Bcr-Abl 酪氨酸激酶；吉非替尼是选择性表皮生长因子受体酪氨酸激酶抑制剂。它们均属于靶向抗肿瘤药物。